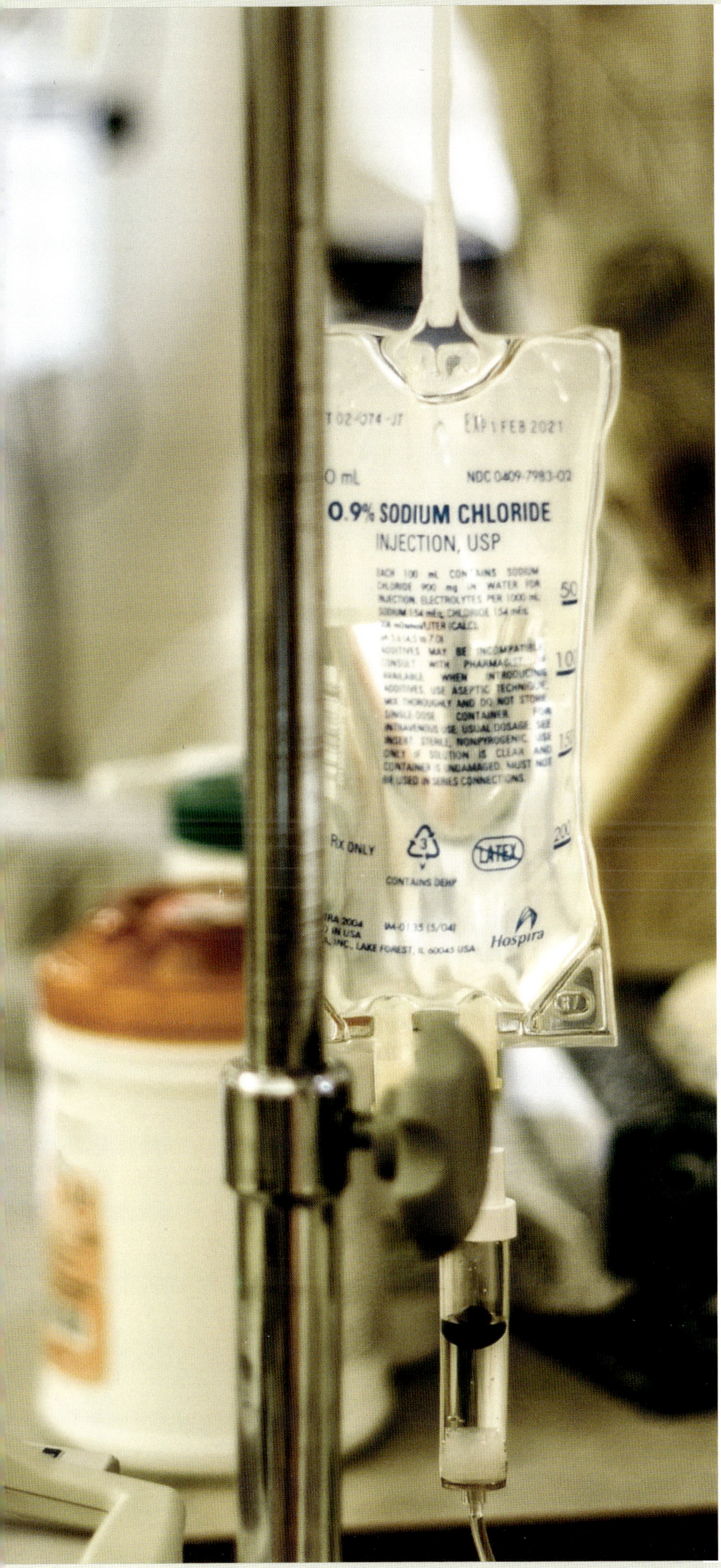

专科疾病临床护理

ZHUANKE JIBING LINCHUANG HULI

主编 张甘棠 黄菊华 周宾华 等

河南大学出版社
HENAN UNIVERSITY PRESS
·郑州·

图书在版编目（CIP）数据

专科疾病临床护理 / 张甘棠等主编 . — 郑州：河南大学出版社，2019.9
ISBN 978-7-5649-3895-6

Ⅰ . ①专…　Ⅱ . ①张…　Ⅲ . ①护理学　Ⅳ . ① R473

中国版本图书馆 CIP 数据核字（2019）第 197106 号

责任编辑：聂会佳
责任校对：孙增科
封面设计：卓弘文化

出版发行：河南大学出版社
地址：郑州市郑东新区商务外环中华大厦 2401 号
邮编：450046
电话：0371-86059750（高等教育与职业教育出版分社）
0371-86059701（营销部）
网址：www.hupress.com
印　　刷：北京虎彩文化传播有限公司
版　　次：2019 年 9 月第 1 版
印　　次：2019 年 9 月第 1 次印刷
开　　本：880mm × 1230mm　1/16
印　　张：10.5
字　　数：340 千字
定　　价：65.00 元

编　委　会

主　编　张甘棠　黄菊华　周宾华　刘金梅
吴丽元　田　芳　吴翠诗　董世玲

副主编　赵彩云　贺洪梅　苏　姗　王冬霞　洪如会
邹　赟　郝　亮　李亚丽　顿姗姗　陈荣英

编　委（按姓氏笔画排序）

马　媛　大连医科大学附属第二医院
王冬霞　太原市精神病医院
尹　璐　大连医科大学附属第二医院
田　芳　酒泉市人民医院
刘金梅　深圳市龙华区中心医院
苏　姗　长治医学院附属和济医院
李亚丽　徐州市中心医院
吴元丽　深圳市龙华区中心医院
吴翠诗　广州市番禺区中心医院
邹　赟　重庆市开州区人民医院
张甘棠　深圳市龙华区中心医院
陈荣英　重庆开州区人民医院
周宾华　深圳市龙华区中心医院
赵彩云　山西白求恩医院（山西医学科学院）
郝　亮　长治医学院附属和济医院
洪如会　重庆市开州区妇幼保健院
贺洪梅　山西医科大学第二医院
顿姗姗　江汉大学附属湖北省第三人民医院
郭秀华　呼伦贝尔市精神卫生中心
黄菊华　深圳市龙华区中心医院
彭文茜　武汉市第一医院
董世玲　河南中医药大学第一附属医院
童　娟　武汉市第一医院
薛清杰　新乡医学院第三附属医院

前 言

随着社会经济发展和人民生活水平的提高，人们对护理治疗的要求越来越高。为了更好地为患者提供高质量的护理，护理人员必须要掌握扎实的护理基础知识、规范的技术操作、熟练的专业技能，做到默契的医护配合。鉴于此，特组织编委会编写了此书。

本书首先介绍了各科临床常见疾病的护理，如心内科、消化内科、神经外科、儿科等疾病护理，然后讲述了 PICC、神经肿瘤、头颈部肿瘤、血液透析、老年病等疾病护理，最后还叙述了慢性病和中医内科疾病护理。

本书资料新颖，覆盖面广，图文并茂，科学实用。参编的各位作者紧密结合国家医疗卫生事业的最新进展和护理学的发展趋势，贴近临床护理工作实际需求，参考了大量最新护理相关文献，以帮助临床护理人员培养良好的思维判断能力。

在编写过程中，由于作者较多，写作方式和文笔风格不一，虽已反复校对多次修改，难免有不足之处，恳请广大读者谅解。

编　者

2019 年 9 月

目 录

第一章

心内科疾病护理

第一节　心力衰竭护理

一、概述

心力衰竭是由于各种心脏疾病导致心功能不全的临床综合征。心力衰竭通常伴有肺循环和（或）体循环的充血，故又称之为充血性心力衰竭。

心功能不全分为无症状和有症状两个阶段，无症状阶段是右心室功能障碍的客观指标如射血分数降低，但无充血性心力衰竭的临床症状，如果不积极治疗，将会发展成有症状心功能不全。

（一）临床类型

1. 发展速度分类　按其发展速度可分为急性和慢性两种，以慢性居多。急性心力衰竭常因急性的严重心肌损害或突然心脏负荷加重，使心排血量在短时间内急剧下降，甚至丧失排血功能。临床以急性左侧心力衰竭为常见，表现为急性肺水肿、心源性休克。

慢性心力衰竭病程中常有代偿性心脏扩大、心肌肥厚和其他代偿机制参与的缓慢的发展过程。

2. 发生部位分类　按其发生的部位可分为左心、右心和全心衰竭。左侧心力衰竭临床上较常见，是指左心室代偿功能不全而发生的，以肺循环淤血为特征的心力衰竭。右侧心力衰竭是以体循环淤血为主要特征的心力衰竭，临床上多见于肺源性心脏病、先天性心脏病、高血压、冠心病等。

全心衰竭常是左侧心力衰竭使肺动脉压力增高，加重有心负荷，长此以往，右心功能下降、衰竭，即表现出全心功能衰竭症状。

3. 功能障碍分类　按有无舒缩功能障碍又可分为收缩性和舒张性心力衰竭。收缩性心力衰竭是指心肌收缩力下降，心排血量不能满足机体代谢的需要，器官、组织血液灌注不足，同时出现肺循环和（或）体循环淤血表现。

舒张性心力衰竭见于心肌收缩力没有明显降低，可使心排血量正常维持，心室舒张功能障碍以致左心室充盈压增高，使肺静脉回流受阻，而导致肺循环淤血。

（二）心力衰竭分期

心力衰竭的分期可以从临床上判断心力衰竭的不同时期，从预防着手，在疾病源头上给予干预，减少和延缓心力衰竭的发生，减少心力衰竭的发展和死亡。心力衰竭分期分为四期。

A 期：心力衰竭高危期，无器质性心脏或心力衰竭症状，如患者有高血压、代谢综合征、心绞痛，服用心肌毒性药物等，均可发展为心力衰竭的高危因素。

B 期：有器质性心脏病如心脏扩大、心肌肥厚、射血分数降低，但无心力衰竭症状。

C 期：有器质性心脏，病程中有过心力衰竭的症状。

D 期：需要特殊干预治疗的难治性心力衰竭。

心力衰竭的分期在病程中是不能逆转的，只能停留在某一期或向前发展，只有在 A 期对高危因素进行有效治疗，才能减少发生心力衰竭，在 B 期进行有效干预，可以延缓发展到有临床症状的心力衰竭。

（三）心功能分级

1. 心功能分为四级

Ⅰ级：患者表现为体力活动不受限制，一般活动不出现疲乏、心悸、心绞痛或呼吸困难等症状。

Ⅱ级：患者表现为体力活动轻度受限制，休息时无自觉症状，但日常活动可引起气急、心悸、心绞痛或呼吸困难等症状。

Ⅲ级：患者表现为体力活动明显受限制，稍事活动可有气急、心悸等症状，有脏器轻度淤血体征。

Ⅳ级：患者表现为体力活动重度受限制，休息状态也有气急、心悸等症状，体力活动后加重，有脏器重度淤血体征。

此分级方法多年来在临床应用，优点是简便易行，缺点是仅凭患者主观感觉，常有患者症状与客观检查有差距，患者个体之间差异比较大。

2. 根据客观评价指标，心功能分为 A、B、C、D 级

A 级：无心血管疾病的客观依据。

B 级：有轻度心血管疾病的客观依据。

C 级：有中度心血管疾病的客观依据。

D 级：有重度心血管疾病的客观依据。

此分级方法对于轻、中、重度的标准没有具体的规定，需要临床医师主观判断。但结合第一个根据患者主观症状和活动能力进行分级的方案，是能弥补第一分级方案的主观症状与客观指标分离情况的。如患者心脏超声检查提示轻度主动脉瓣狭窄，但没有体力活动受限制的情况，联合分级定为Ⅰ级 B。又如患者体力活动时有心悸、气急症状，但休息症状缓解，心脏超声检查提示左心室射血分数（LVEF）为 <35%，联合分级定为Ⅱ级 C。

3. 6min 步行试验　要求患者 6min 之内在平直走廊尽可能地快走，测定其所步行的距离，若 6min 步行距离 <150m，表明为重度心功能不全，150~425m 为中度，426~550m 为轻度心功能不全。

此试验简单易行、安全、方便，用于评定慢性心力衰竭患者的运动耐力，评价心脏储备能力，也常用于评价心力衰竭治疗的效果。

二、慢性心力衰竭

慢性心力衰竭是多数心血管疾病的终末阶段，也是主要的死亡原因。心力衰竭是一种复杂的临床综合征，特定的症状是呼吸困难和乏力，特定的体征是水肿，这些情况可造成器官功能障碍，影响生活质量。主要表现为心脏收缩功能障碍，其主要指标是左心室射血分数下降，一般 <40%；而心脏舒张功能障碍的患者左心室射血分数相对正常，通常心脏无明显扩大，但有心室充盈指标受损。

我国引起慢性心力衰竭的基础心脏病的构成比与过去有所不同，过去我国以风湿性心脏病为主，近 10 年来其所占比例趋于下降，而冠心病、高血压的所占比例明显上升。

（一）病因及发病机制

1. 病因　各种原因引起的心肌、心瓣膜、心包或冠状动脉、大血管的结构损害，导致心脏容量负荷或压力负荷过重均可造成慢性心力衰竭。

冠心病、高血压、瓣膜病和扩张性心肌病是主要的病因；心肌炎、肾炎、先天性心脏病是较常见的病因；而心包疾病、贫血、甲状腺功能亢进与减退症、脚气病、心房黏液瘤、动脉 – 静脉瘘、心脏肿瘤和结缔组织病、高原病及少见的内分泌病等，是比较少见易被忽视的病因。

2. 诱因

（1）感染：感染是最主要的诱因，最常见的呼吸道感染，其次是风湿热，在幼儿患者中风湿热则占首位。女性患者泌尿系统感染的诱发亦常见，感染性心内膜炎、全身感染均是诱发因素。

（2）心律失常：特别是快速心律失常，如心房颤动等。

（3）生理、心理压力过大：如劳累过度、情绪激动、精神紧张。

（4）血容量增加：液体摄入过多过快、高钠饮食。

（5）妊娠与分娩。

（6）其他：大量失血、贫血；各种原因引起的水、电解质、酸碱平衡紊乱；某些药物应用不当等。

3. 发病机制　慢性心力衰竭的发病机制是很复杂的过程，心脏功能大致经过代偿期和失代偿期。

（1）心力衰竭代偿期：心脏受损初始引起机体短期的适应性和代偿性反应，启动了 Frank–Starling 机制，增加心脏的前负荷，使心回血量增加，心室舒张末容积增加，心室扩大，心肌收缩力增强，而维持心排血量的基本正常或相对正常。

机体的适应性和代偿性反应，激活交感神经体液系统，交感神经兴奋性增强，增强心肌收缩力并提高心率，以增加心排血量，但同时机体周围血管收缩，增加了心脏后负荷，心肌增厚，心率加快，心肌耗氧量加大。

心脏功能下降，心排血量降低、肾素－血管紧张素－醛固酮系统也被激活，代偿性增加血管阻力和潴留水、钠，以维持灌注压；交感神经兴奋性增加，同时激活神经内分泌细胞因子如心钠素、血管升压素、缓激肽等，参与调节血管舒缩，排钠利尿，对抗由于交感神经兴奋和肾素血管紧张素－醛固酮系统激活造成的水钠潴留效应。在多因素作用下共同维持机体血压稳定、保证了重要脏器的灌注。

（2）心力衰竭失代偿期：长期、持续的交感神经和肾素－血管紧张素－醛固酮系统高兴奋性，多种内源性的神经激素和细胞因子的激活与失衡，又造成继发心肌损害，持续性心脏扩大、心肌肥厚，使心肌耗氧量增加，加重心肌的损伤。神经内分泌系统活性增加不断，加重血流动力学紊乱，损伤心肌细胞，导致心排血量不足，出现心力衰竭症状。

（3）心室重构：所谓的心室重构，就是在心脏扩大、心肌肥厚的过程中，心肌细胞、胞外基质、胶原纤维网等均有相应变化，左心室结构、形态、容积和功能发生一系列变化。研究表明，心力衰竭的发生发展的基本机制就是心室重构。由于基础病的不同，进展情况不同和各种代偿机制的复杂作用，有些患者心脏扩大、肥厚已很明显，但临床可无心力衰竭表现。但如基础病病因不能除，随着时间的推移，心室重构的病理变化，可自身不断发展，心力衰竭必然会出现。

从代偿到失代偿，除了因为代偿能力限度、代偿机制中的负面作用外，心肌细胞的能量供应和利用障碍，导致心肌细胞坏死、纤维化也是重要因素。

心肌细胞的减少使心肌收缩力下降，又因纤维化的增加使心室的顺应性下降，心室重构更趋明显，最终导致不可逆的心肌损害和心力衰竭。

（二）临床表现

慢性心力衰竭早期可以无症状或仅出现心动过速、面色苍白、出汗、疲乏和活动耐力减低症状等。

1. 左心衰竭

（1）症状。

①呼吸困难：劳力性呼吸困难是最早出现的呼吸困难症状，因为体力活动会使回心血量增加，左心房压力升高，肺淤血加重。开始仅剧烈活动或体力劳动后出现症状，休息后缓解，随肺淤血加重，逐渐发展到更轻活动后，甚至休息时，也出现呼吸困难。

夜间阵发性呼吸困难是左侧心力衰竭早期最典型的表现，又称为“心源性哮喘”。是由于平卧血液重新分布使肺血量增加，夜间迷走神经张力增加，小支气管收缩，膈肌位高，肺活量减少所致。典型表现是患者熟睡 1~2h，突然憋气而惊醒，被迫坐起，同时伴有咳嗽、咳泡沫痰和（或）哮鸣性呼吸音。多数患者端坐休息后可自行缓解，次日白天无异常感觉。严重者可持续发作，甚至发生急性肺水肿。

端坐呼吸多在病程晚期出现，是肺淤血达到一定程度，平卧回心血量增多、膈肌上抬，呼吸更困难，必须采用高枕卧位、半卧位，甚至坐位，才可减轻呼吸困难。最严重的患者即使端坐床边，下肢下垂，上身前倾，仍不能缓解呼吸困难。

②咳嗽、咳痰、咯血：咳嗽、咳痰早期即可出现，是肺泡和支气管黏膜淤血所致，多发生在夜间，直立或坐位症状减轻。咳白色浆液性泡沫样痰为其特点，偶见痰中带有血丝。如发生急性肺水肿，则咳大量粉红色泡沫痰。

③其他症状：倦怠、乏力、心悸、头晕、失眠、嗜睡、烦躁等症状，重者可有少尿，是与心排血量低下，

组织、器官灌注不足的有关表现。

（2）体征：①慢性左侧心力衰竭可有心脏扩大，心尖冲动向左下移位。心率加快、第一心音减弱、心尖区舒张期奔马律，最有诊断价值。部分患者可出现交替脉，是左侧心力衰竭的特征性体征。②肺部可闻湿啰音，急性肺水肿时可出现哮鸣音。

2. 右心衰竭

（1）症状：主要表现为体循环静脉淤血。消化道症状如食欲缺乏、恶心、呕吐、水肿、腹胀、肝区胀痛等为右侧心力衰竭的最常见症状。

（2）体征。

①水肿：早期在身体的下垂部位和组织疏松部位，出现凹陷性水肿，为对称性。重者可出现全身水肿，并伴有胸腔积液、腹水和阴囊水肿。胸腔积液是因体静脉压力增高所致，胸腔静脉有一部分回流到肺静脉，所以胸腔积液更多见于全心衰竭时，以双侧为多见。

②颈静脉征：颈静脉怒张是右侧心力衰竭的主要体征，其程度与静脉压升高的程度正相关；压迫患者的腹部或肝，回心血量增加而使颈静脉怒张更明显，称为肝颈静脉回流征阳性，肝颈静脉回流征阳性则更是具有特征性。

③肝大和压痛：可出现肝大和压痛；持续慢性右侧心力衰竭可发展为心源性肝硬化，晚期肝脏压痛不明显，但伴有黄疸、肝功能损害和腹水。

④发绀：发绀是由于供血不足，组织摄取血氧相对增加，静脉血氧降低所致。表现为面部毛细血管扩张、发绀、色素沉着。

3. 全心衰竭　右侧心力衰竭继发于左侧心力衰竭而形成全心衰竭，但当右侧心力衰竭后，肺淤血的临床表现减轻。扩张型心肌病等表现左、右心同时衰竭者，肺淤血症状都不严重，左侧心力衰竭的表现主要是心排血量减少的相关症状和体征。

（三）辅助检查

1. X 线检查

（1）心影的大小、形态可为病因诊断提供重要依据，根据心脏扩大的程度和动态改变，间接反映心功能状态。

（2）肺门血管影增强是早期肺静脉压增高的主要表现；肺动脉压力增高可见右下肺动脉增宽；肺间质水肿可使肺野模糊；Kerley B 线是在肺野外侧清晰可见的水平线状影，是肺小叶间隔内积液的表现，是慢性肺淤血的特征性表现。

2. 超声心动图　超声心动图比 X 线检查更能准确地提供各心腔大小变化及心瓣膜结构情况。左心室射血分数（LVEF 值）可反映心脏收缩功能，正常左心室射血分数值 >50%，左心室射血分数值 ≤ 40% 为收缩期心力衰竭诊断标准。

应用多普勒超声是临床上最实用的判断心室舒张功能的方法，E 峰是心动周期的心室舒张早期心室充盈速度的最大值，A 峰是心室舒张末期心室充盈的最大值，正常人 E/A 的比值不小于 1.2，中青年应更大。

3. 有创性血流动力学检查　此检查常用于重症心力衰竭患者，可直接反映左心功能。

4. 放射性核素检查　帮助判断心室腔大小，反映左心室射血分数值和左心室最大充盈速率。

（四）治疗要点

1. 病因治疗

（1）基本病因治疗：对有损心肌的疾病应早期进行有效治疗，如高血压、冠心病、糖尿病、代谢综合征等；心血管畸形、心瓣膜病力争在发生心力衰竭之前进行介入或外科手术治疗；对于一些病因不明的疾病亦应早期干预如原发性扩张型心肌病，以延缓心室重构。

（2）诱因治疗：积极消除诱因，最常见的诱因是感染，特别是呼吸道感染，积极应用有针对性的抗生素控制感染。心律失常特别是房颤是引起心脏衰竭的常见诱因，对于快速房颤要积极控制心室率，及时复律。纠正贫血、控制高血压等均可防止心力衰竭发生和（或）加重。

2. 一般治疗　减轻心脏负担，限制体力活动，避免劳累和精神紧张。低钠饮食，少食多餐，限制饮水量。

给予持续氧气吸入，流量 2~4L/min。

3. 利尿药 利尿药是治疗心力衰竭的常用药物，通过排钠排水减轻水肿、减轻心脏负荷、缓解淤血症状。原则上应长期应用，但在水肿消失后应以最小剂量维持，如氢氯噻嗪 25mg，隔日 1 次。常用利尿药有排钾利尿药如氢氯噻嗪等；襻利尿药如呋塞米、布美他尼（丁脲胺）等；保钾利尿药如螺内酯、氨苯蝶啶等。排钾利尿药主要不良反应是可引起低血钾，应补充氯化钾或与保钾利尿药同用。噻嗪类利尿药可抑制尿酸排泄，引起高尿酸血症，大剂量长期应用可影响胆固醇及糖的代谢，应严密监测。

4. 肾素 – 血管紧张素 – 醛固酮系统抑制药

（1）血管紧张素转化酶（ACE）抑制药的应用：ACE 抑制药扩张血管，改善淤血症状，更重要的是降低心力衰竭患者代偿性神经—体液的不利影响，限制心肌、血管重构，维护心肌功能，推迟心力衰竭的进展，降低远期病死率。

①用法：常用 ACE 抑制药如卡托普利 12.5~25mg，2 次 / 日，培哚普利 2~4mg，1 次 / 日，贝那普利对有早期肾功能损害患者较适用，使用量是 5~10mg，1 次 / 日。临床应用一定要从小剂量开始，逐渐加量。

② ACE 抑制药的不良反应：有低血压、肾功能一过性恶化、高血钾、干咳等。

③ ACE 抑制药的禁忌证：无尿性肾衰竭、肾动脉狭窄、血肌酐升高 ≥ 225μmol/L、高血压、低血压、妊娠、哺乳期妇女及对此药过敏者。

（2）血管紧张素Ⅱ受体阻滞药（ARBBs）的应用：ARBBs 在阻断肾素 – 血管紧张素系统作用与 ACE 抑制药作用相同，但缺少对缓激肽降解抑制作用。当患者应用 ACE 抑制药出现干咳不能耐受，可应用 ARBBs 类药，常用 ARBBs 如坎地沙坦、氯沙坦、缬沙坦等。ARBBs 类药的用药注意事项、不良反应除干咳以外，其他均与 ACE 抑制药相同。

（3）醛固酮拮抗药的应用：研究证明螺内酯 20mg，1~2 次 / 日小剂量应用，可以阻断醛固酮效应，延缓心肌、血管的重构，改善慢性心力衰竭的远期效果。

注意事项：中重度心力衰竭患者应用时，需注意血钾的监测；肾功能不全、血肌酐异常、高血钾及应用胰岛素的糖尿病患者不宜使用。

5. β 受体阻滞药 β 受体阻滞药可对抗交感神经激活，阻断交感神经激活后各种有害影响。临床应用其疗效常在用药后 2~3 个月才出现，但明显提高运动耐力，改善心力衰竭预后，降低病死率。β 受体阻滞药具有负性肌力作用，临床中应慎重应用，应用药物应从小剂量开始，如美托洛尔 12.5mg，1 次 / 日；比索洛尔 1.25mg，1 次 / 日；卡维地洛 6.25mg，1 次 / 日，逐渐加量，适量维持。

注意事项：用药应在心力衰竭稳定、无体液潴留情况下、小剂量开始应用。患有支气管痉挛性疾病、心动过缓、二度以上包括二度的房室传导阻滞的患者禁用。

6. 正性肌力药物 是治疗心力衰竭的主要药物，适于治疗以收缩功能异常为特征的心力衰竭，尤其对心腔扩大引起的低心排血量心力衰竭伴快速心律失常的患者作用最佳。

（1）洋地黄类药物：是临床最常用的强心药物，具有正性肌力和减慢心率作用，在增加心肌收缩力的同时，不增加心肌耗氧量。

①适应证：充血性心力衰竭，尤其伴有心房颤动和心室率增快的心力衰竭是最好指征，对心房颤动、心房扑动和室上性心动过速均有效。

②禁忌证：严重房室传导阻滞、肥厚性梗阻型心肌病、急性心肌梗死 24h 内不宜使用。洋地黄中毒或过量者为绝对禁忌证。

③用法：地高辛为口服制剂，维持量法，0. 25mg，1 次 / 日。此药口服后 2~3h 血浓度达高峰，4~8h 获最大效应，半衰期为 1.6d，连续口服 7d 后血浆浓度可达稳态。适用于中度心力衰竭的维持治疗。

毛花苷 C 为静脉注射制剂，注射后 10min 起效，1~2h 达高峰，每次 0.2~0.4mg，稀释后静脉注射，24h 总量 0.8~1.2mg。适用于急性心力衰竭或慢性心力衰竭加重时，尤其适用于心力衰竭伴快速心房颤动者。

④毒性反应：药物的治疗剂量和中毒剂量接近，易发生中毒。易导致洋地黄中毒的情况主要有：急性心肌梗死、急性心肌炎引起的心肌损害、低血钾、严重缺氧、肾衰竭等情况。

常见毒性反应有：胃肠道表现如恶心、呕吐；神经系统表现如视物模糊、黄视、绿视；心血管系统表现多为各种心律失常，也是洋地黄中毒最重要的表现，最常见的心律失常是室性期前收缩，多呈二联律。快速房性心律失常伴有传导阻滞是洋地黄中毒特征性的表现。

（2）β 受体兴奋药：临床通常短期应用治疗重症心力衰竭，常用静脉滴注多巴酚丁胺、多巴胺。适用于急性心肌梗死伴心力衰竭的患者；小剂量多巴胺 2~5μg/（kg・min）能扩张肾动脉，增加肾血流量和排钠利尿，从而用于充血性心力衰竭的治疗。

（五）护理措施

1. 环境与心理护理　保持环境安静、舒适，空气流通；限制探视，减少精神刺激；注意患者情绪变化，做好心理护理，要求患者家属要积极给予患者心理支持和治疗的协助，使患者心情放松情绪稳定，减少机体耗氧量。

2. 休息与活动　一般心功能Ⅰ级：不限制一般的体力活动，但避免剧烈运动和重体力劳动。心功能Ⅱ级：可适当进行轻体力工作和家务劳动，强调下午多休息。心功能Ⅲ级：日常生活可以自理或在他人协助下自理，严格限制一般的体力活动。心功能Ⅳ级：绝对卧床休息，生活需要他人照顾，可在床上做肢体被动运动和翻身，逐步过渡到坐床边或下床活动。当病情好转后，鼓励患者尽早做适量的活动，防止因长期卧床导致的静脉血栓、肺栓塞、便秘和压疮的发生。在活动中要监测有无呼吸困难、胸痛、心悸、疲劳等症状，如有不适应停止活动，并以此作为限制最大活动量的指征。

3. 病情观察

（1）观察水肿情况：注意观察水肿的消长情况，每日测量并记录体重，准确记录液体出入量。

（2）保持呼吸道通畅：监测患者呼吸困难的程度、发绀情况、肺部啰音的变化以及血气分析和血氧饱和度等变化，根据缺氧的轻重程度调节氧流量和吸氧方式。

（3）注意水、电解质变化及酸碱平衡情况：低钾血症可出现乏力、腹胀、心悸、心电图出现 u 波增高及心律失常，并可诱发洋地黄中毒。少数因肾功能减退，补钾过多而致高血钾，严重者可引起心搏骤停。低钠血症表现为乏力、食欲缺乏、恶心、呕吐、嗜睡等症状。如出现上述症状，要及时通报医师及时给予检查、纠正。

4. 保持排便通畅　患者常因精神因素使规律性排便活动受抑制，排便习惯改变，加之胃肠道淤血、进食减少、卧床过久影响肠蠕动，易致便秘。应帮助患者训练床上排便习惯，同时饮食中增加膳食纤维，如发生便秘，应用小剂量缓泻药和润肠药，病情许可时扶患者坐起使用便器，并注意观察患者的心率、反应，以防发生意外。

5. 输液的护理　根据患者液体出入情况及用药要求，控制输液量和速度，以防诱发急性肺水肿。

6. 饮食护理　给予高蛋白、高维生素的易消化清淡饮食，注意补充营养。少量多餐，避免过饱；限制水、钠摄入，每日食盐摄入量少于 5g，服利尿药者可适当放宽。

7. 用药护理

（1）使用利尿药的护理：遵医嘱正确使用利尿药，并注意有关不良反应的观察和预防。监测血钾及有无乏力、腹胀、肠鸣音减弱等低钾血症的表现，同时多补充含钾丰富的食物，必要时遵医嘱补充钾盐。口服补钾宜在饭后或将水剂与果汁同饮；静脉补钾时每 500mL 液体中氯化钾含量不宜超过 1.5g。

应用保钾利尿药需注意有无胃肠道反应、嗜睡、乏力、皮疹，高血钾等不良反应。

利尿药的应用时间选择早晨或日间为宜，避免夜间排尿过频而影响患者的休息。

（2）使用洋地黄的护理。

①给药要求：严格遵医嘱给药，发药前要测量患者脉搏 1min，当脉搏 <60 次 / 分或节律不规则时，应暂停服药并通知医生。静脉给药时务必稀释后缓慢静脉注射，并同时监测心率、心律及心电图变化。

②遵守禁忌：注意不与奎尼丁、普罗帕酮（心律平）、维拉帕米（异搏定）、钙剂、胺碘酮等药物合用，以免降低洋地黄类药物肾排泄率，增加药物毒性。

③用药后观察：应严密观察患者用药后毒性反应，监测血清地高辛浓度。

④毒性反应的处理：立即停用洋地黄类药；停用排钾利尿药；积极补充钾盐；快速纠正心律失常，血钾低者快速补钾，不低的可应用力多卡因等治疗，但一般禁用电复律，防止发生心室颤动；对缓慢心

律失常，可使用阿托品 0.5~1mg 皮下注射或静脉注射治疗，一般不用安置临时起搏器。

（3）肾素 – 血管紧张素 – 醛固酮系统抑制药使用的护理：应用 ACE 抑制药时需预防直立性低血压、皮炎、蛋白尿、咳嗽、间质性肺炎等不良反应的发生。应用 ACE 抑制药和（或）ARBBs 期间要注意观察血压、血钾的变化，同时注意要小剂量开始，逐渐加量。

8. 并发症的预防与护理

（1）感染：室内空气流通，每日开窗通风 2 次，寒冷天气注意保暖，长期卧床者鼓励翻身，协助拍背，以防发生呼吸道感染和坠积性肺炎；加强口腔护理，以防发生由于药物治疗引起菌群失调导致的口腔黏膜感染。

（2）血栓形成：长期卧床和使用利尿药引起的血流动力学改变，下肢静脉易形成血栓。应鼓励患者在床上活动下肢和做下肢肌肉收缩运动，协助患者做下肢肌肉按摩。每天用温水浸泡足以加速血液循环，减少静脉血栓形成。当患者肢体远端出现局部肿胀时，提示有发生静脉血栓可能，应及早与医师联系。

（3）皮肤损伤：应保持床褥柔软、清洁、干燥，患者衣服柔软、宽松。对于长期卧床患者应加强皮肤护理，保持皮肤清洁、干燥，定时协助患者更换体位，按摩骨突出处，防止推、拉、扯等强硬动作，以免皮肤完整性受损。如需使用热水袋取暖，水温不宜过高，40~50℃为宜，以免烫伤。

对于有阴囊水肿的男患者可用托带支托阴囊，保持会阴部皮肤清洁、干燥；水肿局部有液体外渗情况，要防止继发感染；注意观察皮肤有无发红、破溃等压疮发生，一旦发生压疮要积极给予减少受压、预防感染、促进愈合的护理措施。

9. 健康教育

（1）治疗病因、预防诱因：指导患者积极治疗原发心血管疾病，注意避免各种诱发心力衰竭的因素，如呼吸道感染、过度劳累和情绪激动、钠盐摄入过多、输液过多过快等。育龄妇女注意避孕，要在医师的指导下妊娠和分娩。

（2）饮食要求：饮食要清淡、易消化、富营养，避免饮食过饱，少食多餐。戒烟、酒，多食蔬菜、水果，防止便秘。

（3）合理安排活动与休息：根据心功能的情况，安排适当体力活动，以利于提高心脏储备力，提高活动耐力，同时也帮助改善心理状态和生活质量。但避免重体力劳动，建议患者进行散步、练气功、打太极拳等运动，掌握活动量，以不出现心悸、气促为度，保证充分睡眠。

（4）服药要求：指导患者遵照医嘱按时服药，不要随意增减药物，帮助患者认识所服药物的注意事项，如出现不良反应及时就医。

（5）坚持诊治：慢性心力衰竭治疗过程是终身治疗，应嘱患者定期门诊复诊，防止病情发展。

（6）家属教育：帮助家属认识疾病和目前治疗方法、帮助患者的护理措施和心理支持的技巧，教育其要给予患者积极心理支持和生活帮助，使患者树立战胜疾病信心，保持情绪稳定。

三、急性心力衰竭

急性心力衰竭是指心肌遭受急性损害或心脏负荷突然增加，使心排血量急剧下降，导致组织灌注不足和急性淤血的综合征。以急性左侧心力衰竭最常见，多表现为急性肺水肿或心源性休克。

（一）病因及发病机制

急性广泛心肌梗死、高血压急症、严重心律失常、输液过多过快等原因。使心脏收缩力突然严重减弱，心排血量急剧减少或左心室瓣膜性急性反流，左心室舒张末压迅速升高，肺静脉回流不畅，导致肺静脉压快速升高，肺毛细血管压随之升高，使血管内液体渗入到肺间质和肺泡内，形成急性肺水肿。

（二）临床表现

突发严重呼吸困难为特征性表现，呼吸频率达 30~40 次 / 分，患者被迫采取坐位，两腿下垂，双臂支撑以助呼吸，极度烦躁不安、大汗淋漓、口唇发绀、面色苍白。同时频繁咳嗽、咳大量粉红色泡沫痰。病情极重者可以出现意识模糊。

早期血压可以升高，随病情不缓解血压可降低直至休克；听诊可见心音较弱，心率增快，心尖部可闻及舒张期奔马律；两肺满布湿啰音和哮鸣音。

（三）治疗要点

1. 体位　置患者于两腿下垂坐位或半卧位。

2. 吸氧　吸入高流量（6~8L/min）氧气，加入20%~30%乙醇湿化。对病情严重患者可采用呼吸机持续加压面罩吸氧或双水平气道加压吸氧，以增加肺泡内的压力，促进气体交换，对抗组织液向肺泡内渗透。

3. 镇静　吗啡3~10mg皮下注射或静脉注射，必要时每15min重复1次，可重复2~3次。老年患者须酌情减量或肌内注射。伴颅内出血、神志障碍、慢性肺部疾病时禁用。

4. 快速利尿　呋塞米20~40mg静脉注射，在2min内推注完，每4h可重复1次。呋塞米不仅有利尿作用，还有静脉扩张作用，利于肺水肿的缓解。

5. 血管扩张药血管扩张药应用过程中，要严密监测血压，用量要根据血压进行调整，收缩压一般维持在100mmHg左右，对原有高血压的患者血压降低幅度不超过80mmHg为度。

（1）硝普钠应用：硝普钠缓慢静脉滴注，扩张小动脉和小静脉，初始用药剂量为0.3μg/（kg·min），根据血压变化逐渐调整剂量，最大剂量为5μg（kg·min），一般维持量50~100μg/min。因本药含有氰化物，用药时间不宜连续超过24h。

（2）硝酸甘油应用：硝酸甘油扩张小静脉，降低回心血量。初始用药剂量为10μg次/分，然后每10min调整1次，每次增加初始用药剂量为5~10μg。

（3）酚妥拉明应用：酚妥拉明可扩张小动脉及毛细血管。静脉用药以0.1mg/min开始，每5~10min调整1次，增至最大用药剂量为1.5~2.0mg/min。

6. 洋地黄类药物　可应用毛花苷C 0.4~0.8mg缓慢静脉注射，2h后可酌情再给0.2~0.4mg。近期使用过洋地黄药物的患者，应注意洋地黄中毒。对于急性心肌梗死在24h内不宜使用，重度二尖瓣狭窄患者禁用。

7. 平喘　氨茶碱可以解除支气管痉挛，并有一定的正性肌力及扩血管利尿作用。氨茶碱0.25mg加入100mL液体内静脉滴注，但应警惕氨茶碱过量，肝肾功能减退患者、老年人应减量。

（四）护理措施

1. 保证休息　立即协助患者取半卧位或坐位休息，双腿下垂，以减少回心血量，减轻心脏前负荷。注意加强皮肤护理，防止因被迫体位而发生的皮肤损伤。

2. 吸氧　一般吸氧流量为6~8L/min，加入30%~50%乙醇湿化，使肺泡内的泡沫表面张力降低破裂，增加气体交换的面积，改善通气。要观察呼吸情况，随时评估呼吸困难改善的程度。

3. 饮食　给予高营养、高热量、少盐、易消化清淡饮食，少量多餐，避免食用产气食物。

4. 病情观察

（1）病情早期观察：注意早期心力衰竭表现，一旦出现劳力性呼吸困难或夜间阵发性呼吸困难，心率增快、失眠、烦躁、尿量减少等症状，应及时与医师联系，并加强观察。如迅速发生极度烦躁不安、大汗淋漓、口唇发绀等表现，同时胸闷、咳嗽、呼吸困难、发绀、咳大量白色或粉红色泡沫痰，应警惕急性肺水肿发生，立即配合抢救。

（2）保持呼吸道通畅：严密观察患者呼吸频率、深度，观察患者的咳嗽情况，痰液的性质和量，协助患者咳嗽、排痰，保持呼吸道通畅。

（3）防止心源性休克：观察患者意识、精神状态，观察患者血压、心率的变化及皮肤颜色、温度变化。

（4）防止病情发展：观察肺部啰音的变化，监测血气分析结果。控制静脉输液速度，一般为每分钟20~30滴。准确记录液体出入量。

（5）心理护理：患者常伴有濒死感，焦虑和恐惧，应加强床旁监护，给予安慰及心理支持，以增加战胜疾病信心。医护人员抢救时要保持镇静，表现出忙而不乱，操作熟练，以增加患者的信任和安全感。避免在患者面前议论病情，以免引起误会，加剧患者的恐惧。必要时可留亲属陪伴患者。

（6）用药护理：应用吗啡时注意有无呼吸抑制、心动过缓；用利尿药要准确记录尿量，注意水、电解质和酸碱平衡情况；用血管扩张药要注意输液速度、监测血压变化；用硝普钠应现用现配，避光滴注，有条件者可用输液泵控制滴速；洋地黄制剂静脉使用时要稀释，推注速度宜缓慢，同时观察心电图变化。

第二节　心律失常护理

一、概述

心脏的传导系统由产生和传导冲动的特殊分化的传导组织构成。包括窦房结、结间束、房室结、希氏束、左右束支及浦肯野纤维网。

冲动由窦房结产生，沿结间束和心房肌传递到达房室结及左心房，冲动此时传递速度极慢，当冲动传递到希氏束后传递速度再度加速，左右束支及浦肯野纤维网传递速度极快，使整个心室几乎同时被激动，最终冲动到达心外膜，完成一次完整的心动周期。

心脏传导系统也接受迷走神经和交感神经的支配，迷走神经兴奋性增加会使窦房结的自律性和传导性抑制，延长窦房结和周围组织的不应期，减慢房室结的传导，延长了房室结的不应期。交感神经作用与迷走神经相反。

各种原因引起心脏冲动频率、节律、起源部位、冲动传导速度和次序的异常均可引起心脏活动的规律发生紊乱，称为心律失常。

（一）分类

临床上根据心律失常发作时心率的快慢可分为快速性心律失常和缓慢性心律失常。心律失常按其发生原理可分为冲动形成异常和冲动传导异常两大类。

1. 冲动形成异常

（1）窦性心律失常：由窦房结发出的冲动频率过快、过慢或有明显不规则形成的心律失常，如窦性心动过速、窦性心动过缓、窦性心律不齐、窦性停搏。

（2）异位心律：起源于窦房结以外（异位）的冲动，则形成期前收缩、阵发性心动过速、扑动、颤动以及逸搏心律等心律失常。

2. 冲动传导异常

（1）生理性：干扰及房室分离。

（2）病理性：传导阻滞常见的有窦房传导阻滞、房室传导阻滞、房内传导阻滞、室内传导阻滞（左、右束支及左束支分支传导阻滞）。

（3）房室间传导途径异常：预激综合征。

（二）发病机制

心律失常有多种不同机制，如折返、异常自律性、后除极触发激动等，主要心律失常的电生理机制主要包括冲动形成异常、冲动传导异常以及两者并存。

1. 冲动形成异常

（1）正常自律性状态：窦房结、结间束、冠状窦口周围、房室结的远端和希氏束—浦肯野系统的心肌细胞均有自律性。自主神经系统兴奋性改变或心脏传导系统的内在病变，均可导致原有正常自律性的心肌细胞发放不适当的冲动。如窦性心律失常、逸搏心律。

（2）异常自律性状态：正常情况下心房、心室肌细胞是无自律性的快反应细胞，由于病变使膜电位降低 $-50\sim-60$mV 时，使其出现异常自律性，而原本有自律性的快反应细胞（浦肯野纤维）的自律性也增高，异常自律性从而引起心律失常，如房性或室性快速心律失常。

（3）后除极触发激动：当局部儿茶酚胺浓度增高、低血钾、高血钙、洋地黄中毒及心肌缺血再灌注时，心房、心室与希氏束－浦肯野系统在动作电位后可产生除极活动，被称为后除极。若后除极的振幅增高并抵达阈值，便可引起反复激动，可导致持续性快速性心律失常。

2. 冲动传导异常　折返是所有快速性心律失常最常见的发病机制，传导异常是产生折返的基本条件。

传导异常包括：①心脏两个或多个部位的传导性与应激性各不相同，相互连接形成一个有效的折返环路；②折返环的两支应激性不同，形成单向传导阻滞；③另一通道传导缓慢，使原先发生阻滞的通道有足够时间恢复兴奋性；④原先阻滞的通道再次激动，从而完成一次折返激动。冲动在环内反复循环，从而产生持续而快速的心律失常。

（三）辅助检查

1. 心电图检查　心电图检查是诊断心律失常最重要、最常用的无创性检查技术。需记录 12 导联，并记录显示 P 波清楚导联的心电图长条，以备分析，往往选择Ⅱ或 V_1 导联。

心电图分析主要包括：①心房、心室节律是否规则，频率如何；② P-R 间期是否恒定；③ P 波、QRS 波群形态是否正常，P 波与 QRS 波的相互关系等。

2. 长时间心电图记录

（1）动态心电图：动态心电图检查是在患者日常工作和活动情况下，连续记录患者 24h 的心电图。其作用是：①了解患者症状发生如心悸、晕厥等，是否与心律失常有关；②明确心律失常或心肌缺血的发作与活动关系、昼夜分布特征；③帮助评价抗心律失常药物的疗效、起搏器、埋藏式心脏复律除颤器的效果和功能状态。

（2）事件记录器：①事件记录器。应用于间歇、不频繁发作的心律失常患者，通过直接回访、电话、互联网将实时记录的发生心律失常及其发生心律失常前后的心电图传输至医院。②埋植皮下事件记录器。这种事件记录器可埋于患者皮下，记录器可自行启动、监测和记录心律失常，应用于发作不频繁，可能是心律失常所致的原因不明晕厥的患者。

3. 运动试验　运动试验用于运动时出现心悸的患者以协助诊断。但运动试验的敏感性不如动态心电图，须注意正常人进行运动试验时亦可出现室性期前收缩。

4. 食管心电图　将食管电极导管插入食管并置于心房水平位置，能记录心房电位，并能进行心房快速起搏和程序电刺激。其作用为：①有助于对常见室上性心动过速发生机制的判断，帮助鉴别室上性心动过速；②可以诱发和终止房室结折返性心动过速；③有助于不典型预激综合征的诊断；④评价窦房结功能；⑤评价抗心律失常药物的疗效。

5. 临床心电生理检查

（1）心电生理检查的临床作用。

①诊断性应用：确立心律失常诊断及类型，了解心律失常起源部位及发生机制。

②治疗性应用：a. 以电刺激终止心动过速发作，评价某些治疗措施（如起搏器、置入式心脏复律除颤器、导管消融、手术治疗、药物治疗等）能否防止电刺激诱发心动过速；b. 通过电极导管进行消融如射频、冷冻，达到治愈心动过速的目的。

③判断预后：通过电刺激确定患者是否易于诱发室性心动过速，有无发生猝死的危险。

（2）心电生理检查适应证：①窦房结功能测定；②房室与室内传导阻滞；③心动过速；④不明原因晕厥。

二、窦性心律失常

心脏的正常起搏点位于窦房结，其冲动产生的频率是 60~100 次 / 分，产生的心律称为窦性心律。心电图特征 P 波在Ⅰ、Ⅱ、aVF 导联直立，aVR 导联倒置，P-R 间期 0.12~0.20s。窦性心律的频率因年龄、性别、体力活动等不同有显著的差异。

（一）窦性心动过速

成人窦性心律 100~150 次 / 分，偶有高达 200 次 / 分，称窦性心动过速。窦性心动过速通常逐渐开始与终止。刺激迷走神经可以使其频率减慢，但刺激停止有加速原来的水平。

1. 病因　多数属生理现象，健康人常在吸烟，饮茶、咖啡、酒，剧烈运动或情绪激动等情况下发生。在某些病时也可发生，如发热、甲状腺功能亢进、贫血、心肌缺血、心力衰竭、休克等。应用肾上腺素、阿托品等药物亦常引起窦性心动过速。

2. 心电图特征　窦性 P 波规律出现，频率 >100 次 / 分，P–P 间期 <0.6s。

3. 治疗要点　一般不需特殊治疗。祛除诱发因素和针对原发病做相应处理。必要时可应用 β 受体阻滞药如美托洛尔，减慢心率。

（二）窦性心动过缓

成人窦性心律频率 <60 次 / 分，称窦性心动过缓。常同时伴发窦性心律不齐（不同 P–P 间期的差异 >0. 12s）。

1. 病因　多见于健康的青年人、运动员、睡眠状态，为迷走神经张力增高所致。亦可见于颅内压增高、器质性心脏病、严重缺氧、甲状腺功能减退、阻塞性黄疸等。服用抗心律失常药物如 B 受体阻滞药、胺碘酮、钙通道阻滞药和洋地黄过量等也可发生。

2. 心电图特征　窦性 P 波规律出现，频率 <60 次 / 分，P–P 间期 >1s。

3. 临床表现　一般无自觉症状，当心率过分缓慢，出现心排血量不足，可出现胸闷、头晕，甚至晕厥等症状。

4. 治疗原则　窦性心动过缓一般无症状，也不需治疗；病理性心动过缓应针对病因采取相应治疗措施。如因心率过慢而出现症状者则可用阿托品、异丙肾上腺素等药物，但不宜长期使用。症状不能缓解者可考虑心脏起搏治疗。

（三）病态窦房结功能综合征

病态窦房结功能综合征，简称病窦综合征，是由于窦房结的病变导致功能减退，出现多种心律失常的表现。病窦综合征常合并心房自律性异常，部分患者可有房室传导功能障碍。

1. 病因　某些疾病如甲状腺功能亢进、伤寒、布氏杆菌病、淀粉样变、硬化与退行性变等，在病程中损害了窦房结，导致窦房结起搏和传导功能障碍；窦房结周围神经和心房肌的病变，减少窦房结的血液供应，影响其功能；迷走神经张力增高、某些抗心律失常药物抑制窦房结功能，亦可导致窦房结功能障碍。

2. 心电图特征　主要表现为：①非药物引起的持续的窦性心动过缓，心率 <50 次 / 分；②窦性停搏与窦房传导阻滞；③窦房传导阻滞与房室传导阻滞同时并存；④心动过缓与房性快速心律失常交替发作。

其他表现还可为：①心房颤动患者自行心室率减慢，或发作前后有心动过缓和（或）一度房室传导阻滞；②房室交界区性逸搏心律。

3. 临床表现　发作性头晕、黑矇、乏力，严重者可出现晕厥等，与心动过缓有关的心、脑血管供血不足的症状。有心动过速症状者，还可有心悸、心绞痛等症状。

4. 治疗要点　对于无心动过缓有关供血不足的症状患者，不必治疗，定期随访，对于有症状的患者，应用起搏器治疗。心动过缓 – 心动过速综合征患者应用起搏器后，仍有心动过速症状，可应用抗心律失常药物，但避免单独使用抗心律失常药物，以免加重心动过缓症状。

三、期前收缩

根据异位起搏点部位的不同，期前收缩可分为房性、房室交界区性和室性期前收缩。期前收缩起源于一个异位起搏点，称为单源性，起源于多个异位起搏点，称为多源性。

临床上将偶尔出现期前收缩称偶发性期前收缩，但期前收缩每分钟 >5 个称频发性期前收缩。如每一个窦性搏动后出现一个期前收缩，称为二联律；每两个窦性搏动后出现一个期前收缩，称为三联律；每一个窦性搏动后出现两个期前收缩，称为成对期前收缩。

（一）病因

各种器质性心脏病如冠心病、心肌炎、心肌病、风湿性心脏病、二尖瓣脱垂等可引起期前收缩。电解质紊乱、应用某些药物亦可引起期前收缩。另外，健康人在过度劳累、情绪激动、大量吸烟饮酒、饮浓茶、进食咖啡因等可引起期前收缩。

（二）心电图特征

1. 房性期前收缩　P 波提早出现，其形态与窦性 P 波不同，P–R 间期一般 >0.12s，QRS 波群形态与正常窦性心律的 QRS 波群相同，期前收缩后有不完全代偿间歇。

2. 房室交界性期前收缩　提前出现的 QRS 波群，其形态与窦性心律相同；P 波为逆行型（在Ⅱ、Ⅲ、aVF 导联中倒置）出现在 QRS 波群前，P–R 间期 <0.12s。或出现在 QRS 波后，R–P 间期 <0.20s。也可出现在 QRS 波之中。期前收缩后大多有完全代偿间歇。

3. 室性期前收缩　QRS 波群提前出现，形态宽大畸形，QRS 时限 >0.12s，与前一个 P 波无相关；T 波常与 QRS 波群的主波方向相反；期前收缩后有完全代偿间歇。

（三）临床表现

偶发期前收缩大多无症状，可有心悸或感到 1 次心搏加重或有心搏暂停感。频发期前收缩使心排血量降低，引起乏力、头晕、胸闷等。

脉搏检查可有脉搏不齐，有时期前收缩本身的脉搏减弱。听诊呈心律不齐，期前收缩的第一心音常增强，第二心音相对减弱甚至消失。

（四）治疗要点

1. 病因治疗　积极治疗病因，消除诱因。如改善心肌供血，控制炎症，纠正电解质紊乱，防止情绪紧张和过度疲劳。

2. 对症治疗　偶发期前收缩无重要临床意义，不需特殊治疗，亦可用小量镇静药或 β 受体阻滞药；对症状明显、呈联律的期前收缩需应用抗心律失常药物治疗，如频发房性、交界区性期前收缩常选用维拉帕米、β 受体阻滞药等；室性期前收缩常选用利多卡因、美西律、胺碘酮等；洋地黄中毒引起的室性期前收缩应立即停用洋地黄，并给予钾盐和苯妥英钠治疗。

四、阵发性心动过速

阵发性心动过速是指阵发性、快速而规则的异位心律，由 3 个以上包括 3 个连续发生的期前收缩形成。根据异位起搏点部位的不同，可分为房性、交界区性和室性三种，房性与交界区性心动过速有时难以区别，故统称为室上性心动过速，简称“室上速”。阵发性室性心动过速简称“室速”。

（一）病因

1. 室上速病因　常见于无器质性心脏病的正常人，也可见于各种心脏病患者，如冠心病、高血压、风湿性心脏病、甲状腺功能亢进、洋地黄中毒等患者。

2. 室速病因　多见于器质性心脏病患者，最常见于冠心病急性心肌梗死，其他如心肌病、心肌炎、风湿性心脏病、电解质紊乱、洋地黄中毒、Q–T 延长综合征、药物中毒等。

（二）心电图特征

1. 室上速心电图特征　连续 3 次或以上快而规则的房性或交界区性期前收缩（QRS 波群形态正常），频率为 150~250 次 / 分，P 波为逆行性（Ⅱ、Ⅲ、aVF 导联倒置），常埋藏于 QRS 波群内或位于其终末部分，与 QRS 波群保持恒定关系，但不易分辨。

2. 室速心电图特征　连续 3 次或 3 次以上室性期前收缩；QRS 波形态畸形，时限 >0.12s，有继发性 ST–T 改变，T 波常与 QRS 波群主波方向相反；心室率 140~220 次 / 分，心律可以稍不规则；一般情况下 P 波与 QRS 波群无关，形成房室分离；常可见到心室夺获或室性融合波，是诊断室速的最重要依据。

（三）临床表现

1. 室上速临床表现特点　心率快而规则，常达 150~250 次 / 分。突发突止，持续数秒、数小时甚至数日不等。发作时患者可有心悸、胸闷、乏力、头晕、心绞痛，甚至发生心力衰竭、休克。症状轻重取决于发作时的心率及持续时间。

2. 室速临床表现特点　发作时临床症状轻重可因发作时心率、持续时间、原有心脏病变而各有不同。非持续性室速（发作持续时间少于 30s，能自行终止）患者，可无症状；持续性室速（发作持续时间长于 30s，不能自行终止）由于快速心率及心房、心室收缩不协调而致心排血量降低，血流动力学明显障碍，心肌缺血，可出现呼吸困难、心绞痛、血压下降、晕厥、少尿、休克甚至猝死。听诊心率增快 140~220 次 / 分，心律可有轻度失常，第一心音强弱不一。

（四）治疗要点

1. 室上速治疗　发作时间短暂，可自行停止者，不需特殊治疗。

持续发作几分钟以上或原有心脏病患者应采取下以方法。①刺激迷走神经的方法：刺激咽部引起呕吐反射、Valsalva 动作（深吸气后屏气，再用力做呼气动作）、按压颈动脉窦、将面部浸没于冰水中等。②抗心律失常药物：首选维拉帕米，其他可选用艾司洛尔、普罗帕酮等药物。③对于合并心力衰竭的患者，洋地黄可作首选药物，毛花苷 C 静脉注射。但其他患者洋地黄目前已少用。④应用升压药物：常用间羟胺、去甲肾上腺素等。

对于药物效果不好患者可采用食管心房起搏，效果不佳可采用同步直流电复律术。

对于症状重、频繁发作、用药物效果不好的患者，可应用经导管射频消融术进行治疗。

2. 室速治疗　无器质性心脏病患者非持续性室速，又无症状者，无须治疗。

持续性发作时治疗首选利多卡因静脉注射，首次剂量为 50~100mg，必要时 5~10min 后重复。发作控制后应继续用利多卡因静脉滴注维持 24~48h，维持量 1~4mg/min 防止复发。其他药物有普罗帕酮、索他洛尔、普鲁卡因胺、苯妥英钠、胺碘酮、溴苄胺等。

如应用药物无效，或患者已出现低血压、休克、心绞痛、充血性心力衰竭、脑血流灌注不足时，可用同步直流电复律。洋地黄中毒引起的室速，不宜应用电复律。

五、扑动与颤动

当异位搏动的频率超过阵发性心动过速的范围时，形成的心律称为扑动或颤动。可分为心房扑动（简称房扑）、心房颤动（简称房颤）、心室扑动（简称室扑）、心室颤动（简称室颤）。房颤是仅次于期前收缩的常见心律失常，比房扑多见，是心力衰竭最常见的诱因之一。室扑、室颤是极危重的心律失常。

（一）房扑与房颤

心房内产生极快的冲动，心房内心肌纤维极不协调地乱颤，心房丧失有效的收缩，心排血量比窦性心律减少 25% 以上。

1. 病因　房扑、房颤病因基本相同，常发生于器质性心脏病患者，如风湿性心瓣膜病、冠心病、高血压性心脏病、甲状腺功能亢进、心力衰竭、心肌病等。也可发生于健康人情绪激动、手术后、急性酒精中毒、运动后。

2. 心电图特征

（1）房扑心电图特点：P 波消失，呈规律的锯齿状扑动波（F 波），心房率 250~350 次 / 分，F 波与 QRS 波群成某种固定的比例，最常见的比例为 2 ∶ 1 房室传导，心室率规则或不规则，取决于房室传导比例，QRS 波群形态一般正常，伴有室内差异性传导或原有束支传导阻滞者 QRS 波群可宽大变形。

（2）房颤心电图特点：为窦性 P 波消失，代之以大小形态及规律不一的 f 波，频率 350~600 次 / 分，R-R 间期完全不规则，心室率极不规则，通常在 100~160 次 / 分。QRS 波群形态一般正常，伴有室内差异性传导或原有束支传导阻滞者 QRS 波群可宽大变形。

3. 临床表现　房扑与房颤的临床症状取决于心室率的快慢，如心室率不快者可无任何症状。房颤心室率 <150 次 / 分，患者可有心悸、气促、心前区不适等症状，心室率极快者 >150 次 / 分，可因心排血量降低而发生晕厥、急性肺水肿、心绞痛或休克。持久性房颤，易形成左心房附壁血栓，若脱落可引起动脉栓塞。

房颤心脏听诊第一心音强弱不一致，心律绝对不规则。脉搏表现为快慢不均，强弱不等，发生脉搏短绌现象。

房扑心室率如极快，可诱发心绞痛和心力衰竭。

4. 治疗要点

（1）房扑治疗：针对原发病进行治疗。应用同步直流电复律术转复房扑是最有效的方法。普罗帕酮、胺碘酮对转复、预防房扑复发有一定疗效。洋地黄类制剂是控制心室率首选药物，钙通道阻滞药对控制心室率亦有效。部分患者可行导管消融术治疗。

（2）房颤治疗：积极查出房颤的原发病及诱发原因，并给予相应的处理。急性期应首选电复律治疗。心室率不快，发作时间短暂者无须特殊治疗；如心率快，且发作时间长，可用洋地黄减慢心室率，维拉帕米、地尔硫卓等药物终止房颤。对持续性房颤患者，如有恢复正常窦性心律指征时，可用同步直流电复律或药物复律。也可应用经导管射频消融进行治疗。

（二）室扑与室颤

心室内心肌纤维发生快而微弱的，不协调的乱颤，心室完全丧失射血能力，是最严重的心律失常，相当于心室停搏。

1. 病因　急性心肌梗死是最常见病因，洋地黄中毒、严重低血钾、心脏手术、电击伤以及胺碘酮、奎尼丁中毒等也可引起。是器质性心脏病和其他疾病危重患者临终前发生的心律失常。

2. 临床表现　室颤一旦发生，表现为迅速意识丧失、抽搐、发绀，继而呼吸停止，瞳孔散大甚至死亡。查体心音消失、脉搏触不到，血压测不到。

3. 心电图特征

（1）室扑心电图特征：QRS-T 波群消失，带之以相对规律匀齐的快速大幅波动，频率为 150~300 次 / 分。

（2）室颤心电图特征：QRS 波群与 T 波消失，呈完全无规则的波浪状曲线，形状、频率、振幅高低各异。

4. 治疗要点　室颤可致心搏骤停，一旦发生立即做非同步直流电除颤，同时胸外心脏按压及人工呼吸，保持呼吸道通畅，迅速建立静脉通路，给予复苏和抗心律失常药物等抢救措施。

六、房室传导阻滞

冲动从心房传至心室的过程中发生障碍，冲动传导延迟或不能传导，称为房室传导阻滞，按其阻滞的程度，分为三度：一度房室传导阻滞、二度房室传导阻滞，三度房室传导阻滞。其中一度、二度又称为不完全性房室传导阻滞，三度则称为完全性房室传导阻滞，此时全部冲动均不能被传导。

（一）病因

多见于器质性心脏病，如冠心病、心肌炎、心肌病、高血压病、心内膜炎、甲状腺功能低下等。另外，电解质紊乱、药物中毒、心脏手术等也是引发房室传导阻滞的病因。偶见正常人在迷走神经张力增高时可出现不完全性房室传导阻滞。

（二）临床表现

一度房室传导阻滞患者除有原发病的症状外，一般无其他症状。

二度房室传导阻滞又分为Ⅰ型和Ⅱ型，Ⅰ型又称文氏现象或莫氏Ⅰ型，二度Ⅰ型患者常有心悸和心搏脱落感，听诊第一心音强度逐渐减弱并有心搏；二度Ⅱ型又称莫氏Ⅱ型，患者心室率较慢时，可有心悸、头晕、气急、乏力等症状，脉律可不规则或慢而规则，但第一心音强度恒定。此型易发展为完全性房室传导阻滞。

三度房室传导阻滞的临床症状轻重取决于心室率的快慢，如患者心率 30~50 次 / 分，则出现心搏缓慢，脉率慢而规则，有心悸、头晕、乏力的感觉，出现晕厥、心绞痛、心力衰竭和脑供血不全等表现。

当心率 <20 次 / 分，可引起阿一斯综合征，甚至心搏暂停。

（三）心电图特征

一度房室传导阻滞 P-R 间期 >0.20s，无 QRS 波群脱落。

二度房室传导阻滞莫氏Ⅰ型（文氏型）的特征为：P-R 间期逐渐延长，直至 QRS 波群脱落；相邻的 R-R 间期逐渐缩短，直至 P 波后 QRS 波群脱落，之后 P-R 间期又恢复以前时限，如此周而复始；包含 QRS 波群脱落的 R-R 间期比 2 倍正常窦性 P-P 间期短；最常见的房室传导比例为 3 ∶ 2 或 5 ∶ 4。

莫氏Ⅱ型的特征为 P-R 间期固定（正常或延长），有间歇性 P 波与 QRS 波群脱落，常呈 2 ∶ 1 或 3 ∶ 1

传导；QRS 波群形态多数正常。

三度房室传导阻滞，心房和心室独立活动，P 波与 QRS 波群完全脱离关系；P–P 距离和 R–R 距离各自相等；心室率慢于心房率；QRS 波群形态取决于阻滞部位。

（四）治疗要点

一度及二度Ⅰ型房室传导阻滞如心室率不慢且无症状者，一般不需治疗。心室率 <40 次 / 分或症状明显者，可选用阿托品、异丙肾上腺素，提高心室率。但急性心肌梗死患者应慎用，因可导致严重室性心律失常。二度Ⅱ型和三度房室传导阻滞，心室率缓慢，伴有血流动力学障碍，出现阿 – 斯综合征时，应立即按心搏骤停处理。对反复发作、曾有阿 – 斯综合征发作的患者，应及时安装临时或埋藏式心脏起搏器。

七、心律失常患者的护理措施

1. 休息与活动　影响心功能的心律失常患者应绝对卧床休息，以减少心肌耗氧量和对交感神经的刺激。协助做好生活护理，保持排便通畅，减少和避免任何不良刺激，以利于身心休息。对于伴有呼吸困难、发绀等症状时，给予氧气吸入。

功能性和轻度器质性心律失常血流动力学改变不大的患者，应注意劳逸结合，避免感染，可维持正常工作和生活，积极参加体育运动，改善自主神经功能。

2. 心理护理　给予必要的解释和安慰，加强巡视，给予必要的生活护理，增加患者的安全感。

3. 饮食护理　给予低脂、易消化、营养饮食，不宜饱食，少量多餐，避免吸烟、酗酒、刺激性饮料和食物。

4. 病情观察

（1）观察生命体征：密切观察脉搏、呼吸、血压、心率、心律，以及神志、面色等变化，同时应注意患者的电解质及酸碱平衡情况变化。

（2）心电监护：严重心律失常患者应实行心电监护，注意有无引起猝死的危险征兆，如心律失常频发性、多源性、成联律、RonT 室性期前收缩、阵发性室上性心动过速、房颤、二度Ⅱ型及三度房室传导阻滞等。如发现上述情况，立即报告医师进行处理，同时做好抢救，如吸氧、开放静脉通道、准备抗心律失常药物、除颤器、临时起搏器等。

5. 用药护理

（1）正确、准确使用抗心律失常药物：口服药应按时按量服用，静脉注射及静脉滴注药物速度要严格按医嘱执行，用药过程及用药后要注意观察患者心律、心率、血压、脉搏、呼吸和意识，必要时行心电监测，判断疗效和有无不良反应。

（2）观察药物不良反应：利多卡因对心力衰竭、肝肾功能不全、酸中毒、老年患者，药物半衰期明显延长，应用时须注意减量。另外静脉注射利多卡因不可过快、过量，以免导致中枢神经系统毒性反应，如嗜睡、感觉异常、眩晕、视物不清，甚至谵妄、昏迷等。还可以引起心血管系统不良反应，如传导阻滞、低血压、抽搐，甚至呼吸抑制和心脏停搏。

奎尼丁药物有较强的心脏毒性作用，使用前测血压、心率，用药期间应观察血压、心电图，如有明显血压下降、心率减慢或不规则，心电图示 Q–T 间期延长时，须暂停给药，并给予处理。

胺碘酮的最严重的心外毒性为肺纤维化，应严密观察患者的呼吸状态及早发现肺损伤的情况。

6. 健康教育

（1）向患者及其家属讲明心律失常的病因、诱因和防治知识。

（2）注意休息，劳逸结合，防止增加心脏负担。无器质性心脏病的患者应积极参加体育运动，改善自主神经功能；器质性心脏病患者可根据心功能适当活动和休息。

（3）积极治疗原发病，避免诱因如发热、寒冷、睡眠不足等。

（4）按医嘱服用抗心律失常药物，不可自行增减和撤换药物，注意药物不良反应，如有不良反应及时就医。

（5）饮食应选择低脂、易消化、富营养，少量多餐。应避免吸烟、酗酒、饱食、刺激性饮食、含咖啡因饮料以免引起心律失常。

（6）教会患者及家属测量脉搏和心律的方法，每天至少 1 次，每次至少 1min。对于反复发生严重心律失常的患者家属，要教会其心肺复苏术以备急救。

（7）对于有晕厥史的患者要避免从事驾驶、高空作业等危险工作，当出现头晕时，立即平卧，以免晕厥发作时摔倒。

（8）定期门诊复诊，复查心电图。

第二章

消化内科疾病护理

第一节　贲门失弛缓症护理

贲门失弛缓症（achalasia of cardia）是食管下段神经肌肉功能障碍所引起的贲门不能松弛、食管张力和蠕动减低以及上段食管扩张。食物不能顺利通过而滞留于食管内，从而逐渐引起食管的扩张、肥厚、扭曲等改变。该病为消化系统常见病，可发生于任何年龄，但常见于20~40岁的青壮年，男女患病率相当。

一、病因及发病机制

贲门失弛缓症的病因不甚明确，可能是感染或自身免疫引起的一种退行性改变，导致神经－肌肉交界处结构和功能障碍。临床观察许多患者发病与情绪有关，部分患者发病之前有精神应激事件发生，但目前为止尚无确切的证据表明贲门失弛缓症是精神因素引起的功能性疾病。

二、临床表现与诊断

1. 临床表现

（1）吞咽困难：吞咽困难是贲门失弛缓症的最突出症状，常因情绪受到严重打击或摄取刺激性食物后诱发。患者很少有从固体—软食—液体食物吞咽困难的规律性发病过程。部分患者采取改变体位以帮助食物排空，餐后饮水可使食管腔内压力升高，有利于吞咽困难症状缓解。

（2）胸痛：1/3~1/2的患者伴有胸痛，尤其在胸骨后及上腹剑突下显著，呈隐痛，可放射至颈部或背部，酷似心绞痛，服用硝酸甘油制剂或进食热饮可缓解。

（3）食物反流：反流常在进食或进食数分钟内出现，夜间反流多为黏液物，误吸入呼吸道可致支气管肺部感染。

（4）其他：部分患者可有胃灼热感，多发生在疾病的早期或进食刺激性食物或冷饮后。当吞咽困难显著加重时，胃灼热感可减轻甚至消失。重症、病程较长时，患者可出现明显体重减轻、营养不良、贫血等。有报道贲门失弛缓症的食管扩张压迫左心房而出现阵发性心动过速及血流动力学改变。

2. 诊断　对具有典型症状，持续时间较长（一般不少于6个月），虽然经常出现呕吐，但一般情况尚好。X线检查：食管下段黏膜光滑，呈“鸟嘴样”改变；内镜检查：食管腔扩大，贲门口狭窄，未见肿瘤样改变；食管测压提示食管下括约肌松弛障碍，常伴有LES压力升高，吞咽时LES松弛不全，食管体部无蠕动，即可诊断本病。

三、治疗原则

1. 药物治疗　许多抑制消化道运动的药物理论上可降低LES压力，但应用于临床的主要有硝苯地平和硝酸异山梨醇酯。

2. 肉毒杆菌毒素注射疗法　肉毒杆菌毒素是强力的神经末梢乙酰胆碱抑制剂，能阻断神经肌肉连接，可在内镜下将肉毒杆菌毒素注入食管下括约肌。

3. 内镜下扩张疗法　目前常被作为首选的治疗措施，通常在内镜或X线引导下，利用导丝采用探条或气囊进行扩张，其目的是使下食管括约肌撕裂，解除LES高压，达到通畅食管的作用。主要并发症有穿孔、吸入性肺炎等。

4. 临时性金属内支架扩张术　短期植入能取出的金属内支架，以扩张下段食管。在症状控制后（一般在1~2个月），再取出支架，临床效果优于扩张术。

5. 手术治疗　少数患者经内科治疗无效或食管扩张严重，需进行贲括约肌切开术或贲门成形术等手术治疗。

四、护理

1. 帮助患者减少或去除加重或诱发疼痛的因素：①嗜好烟酒者，劝其戒除；②避免过冷、过硬及刺激性食物；③晚餐七成饱，不宜进食高脂肪食物。

2. 根据疼痛的程度和特点，进行干预。如呈隐痛，放射至颈部或背部，调整舒适的卧位或给予局部按摩或进食热饮；如酷似心绞痛，遵医嘱服用硝酸甘油制剂。

五、健康教育

1. 改变生活方式　改变生活方式或饮食习惯在多数患者都能起到一定的疗效。

（1）衣带宽松可以减少衣服和饰品造成的腹压增高。

（2）餐后保持直立，睡眠时将床头抬高10~15cm，利用重力作用改善平卧位食管的排空功能。

（3）戒烟、酒，避免摄入过多促进反流和胃酸过量分泌的高脂肪及刺激性食物。

（4）睡前避免进食，细嚼慢咽，鼓励患者咀嚼口香糖，通过正常的吞咽动作改善食管清除功能。

（5）置入金属支架者术后1~2天不能进食冰、冷食物，以免支架遇冷回缩致支架脱落。还应少食粗纤维食物，以免食物淤塞而导致支架阻塞。避免剧烈咳嗽、用力排便，以防止支架移位。

2. 用药指导　尽量避免促进反流或黏膜损伤的药物，如抗胆碱能药物、非甾体类消炎镇痛药等。

3. 门诊随访　当患者出现吞咽困难、反酸、胸骨后疼痛等症状加重时及时就诊，按时取出食管金属支架。贲门失弛缓症的患者一定要保持精神愉快，合理饮食、按时服药，这些是预防复发的重要手段。

第二节　炎症性肠病护理

炎症性肠病（inflammatory bowel disease，IBD）是指溃疡性结肠炎（ulcerative colitis，UC）和克罗恩病（Crohn disease，CD）两种原因未明的慢性肠道疾病。两种肠病在流行病学、临床表现和治疗方法上均有许多相似之处。

一、溃疡性结肠炎

溃疡性结肠炎的病变主要限于黏膜层，是一种弥漫性、连续性和表浅性的炎症，多起始于直肠而累及远端结肠，亦可向近端扩展，甚至遍及整个结肠。本病可见于任何年龄，但青壮年多见，男性稍多于女性。

（一）病因与发病机制

溃疡性结肠炎的病因尚不明，发病机制未完全阐明，目前的研究认为与遗传、免疫、感染和心理因素有关。

1. 遗传因素　UC的发病呈明显种族差异和家族聚集性，但尚未发现明确的遗传方式。

2. 免疫因素　UC患者的个人或家族史中常合并有结节性红斑、关节炎、眼葡萄膜炎与血管炎等病变，因此提示UC的发病机制中可能有免疫因素的参与。

3. 感染因素　UC时的肠道炎症反应与已知的微生物病原及其毒素所引起的肠道感染性疾病很类

似。虽然未确切证明哪一种病原微生物与 UC 病因有关。但是仍认为微生物感染是 UC 的有关病因。

4. 心理因素　心理因素不一定对 UC 或 CD 的起病有重要的作用，但心理因素在 IBD 的发展过程中、病变严重性、对治疗措施的反应中具有重要影响。

（二）临床表现与诊断

1. 临床表现

（1）腹泻：为主要症状，便中含血、脓和黏液。

（2）腹痛：多为阵发性下腹或下腹部痉挛性绞痛，痛后有便意，排便后疼痛可暂时缓解。

（3）里急后重：直肠炎症刺激所致，常伴有骶部不适。

（4）其他：可有上腹部饱胀不适、纳差、嗳气、低热、盗汗、乏力等，关节酸痛也较常见。重症者可出现高热、呕吐、心动过速、脱水及体重明显减轻。

（5）全身症状：低热、盗汗、乏力、关节酸痛较常见。病情越重，全身症状越明显，重症者可出现高热、呕吐、心动过速、脱水及体重明显减轻。

（6）体征：患者呈慢性面容，精神状态差，重症者呈消瘦贫血貌。轻症者下腹部有轻度压痛，重症者可有明显的腹部鼓肠、肌紧张、压痛、反跳痛等。

（7）并发症：中毒性巨结肠、肠穿孔、大出血、息肉。

2. 诊断

（1）结肠镜检查：是确诊该病的主要手段，还可以进行病理组织学检查。病变多从直肠开始，呈连续性、弥漫性分布。

（2）钡剂灌肠检查：①黏膜粗乱或颗粒样改变；②多发性浅龛影或小的充盈缺损；③肠管缩短，袋囊消失呈铅管样。

（3）黏膜活检：组织学检查为炎症反应，同时常可见糜烂、溃疡、隐窝脓肿、腺体排列异常、杯状细胞减少及上皮变化。

（4）病变程度：分为轻度、中度、重度。

（三）治疗原则

活动期 UC 的治疗目标是尽快控制炎症，缓解症状；缓解期应继续维持治疗。

1. 活动期 UC 的处理

（1）轻度 UC 的处理：可选用柳氮磺胺吡啶（SASP）或用相当剂量的 5- 氨基水杨酸（5-ASA）。亦可用中药或氢化可的松琥珀酸钠保留灌肠。

（2）中度 UC 的处理：可用上述剂量水杨酸类制剂治疗，反应不佳者适当加量或改服皮质激素，常用泼尼松每日 30~40mg，分次口服。

（3）重症 UC 的处理：①如患者尚未口服皮质激素，可口服泼尼松每日 40~60mg，观察 7~10 天，亦可直接静脉给药。②肠外应用广谱抗生素控制肠道继发感染，如氨苄西林、硝基咪唑及喹诺酮类制剂。③输液补充电解质、以防水电解质紊乱。④便血量大、血红蛋白 < 90g/L 和持续出血不止者应考虑输血。⑤营养不良、病情较重者，可用要素饮食，病情严重者应给予肠外营养。⑥静脉皮质激素使用 7~10 天后无效者可考虑环孢素每日 2~4mg/kg 静脉滴注；由于药物的免疫抑制作用、肾脏毒性反应及其他不良反应，应严格检测血药浓度。⑦如上述药物疗效不佳，应及时内、外科会诊，确定手术切除的时机及方法。⑧慎用解痉药及止泻药，以避免诱发中毒性巨结肠。

2. 缓解期 UC 的处理　症状缓解后，应继续维持治疗。SASP 的维持治疗剂量一般为口服每日 1~3g，亦可用相当剂量的新型 5-ASA 类药物。

（四）护理

1. 腹痛的护理

（1）向患者解释疼痛的原因，使其减轻不良情绪，增强自信心，积极配合治疗。

（2）嘱患者疼痛发生时卧床休息，分散注意力，如听音乐、交谈等。

（3）严密观察腹痛的性质、部位及持续的时间，对疼痛进行评估，如果疼痛性质突然改变应警惕是否并发出血或穿孔。严重腹痛时可酌情使用解痉药物，但注意大剂量偶有引起中毒性结肠扩张的危险。

（4）用药指导：①服用 SASP 应大量饮水，这是因为其磺胺成分由肾排泄。定期复查血常规及肝、肾功能。②皮质激素：常见不良反应有：类肾上腺皮质功能亢进征，表现为向心性肥胖、满月脸、痤疮、多毛、乏力、低血钾等，一般停药后可自行消失；诱发和加重消化性溃疡，同时使用胃黏膜保护剂及制酸剂可预防；行为与精神异常，应密切观察。

2. 腹泻的护理

（1）观察粪便的颜色、性质、量。

（2）急性起病、全身症状明显者应卧床休息，注意腹部保暖，可适当地热敷，减少排便次数。慢性轻症者可适当活动。

（3）饮食以少渣、易消化、富含维生素、有足够的热量为原则，避免生冷、高纤维素、刺激性食物。重者根据病情需禁食，以减少肠道的蠕动。

（4）根据医嘱予抗生素、十六角蒙脱石（思密达）等药物治疗，密切观察药物的疗效及不良反应。

（5）根据医嘱配制灌肠液进行保留灌肠，一般选择在排便后灌肠，可增加药液在肠腔内的保留时间。

（6）肛周皮肤轻度发红者，指导患者使用柔软的纸巾，擦拭大便时动作轻柔，也可使用湿纸巾。外涂鞣酸软膏以保护肛周皮肤。肛周有糜烂者，排便后应用温水清洗肛周，保持清洁干燥，外涂抗生素软膏或鞣酸软膏。

3. 休息与活动

（1）将患者常用的物品放在随手可及之处，送水、送饭、送便器到床边。鼓励患者进行日常生活自理活动，并给予协助。

（2）告知患者突然起身可能出现头晕、心悸等不适，故坐起时应动作缓慢，以免发生直立性低血压。

4. 饮食护理与体液补充

（1）按医嘱及时给予液体、电解质、营养物质的补充，以满足患者的生理需要量，补充额外丢失量，恢复和维持血容量。注意输液速度的调节，对老年患者尤其应该注意，因为老年人易因腹泻发生脱水，也易因输液速度过快引起循环衰竭。

（2）低蛋白血症者应给予人血白蛋白、血浆；贫血者必要时输血；静脉补充氨基酸、脂肪乳剂、维生素等；重症患者给予全肠道外营养支持治疗。

（3）密切观察患者的液体平衡状态，监测生命体征、神志、尿量的变化，有无口渴、皮肤干燥、皮肤弹性减低、尿量减少、神志淡漠等脱水表现；有无乏力、腹胀、肠鸣音减弱、心律失常等低血钾症的表现；监测血生化指标的变化。观察患者进食情况，测量患者的体重，观察血红蛋白、血清白蛋白的变化，了解营养改善状况。

（五）健康教育

1. 心理指导　指导患者正确对待疾病，保持稳定的情绪，树立战胜疾病的信心，可减少复发的次数。

2. 饮食指导

（1）急性发作期饮食指导：重症患者应禁食，可通过静脉补充营养。中度患者可给予流质，如米汤、藕粉等，避免产气食物，如牛奶、豆浆等。轻症患者可进少渣半流质饮食。

（2）缓解期饮食指导：病情好转后，供给营养充足无刺激性少渣半流质饮食，逐步过渡到少渣饮食、优质蛋白质、高维生素、高热量软食。以少量多餐为宜，忌冷食、牛乳及乳制品。食物要新鲜、卫生，以防肠道感染再次诱发症状。

3. 作息指导　轻症患者活动无限制，中、重症在能耐受的情况下，鼓励患者尽量生活自理。

4. 用药指导　①指导患者按时、按量服药，注意观察药物不良反应。②泼尼松在症状控制后遵医嘱减至每日 10~15mg，疗程半年。在服用过程中一定要遵医嘱逐渐停药，不得擅自减量或停药，以防出现反跳。

5. 定期门诊随访　如出现腹泻、腹痛加剧、便血等情况，应及时到医院就诊。病情反复发作者，应定期到医院行肠镜等检查，调整治疗方案。

二、克罗恩病

克罗恩病是有别于溃疡性结肠炎的一种病因不明的慢性消化道炎症疾病。从口腔至肛门全胃肠任何部位均可发生，但好发于回肠和右半结肠，病变呈局限性和节段性分布。以腹痛、腹泻和肠梗阻为主要症状，且有发热、营养障碍等肠外表现。任何年龄均可发病，但多见于青壮年，男女之间无显著差别。

（一）病因与发病机制

虽然确切病因及发病机制不明，但多数研究均认为，外部与内部环境的相互作用，可导致异常的炎症反应而引起本病。外部环境因素的主要原因为感染或饮食，内部环境因素主要与遗传、免疫及心理因素相关。

（二）临床表现与诊断

1. 临床表现

（1）腹痛：是最常见的症状，以右下腹或脐周较多，这与病变多见于末端回肠有关。急性起病者可表现为急性右下腹痛，伴有发热、呕吐、有下腹压痛与反跳痛等，酷似急性阑尾炎。

（2）腹泻：多数每日排便 2~6 次，常无脓血或黏液。病变累及结肠远段者，表现与溃疡性结肠炎相似。

（3）腹块：肠粘连、肠壁和肠系膜增厚、肠系膜淋巴结肿大，内瘘管形成以及腹内脓肿等均可引起腹块。肿块多见于右下腹和脐周围，大小不一，边缘不清，因粘连而固定，质地中等，有压痛。

（4）发热：一般为中度热或低热，常间歇出现，少数呈弛张热，伴毒血症。

（5）其他表现：有恶心、呕吐、纳差、乏力、消瘦、贫血、低蛋白血症和水、电解质平衡失调等。

（6）并发症：以肠梗阻最常见，其他有肠穿孔、内外瘘管形成、腹内和肛门直肠周围脓肿、中毒性巨结肠等，亦可发生结肠癌变。此外，还可以有关节炎、结节性红斑、慢性活动性肝炎、胆管炎等肠外并发症。

2. 诊断

（1）内镜检查：内镜下可见节段性、非对称性黏膜炎症、纵行或阿弗他溃疡、鹅卵石样改变，可有肠腔狭窄和肠壁僵硬等，病变呈跳跃式分布。超声内镜检查有助于确定病变范围和深度、发现腹腔内肿块或脓肿。

（2）影像学检查：可见多发性、节段性炎症伴僵硬、狭窄、裂隙状溃疡、瘘管、假息肉形成及鹅卵石样改变等。B 超、CT、MRI 检查可显示肠壁增厚、腹腔或盆腔脓肿等。

（3）活检：可见裂隙性溃疡、结节病样肉芽肿、固有膜底部和下层淋巴细胞聚集，而隐窝结构正常，杯状细胞不减少，固有膜中量炎症细胞浸润及黏膜下层增宽。

（三）治疗原则

CD 的治疗原则上可参考 UC 的治疗方案，只是通常药物疗效稍差，疗程更长。

（1）根据病变部位选择不同药物。一般将类固醇作为小肠型 CD 的第一线药物；水杨酸类为结肠型、回结肠型 CD 的第一线药物。现有多种 5-ASA 类靶向控释药物，亦可在小肠发挥作用。

（2）瘘管和化脓性并发症时，应及时使用甲硝唑、环丙沙星和克拉霉素等抗生素。

（3）对类固醇激素与水杨酸类药物无效者，应尽早使用 6-MP 或硫唑嘌呤，亦可试用甲氨蝶呤（MTX）、环孢素或 FK506 等。

（4）给予营养支持疗法，补充足量营养及热量，可酌情给予要素饮食、部分或全胃肠外营养，以利于早期控制发作，提高生活质量。

（5）局部治疗对 CD 作用有限，主要作为一种辅助治疗措施用于左半结肠受累者。

（6）新的生物制品，如抗肿瘤坏死因子（TNF）-α 单抗主要用于顽固性 CD 瘘管形成及免疫抑制药治疗无效者。

第三节　假膜性肠炎护理

一、概述

假膜性肠炎是一种主要发生于结肠，也可累及小肠的急性黏膜坏死、纤维素渗出性炎症，黏膜表面覆有黄白或黄绿色假膜，其多系在应用抗生素后导致正常肠道菌群失调，难辨梭状芽孢杆菌（clostridium difficile，CD）大量繁殖，产生毒素致病，因此，有人称其为 CD 相关性腹泻（clostridium difficile as-soclated diarrhea，CDAD）。Henoun 报道 CDAD 占医院感染性腹泻患者的 25%。该病多发生于老年人、重症患者、免疫功能低下和外科手术后等患者。年龄多在 50~59 岁，女性稍多于男性。

二、护理评估

（一）评估患者的健康史及家族史

询问患者既往身体状况，尤其是近期是否发生过比较严重的感染，以及近期使用抗生素的情况。

（二）临床症状评估与观察

1. 评估患者腹泻的症状　临床表现可轻如一般腹泻，重至严重血便。患者表现为水泻（90%~95%），可达 10 次 /d，较重病例水样便中可见漂浮的假膜，5%~10% 的患者可有血便。顽固腹泻可长达 2~4 周。

2. 评估患者腹痛的情况　80%~90% 的患者会出现腹痛。

3. 评估患者有无发热症状　近 80% 的患者有发热。

4. 评估患者营养状况　因患者腹泻、发热可致不同程度的营养不良。

5. 评估患者精神状态　有些患者可表现为精神萎靡、乏力和神志模糊，严重者可进入昏迷状态。

（三）辅助检查评估

1. 血液检查白细胞增多，多在（10~20）$\times 10^9$/L 以上，甚至高达 40×10^9/L 或更高，以中性粒细胞增多为主。有低白蛋白血症、电解质失常或酸碱平衡失调。

2. 粪便检查　大便涂片如发现大量革兰阳性球菌，提示葡萄球菌性肠炎。难辨梭状芽孢杆菌培养及毒素测定对诊断假膜性肠炎具有非常重要的意义。

3. 内镜检查　是诊断假膜性肠炎快速而可靠的方法，轻者内镜下可无典型表现，肠黏膜可正常或仅有轻度充血水肿。严重者可见黏膜表面覆以黄白或黄绿色假膜。早期，假膜呈斑点状跳跃分布；进一步发展，病灶扩大，隆起，周围有红晕，红晕周边黏膜正常或水肿。假膜相互融合成各种形态，重者可形成假膜管型。假膜附着较紧，强行剥脱后可见其下黏膜凹陷、充血、出血。皱襞顶部最易受累，可因水肿而增粗增厚。

4. X 线检查　腹平片可见结肠扩张、结肠袋肥大、肠腔积液和指压痕。气钡灌肠双重造影显示结肠黏膜紊乱，边缘呈毛刷状，黏膜表面见许多圆形或不规则结节状阴影、指压痕及溃疡征。

5. B 超检查　可见肠腔扩张、积液。

6. CT 检查　提示肠壁增厚，皱襞增粗。

（四）心理 – 社会因素评估

（1）评估患者对假膜性肠炎的认识程度。

（2）评估患者心理承受能力、性格类型。

（3）评估患者是否缺少亲人及朋友的关爱。

（4）评估患者是否存在焦虑及恐惧心理。

（5）评估患者是否有经济负担。

（6）评估患者的生活方式及饮食习惯。

（五）腹部体征的评估

其中 10%~20% 的患者在查体时腹部会出现反跳痛。

三、护理问题

1. 腹泻　由于肠毒素与细胞毒素在致病过程中的协同作用，肠毒素通过黏膜上皮细胞的 cAMP 系统使水、盐分泌增加所致。

2. 腹痛　由于肠内容物通过充血、水肿的肠管而引起的刺激痛。

3. 体温过高　由于肠道炎症活动及继发感染所致。

4. 部分生活自理能力缺陷　与静脉输液有关。

5. 营养失调：低于机体需要量　由于腹泻、肠道吸收障碍所致。

6. 有体液不足的危险　与肠道炎症所致腹泻有关。

7. 有肛周皮肤完整性受损的危险　与腹泻有关。

8. 潜在的并发症：肠穿孔、中毒性巨结肠　与肠黏膜基底层受损，结肠扩张有关。

9. 潜在的并发症：水、电解质紊乱，低蛋白血症　与腹泻、肠黏膜上皮细胞脱落、基底膜受损、液体和纤维素有关。

10. 焦虑　由于腹痛腹泻所致。

四、护理目标

（1）患者主诉大便次数减少或恢复正常排便。

（2）患者主诉腹痛症状减轻或缓解。

（3）患者体温恢复正常。

（4）患者住院期间生活需要得到满足。

（5）患者住院期间体重增加，贫血症状得到改善。

（6）保持体液平衡，患者不感到口渴，皮肤弹性良好，血压和心率在正常范围。

（7）患者住院期间肛周皮肤完整无破损。

（8）患者住院期间，通过护士的密切观察，能够及早发现并发症，得到及时治疗。

（9）患者住院期间不出现水、电解质紊乱，或通过护士的密切观察，能够及早发现，得到及时纠正；血清总蛋白、白蛋白达到正常水平。

（10）患者住院期间保持良好的心理状态。

五、护理措施

（一）一般护理

（1）为患者提供舒适安静的环境，嘱患者卧床休息，避免劳累。

（2）室内定时通风，保持空气清新，调节合适的温度湿度。

（3）患者大便次数多，指导患者保护肛周皮肤，每次便后用柔软的卫生纸擦拭，并用温水清洗、软毛巾蘸干，避免用力搓擦，保持局部清洁干燥，如有发红，可局部涂抹鞣酸软膏或润肤油。

（4）将日常用品放置于患者随手可及的地方，定时巡视病房，满足患者各项生理需要。

（二）心理护理

（1）患者入院时主动接待，热情服务，向患者及家属介绍病房环境及规章制度，取得患者及家属的配合，消除恐惧心理。

（2）患者腹痛、腹泻时，应耐心倾听患者主诉，安慰患者，稳定患者情绪，帮助患者建立战胜疾病的信心。

（3）向患者讲解各项检查的目的、方法，术前准备及术后注意事项，消除患者的恐惧心理。

（三）治疗配合

（1）观察患者大便的次数、性状、量以及有无黏液脓血，及时通知医生给予药物治疗。

（2）观察患者腹痛的部位、性质、持续时间、缓解方式及腹部体征的变化，及时发现，避免肠穿孔及中毒性巨结肠的发生。

（3）观察患者生命体征变化，尤其是体温变化，注意观察热型，遵医嘱应用物理降温及药物降温。

（4）评估患者营养状况，监测血常规、电解质及血清白蛋白、总蛋白的变化，观察患者有无皮肤黏膜干燥、弹性差、尿少等脱水表现。

（5）指导患者合理选择饮食，一般给予高营养低渣饮食，适量补充维生素及微量元素。

（6）指导患者合理用药，观察药物效果及不良反应。

（四）用药护理

（1）抗菌治疗（表 2-1）。

表 2-1　假膜性肠炎患者的抗菌治疗

万古霉素、去甲万古霉素使用注意事项
·输入速度不可过快：否则可产生红斑样或荨麻疹样反应；
·浓度不可过高：可致血栓性静脉炎，应适当控制药液浓度和滴注速度
·不可肌内注射
·不良反应：可引起口麻、刺痛感、皮肤瘙痒、嗜酸粒细胞增多、药物热、感冒样反应以及血压剧降、过敏性休克反应等，与许多药物可产生沉淀反应
·含本品的输液中不得添加其他药物

（2）保证患者每日液体入量，根据药物的性质和患者自身情况合理调节滴注速度。

（五）健康教育

（1）向患者及家属介绍假膜性肠炎的病因、疾病过程以及预防方法。

（2）指导患者合理选择饮食，避免粗纤维和刺激性食物。

（3）讲解用药的注意事项、不良反应及服用方法，教会患者自我观察。

（4）嘱患者注意腹部保暖，避免受凉，如有不适随时就医。

第四节　上消化道大出血护理

一、概述

上消化道出血（upper gastrointestinal hemorrhage）系指屈氏韧带（the ligament of Treitz）以上的消化道，包括食管、胃、十二指肠、胃空肠吻合术后的空肠病变，以及胰、胆病变的出血，是常见急症之一。

上消化道大量出血：指数小时内的失血量大于 1 000mL，或大于循环血容量的 20%，临床表现为呕血或黑粪，常伴有血容量减少而引起的急性周围循环衰竭，导致失血性休克而危及患者的生命。

二、护理评估

（一）临床表现

上消化道出血的临床表现一般取决于病变性质、部位和出血量与速度。

1. 呕血与黑粪　是上消化道出血的特征性表现。上消化道大量出血之后，均有黑粪。出血部位在幽门以上者常伴有呕血。若出血量较少、速度慢也可无呕血。反之，幽门以下出血如出血量大、速度快，可因血反流入胃腔引起恶心、呕吐而表现为呕血。

呕血多为棕褐色，呈咖啡渣样，这是血液经胃酸作用形成正铁血红素所致。如出血量大，未经胃酸充分混合即呕出，则为鲜红或有血块。黑粪呈柏油样，黏稠而发亮，系血红蛋白的铁经肠内硫化物作用形成硫化铁所致。出血量大时，血液在肠内推进快，粪便可呈暗红甚至鲜红色，酷似下消化道出血。呕吐物及黑粪潜血试验呈强阳性。

2. 失血性周围循环衰竭　急性大量失血由于循环血容量迅速减少而导致周围循环衰竭。一般表现为头晕、心慌、乏力，突然起立发生晕厥、口渴、出冷汗、心率加快、血压偏低等。严重者呈休克状态，表现为烦躁不安或神志不清、面色苍白、四肢湿冷、口唇发绀、呼吸急促、血压下降、脉压差缩小、心率加快，休克未改善时尿量减少。

3. 贫血和血常规变化　慢性出血可表现为贫血。急性大量出血后均有急性失血后贫血，但在出血的早期，血红蛋白浓度、红细胞计数与血细胞比容可无明显变化。在出血后，一般须经 3~4h 以上才出现贫血，出血后 24~72h 红细胞稀释到最大限度。贫血程度除取决于失血量外，还和出血前有无贫血基础、出血后液体平衡状况等因素有关。

急性出血患者为正细胞正色素性贫血，在出血后骨髓有明显代偿性增生，可暂时出现大细胞性贫血，慢性失血则呈小细胞低色素性贫血。出血 24h 内网织红细胞即见增高，至出血后 4~7d 可高达 5%~15%，以后逐渐降至正常。如出血未止，网织红细胞可持续升高。上消化道大量出血 2~5h，白细胞计数升达（10~20）$\times 10^9$/L，出血停止后 2~3d 才恢复正常。但在肝硬化患者，如同时有脾功能亢进，则白细胞计数可不增高。

4. 发热　上消化道大量出血后，多数患者在 24h 内出现低热，但一般不超过 38.5℃，持续 3~5d 降至正常。

5. 氮质血症　在上消化道大量出血后，由于大量血液蛋白质的消化产物在肠道被吸收，血中尿素氮浓度可暂时增高，称为肠性氮质血症。一般于一次出血后数小时血尿素氮开始上升，约 24~48h 可达高峰，大多不超出 14.3mmol/L（40mg/dl），3~4d 后降至正常。

血容量减少及低血压，导致肾血流量减少、肾小球过滤率下降，亦可引起一过性氮质血症。对血尿素氮持续升高超过 3~4d 或明显升高超过 17.9mmol/L（50mg/dL）者，若活动性出血已停止，且血量已基本纠正而尿量仍少，则应考虑由于休克时间过长或原有肾脏病变基础而发生肾功能衰竭。

（二）辅助检查

1. 实验室检查　测定红细胞、白细胞和血小板计数，血红蛋白浓度、血细胞比容、肝功能、肾功能、粪潜血等，有助于估计失血量及动态观察有无活动性出血，判断治疗效果及协助病因诊断。

2. 胃镜检查　是目前诊断上消化道出血病因的首选检查方法。胃镜检查在直视下顺序观察食管、胃、十二指肠球部直至降段，从而判断出血病变的部位、病因及出血情况。多主张检查在出血后 24~48h 内进行，称急诊胃镜检查（emergency endoscopy）。一般认为这可大大提高出血病因诊断的准确性，因为有些病变如急性糜烂出血性胃炎可在短短几天内愈合而不留痕迹；有些病变如血管异常在活动性出血或近期出血期间才易于发现；对同时存在两个或多个病变者可确定其出血所在。急诊胃镜检查还可根据病变的特征判断是否继续出血或估计出血的危险性，并同时进行内镜止血治疗。在急诊胃镜检查前需先纠正休克、补充血容量、改善贫血。如有大量活动性出血，可先插胃管抽吸胃内积血，并用生理盐水灌洗，以免积血影响观察。

3. X 线钡餐检查　X 线钡餐检查目前已多为胃镜检查所代替，故主要适用于有胃镜检查禁忌证或不愿进行胃镜检查者，但对经胃镜检查出血原因未明，疑病变在十二指肠降段以下小肠段，则有特殊诊断价值。检查一般在出血停止且病情基本稳定数日后进行。

4. 其他检查　选择性动脉造影、放射性核素 ^{99m}Tc 标记红细胞扫描、吞棉线试验及小肠镜检查等主要适用于不明原因的小肠出血。由于胃镜检查已能彻底搜寻十二指肠降段以上消化道病变，故上述检查很少应用于上消化道出血的诊断。但在某些特殊情况，如患者处于上消化道持续严重大量出血紧急状态，以致胃镜检查无法安全进行或因积血影响视野而无法判断出血灶，而患者又有手术禁忌，此时行选择性肠系膜动脉造影可能发现出血部位，并同时进行介入治疗。

（三）治疗原则

上消化道大量出血病情急、变化快，严重者可危及生命，应采取积极措施进行抢救。抗休克、迅速补充血容量应放在一切医疗措施的首位。

1. 一般急救措施　患者应卧位休息，保持呼吸道通畅，避免呕血时血液吸入引起窒息，必要时吸氧，活动性出血期间禁食。

严密监测患者生命体征，如心率、血压、呼吸、尿量及神志变化。观察呕血与黑粪情况。定期复查血红蛋白浓度、红细胞计数、血细胞比容与血尿素氮。必要时行中心静脉压测定。对老年患者根据情况进行心电监护。

2. 积极补充血容量　立即查血型和配血，尽快建立有效的静脉输液通道，尽快补充血容量。在配血过程中，可先输平衡液或葡萄糖盐水。遇血源缺乏，可用右旋糖酐或其他血浆代用品暂时代替输血。改善急性失血性周围循环衰竭的关键是要输足全血。下列情况为紧急输血指征（图 2–1）。

输血量视患者周围循环动力学及贫血改善情况而定，尿量是有价值的参考指标。应注意避免因输液、输血过快、过多而引起肺水肿，原有心脏病或老年患者必要时可根据中心静脉压调节输入量。肝硬化患者宜用新鲜血。

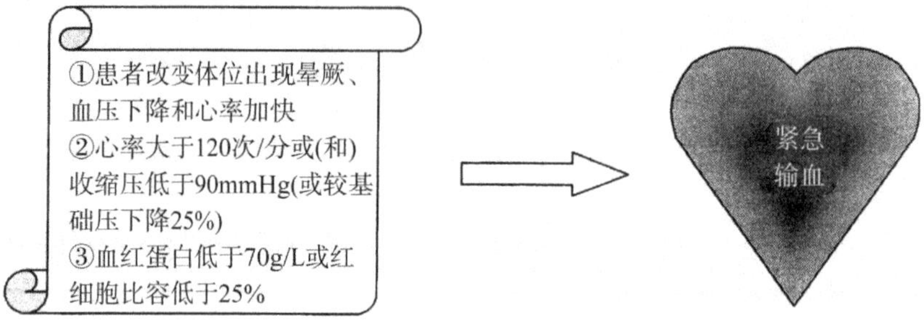

图 2–1　紧急输血指征

3. 止血措施（图 2–2）　如下所述。

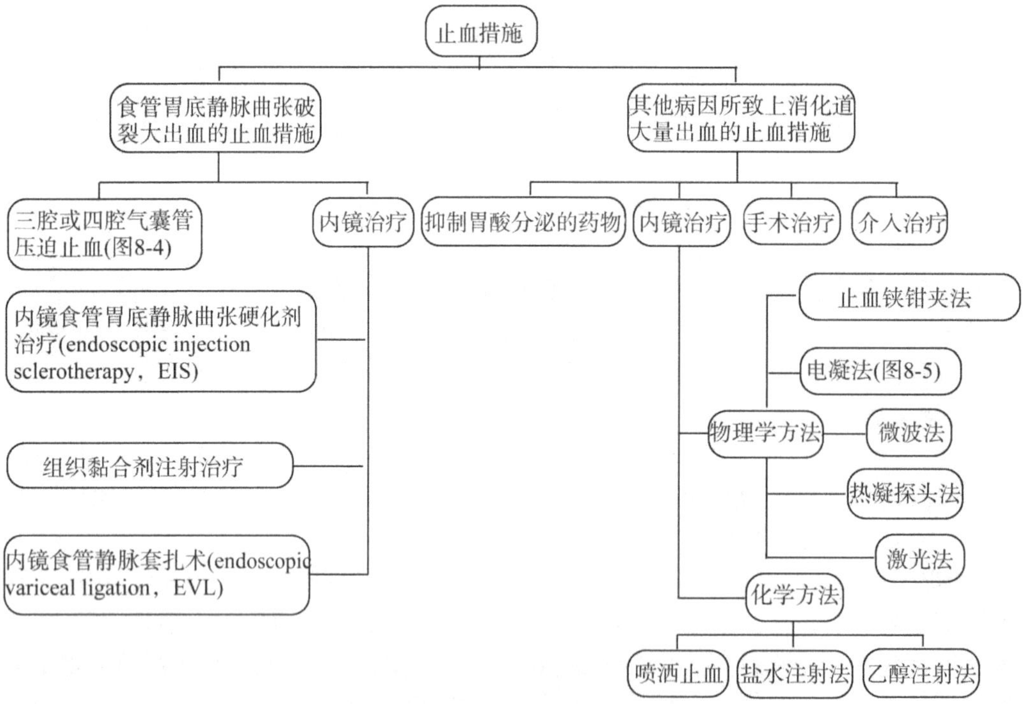

图 2–2　止血措施

（四）护理诊断（图 2-3）

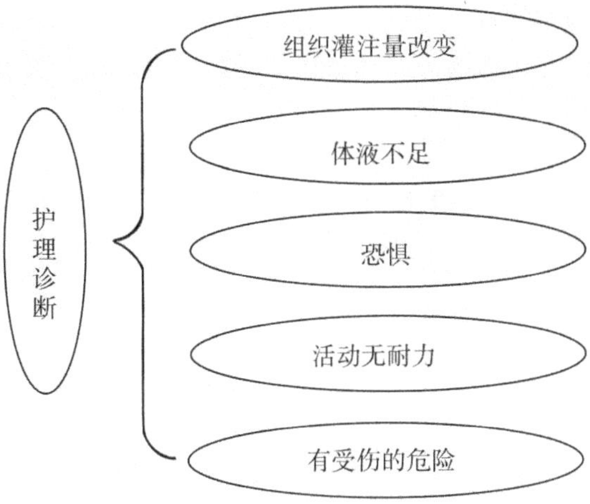

图 2-3　护理诊断

1. 组织灌注量改变　与上消化道大量出血有关。

2. 体液不足　与出血有关。

3. 恐惧　与出血有关。

4. 活动无耐力　与血容量减少有关。

5. 有受伤的危险　如创伤、窒息、误吸与食管胃底黏膜长时间受压、囊管阻塞气道、血液或分泌物反流入气管有关（图 2-4，图 2-5）。

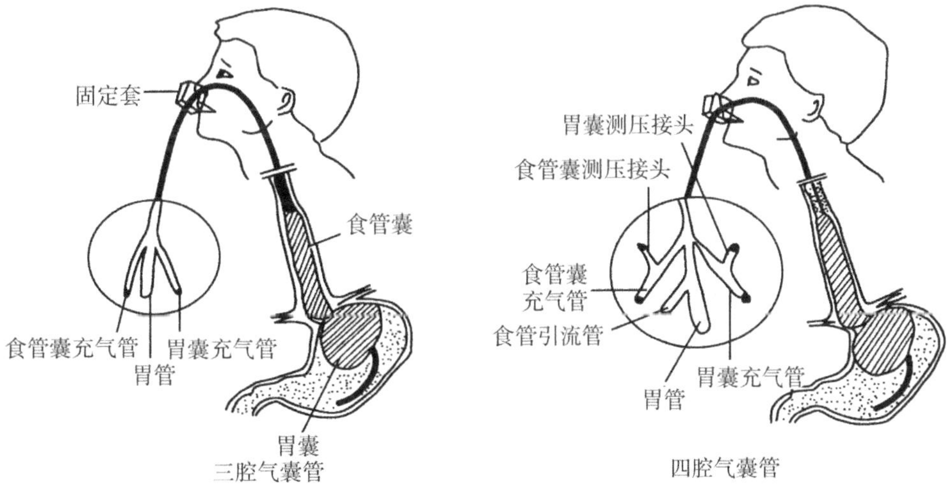

图 2-4　三（四）腔气囊管的使用

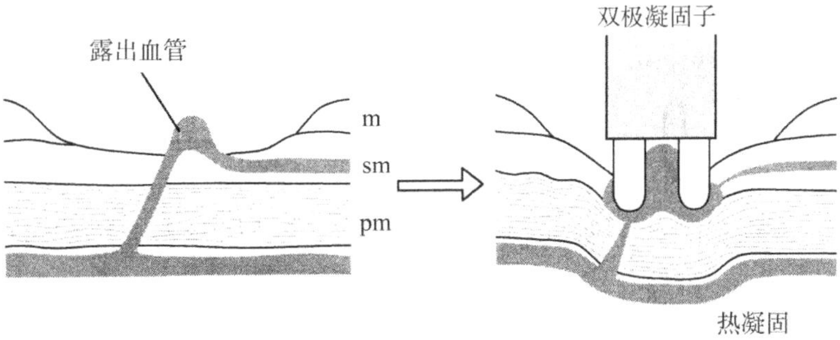

图 2-5　电凝止血

（五）护理目标（图 2-6）

患者无继续出血的征象，组织灌注恢复正常；没有脱水征，生命体征稳定；因出血引起的恐惧感减轻；能够获得足够休息，活动耐力逐渐增加，能叙述活动时保证安全的要点；患者呼吸道通畅，无窒息、误吸，食管胃底黏膜未因受气囊压迫而损伤。

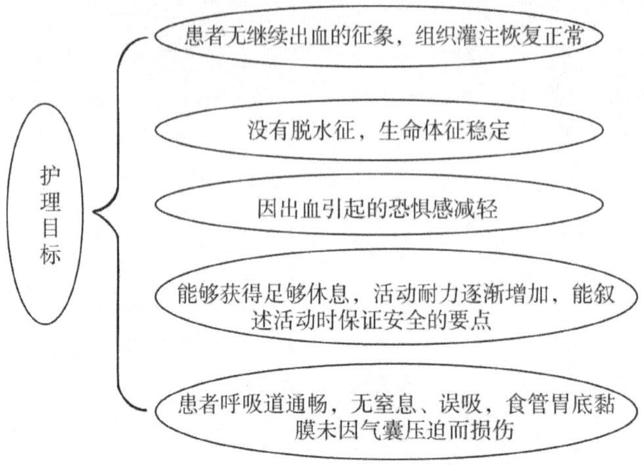

图 2-6　护理目标

三、护理措施

（一）评估（图 2-7）

（1）患者生命体征，观察发生呕血、黑粪的时间、颜色、性质，准确记录出入量。

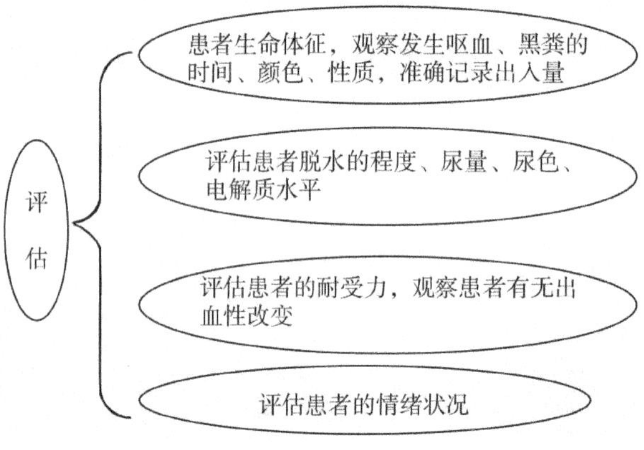

图 2-7　评估

（2）评估患者脱水的程度、尿量、尿色、电解质水平。

（3）评估患者的耐受力，观察患者有无出血性改变。

（4）评估患者的情绪状况。

（二）生活护理

1. 休息与体位　大出血时患者应绝对卧床休息，保持安静，及时帮助患者清理被污染的床单，取平卧位并将下肢略抬高，以保证脑部供血。呕吐时头偏向一侧，保证呼吸道通畅，防止窒息或误吸；必要时用负压吸引器清除气道内的分泌物、血液或呕吐物，保持呼吸道通畅。遵医嘱给予吸氧。

2. 饮食护理（图 2-8）　如下所述。

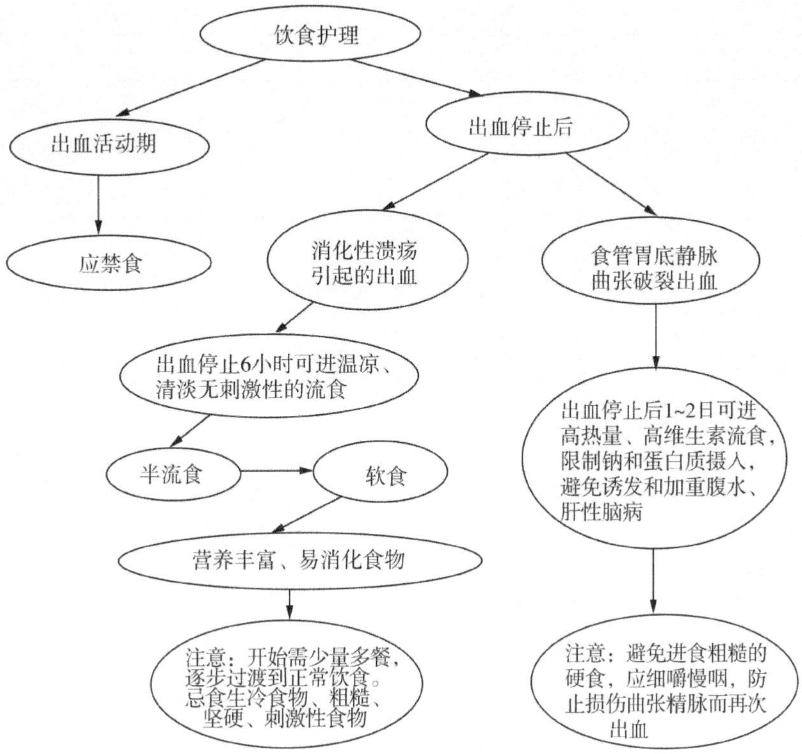

图 2-8　饮食护理

（1）出血活动期应禁食。

（2）出血停止后。

1）消化性溃疡引起的出血，于出血停止 6h 可进温凉、清淡无刺激性的流食，以后可改为半流食、软食，或营养丰富、易消化食物。开始需少量多餐，逐步过渡到正常饮食。忌食生冷食物、粗糙、坚硬、刺激性食物。

2）食管胃底静脉曲张破裂出血，出血停止后 1~2d 可进高热量、高维生素流食，限制钠和蛋白质摄入，避免诱发和加重腹水、肝性脑病。避免进食粗糙的硬食，应细嚼慢咽，防止损伤曲张静脉而再次出血。

（三）心理护理

突然大量的呕血，常使患者及其家属极度恐惧不安。反复长期消化道出血，则容易使患者产生恐惧、悲观、绝望的心理反应，对疾病的治疗失去信心。而患者的消极情绪，又可加重病情，不利于疾病的康复。应关心、安慰、陪伴患者，但避免在床边讨论病情。抢救工作应迅速、忙而不乱，以减轻患者的紧张情绪及恐惧心理。经常巡视，大出血时陪伴患者，使其有安全感。呕血或解黑粪后及时清除血迹、污物，以减少对患者的恶性刺激。解释各项检查、治疗措施，听取并解答患者或家属的提问，以减轻他们的疑虑。

（四）治疗配合

1. 病情观察　上消化道大量出血在短期内出现休克症状，为临床常见的急症，应做好病情的观察。

（1）出血量的估计（表 2–2）及出血程度的分类（表 2–3）。

表 2–2　出血量的估计

出血量	临床表现
> 5mL	粪潜血 (+)
>50~70mL	黑粪
250~300mL	呕血

续 表

出血量	临床表现
< 400mL	不引起全身症状
400 ~ 500mL	可引起全身症状
> 1 000mL	急性周围循环衰竭或失血性休克

表 2-3 上消化道出血程度的分类

分级	失血量	血压	脉搏	血红蛋白	症状
轻度	全身总血量的10%~15%(成人失血量 <500mL)	基本正常	正常	无变化	可有头晕
中度	全身总血量的 20%(成人失血量的800~1000mL)	下降	100 次 /min	70 ~ 100g/L	一时性眩晕、口渴、心悸、少尿
重度	全身总血量 30% 以上(成人失血量> 1 500mL)	< 80mmHg	> 120 次 /min	< 70g/L	心悸、冷汗、四肢厥冷、尿少、神志恍惚

（2）继续或再次出血的判断：观察中出现图 2-9 中提及的迹象，提示有活动性出血或再次出血。

（3）出血性休克的观察：大出血时严密监测患者的心率、血压、呼吸和神志变化，必要时进行心电监护。准确记录出入量，疑有休克时留置导尿管，测每小时尿量，应保持尿量 30mL/h。注意症状、体征的观察，如患者烦躁不安、面色苍白、皮肤湿冷、四肢湿冷提示微循环血液灌注不足；而皮肤逐渐转暖、出汗停止则提示血液灌注好转。

2. 用药护理　立即建立静脉通道。遵医嘱迅速、准确地实施输血、输液、各种止血药物治疗及用药等抢救措施，并观察治疗效果及不良反应。输液开始应快，必要时测定中心静脉压作为调整输液量和速度的依据。避免因输液、输血过多、过快而引起急性肺水肿，对老年患者和心肺功能不全者尤应注意。肝病患者忌用吗啡、巴比妥类药物；应输新鲜血，因库存血含氨量高，易诱发肝性脑病。血管加压素可引起腹痛、血压升高、心律失常、心肌缺血，甚至发生心肌梗死，故滴注速度应遵医嘱准确无误，并严密观察不良反应。患有冠心病的患者忌用血管加压素。

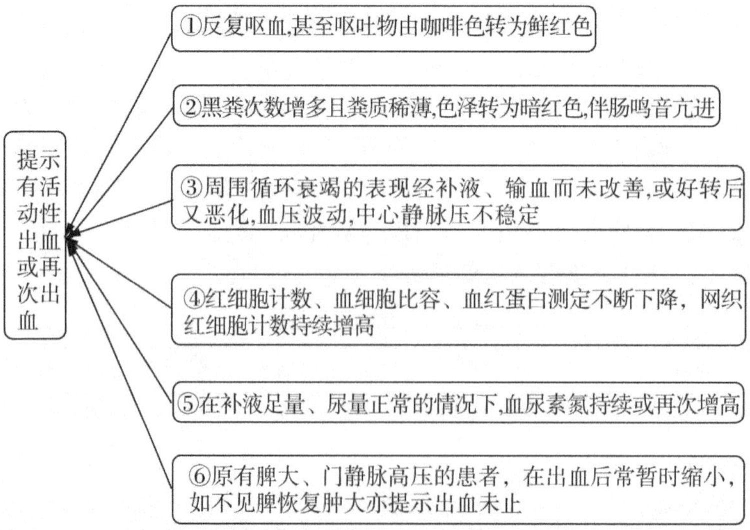

图 2-9 判断是否存在活动性出血

3. 三（四）腔气囊管的护理　熟练的操作和插管后的密切观察及细致护理是达到预期止血效果的关键。留置三（四）腔气囊管流程见图 2-10。留置三（四）腔气囊管的注意事项见图 2-11。

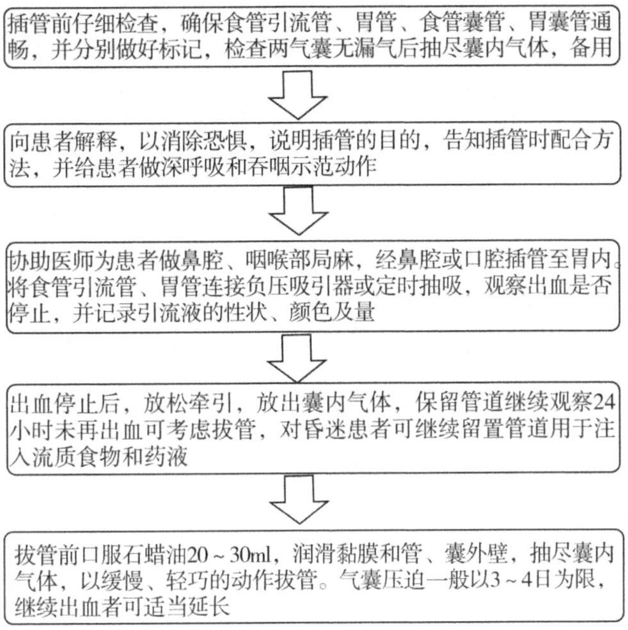

图 2-10　留置三（四）腔气囊管流程

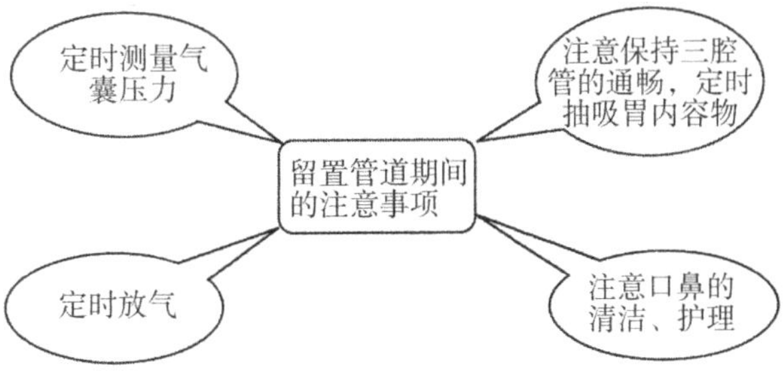

图 2-11　留置三（四）腔气囊管的注意事项

（五）健康指导

1. 介绍病因　上消化道出血的临床过程及预后因引起出血的病因而异。

2. 介绍治疗　应帮助患者和家属掌握有关疾病的预防、治疗和护理知识，以减少再度出血的危险。

3. 饮食指导　注意饮食卫生和规律，进食营养丰富、易消化的食物，避免过饥或暴饮暴食，避免粗糙、刺激性食物，或过冷、过热、产气多的食物、饮料等，合理饮食是避免诱发上消化道出血的重要环节。

4. 生活指导　加强口腔护理，保持皮肤清洁，预防并发症。生活起居要有规律，劳逸结合，保持乐观情绪，保证睡眠，减少外部刺激，重者需卧床休息并注意保暖。应戒烟、戒酒，在医师指导下用药。

5. 特殊交代　指导患者及家属学会早期识别出血征象及应急措施，若出现呕血、黑粪或头晕、心悸等不适，立即卧床休息，保持安静，减少身体活动；呕吐时取侧卧位以免误吸；立即送医院治疗。

6. 复查指导　有呕血、黑粪、上腹不适应随时就诊。

（六）护理评价

患者出血停止，组织灌注恢复正常；无脱水征，生命体征恢复正常；恐惧感减轻；休息和睡眠充足，活动耐力增加或恢复至出血前的水平；患者活动时无晕厥、跌倒等意外发生；无窒息或误吸，食管胃底黏膜无糜烂、坏死。

第五节　消化性溃疡护理

一、概述

消化系统的重要生理功能是将人体所摄取的食物进行消化、吸收，以供全身组织利用。消化器官是由消化道和消化腺组成，包括食管、胃、肠、肝、胆和胰腺等。消化系统疾病主要包括食管、胃、肠、肝、胆、胰等的病变，可为器质性或功能性疾病，病变可局限于消化系统或累及其他系统。全身性疾病也可引起消化系统疾病或症状，引起消化系统疾病的病因复杂，常见的有感染、理化因素、大脑皮质功能失调、营养缺乏、代谢紊乱、吸收障碍、变态反应、自身免疫、遗传和医源性因素等。由于消化系统包含的器官较多，且消化道与外界相通，其黏膜直接接触病原体、毒性物质、致癌物质的机会较多，容易发生感染、炎症和损伤，消化系统肿瘤发病率较高可能与此有关。多数消化系统疾病是慢性病程，易造成严重的消化、吸收功能障碍，消化系统疾病的发生常与患者的心理状态和行为方式关系密切，在护理过程中，尤应强调整体观念，关心患者的精神心理状况，调整不良情绪，指导患者建立良好的生活方式。

消化性溃疡是指发生在胃和十二指肠的慢性溃疡，因溃疡形成与胃酸和胃蛋白酶的消化作用有关，所以称为消化性溃疡，根据发生的部位不同又将消化性溃疡分为胃溃疡和十二指肠溃疡。

本病是全球性常见病，约 10% 的人一生中患过此病。临床上十二指肠溃疡比胃溃疡多见，两者之比为 3 ：1，男性多于女性，十二指肠溃疡好发于青壮年，胃溃疡发病年龄较十二指肠溃疡约迟 10 年。

二、护理评估

（一）临床表现

十二指肠溃疡多发生在壶腹部，胃溃疡多发生在胃角和胃窦小弯。典型的消化性溃疡具有三大临床特点：①慢性过程，病程长，病史可达数年或数十年；②周期性发作，发作和缓解期交替出现，每年秋冬季节和第二年的早春季节是好发季节，精神因素和过度疲劳可诱发；③节律性疼痛。

（二）症状

1. 上腹部疼痛　是消化性溃疡的主要症状。胃溃疡疼痛多位于剑突正中或偏左，十二指肠溃疡疼痛在上腹部正中或偏右。性质多为隐痛、胀痛、烧灼痛、钝痛、剧痛或饥饿样不适感。疼痛的范围有手掌大小。此外，疼痛还具有节律性，与饮食关系密切。胃溃疡疼痛常在进餐后 0.5~1 小时出现，持续 1~2 小时后逐渐缓解，典型节律为进食 – 疼痛 – 缓解。十二指肠溃疡患者疼痛为饥饿痛，空腹痛或夜间痛，节律为疼痛 – 食 – 缓解。

2. 其他　患者常有反酸、嗳气、恶心、呕吐等胃肠道症状。可有失眠、多汗、脉缓等自主神经功能失调表现。临床上少数溃疡患者可无症状，这类患者首发症状多为呕血和黑粪。

（三）并发症

1. 出血　发生率为 10%~15%，是消化性溃疡最常见的并发症，其中以十二指肠溃疡并发出血较为常见。出血是由于溃疡侵蚀周围血管所致。出血临床表现视出血的部位、速度和出血量决定，一般可表现为呕血和（或）黑粪。

2. 穿孔　溃疡病灶向深部发展穿透浆膜层引起穿孔，发生率为 2%~7%，多见于十二指肠溃疡，表现为突发上腹部剧烈疼痛，如刀割样，可迅速遍及全腹，大汗淋漓，烦躁不安，服用抑酸剂不能缓解，是外科常见急腹症之一，腹部检查可见腹肌紧张，呈板状腹，压痛及反跳痛，肠鸣音减弱或消失，部分患者出现休克。

3. 幽门梗阻　发生率2%~4%，大多由十二指肠溃疡或幽门溃疡引起，分功能性梗阻和器质性梗阻。功能性梗阻是由溃疡周围组织炎性充血水肿或幽门平滑肌痉挛而造成，为暂时性，炎症消退即可好转。器质性梗阻是由溃疡愈合瘢痕收缩或粘连造成的，梗阻为持久性，需外科手术治疗。临床上表现为持续性胀痛、嗳气、反酸，且餐后加重，呕吐大量酸腐味的宿食，呕吐后腹部症状减轻，严重者频繁呕吐可致失水或低氯低钾碱性中毒、营养不良等。腹部可见胃型、蠕动波，可闻及振水音。

4. 癌变　十二指肠溃疡极少发生癌变。胃溃疡发生癌变的概率为1%以下，临床上对年龄在45岁以上、有长期胃溃疡病史、溃疡顽固不愈者，大便隐血持续阳性者要提高警惕，必要时定期检查。

（四）辅助检查

1. 胃镜检查及胃黏膜活组织检查　是确诊消化性溃疡的首选方法，是评定溃疡的活动程度、有无恶变以及疗效的最佳方法，并能通过活体组织做病理检查。

2. X线钡餐检查　适用于胃镜检查有禁忌证或者不接受胃镜检查者，发现龛影是诊断溃疡的直接证据，对溃疡有确诊价值；局部压痛、胃大弯侧痉挛性切迹、十二指肠壶腹部激惹合并腹部变形均为间接征象，仅提示有溃疡的可能。

3. 幽门螺杆菌检查　因为此项检查对消化性溃疡治疗方案的选择有指导意义，已将该项检查列为消化性溃疡诊断的常规检查项目。

4. 胃液分析　胃溃疡患者胃酸分泌正常或稍低，十二指肠溃疡胃酸分泌过多。

5. 大便隐血试验　活动期消化性溃疡常有少量渗血，大便隐血试验呈阳性，但应注意排除假阳性。

三、护理问题

1. 疼痛　上腹痛与消化道黏膜受损有关。

2. 营养失调：低于机体需要量　与疼痛导致摄入量减少、消化吸收障碍有关。

3. 知识缺乏　缺乏溃疡病防治的知识。

4. 焦虑　与疼痛症状反复出现、病程迁延不愈有关。

5. 潜在并发症　上消化道大出血、胃穿孔。

6. 活动无耐力　与频繁呕吐导致失水、电解质丢失有关。

四、护理措施

（一）生活护理

1. 休息　轻症者适当休息，可参加轻微工作，劳逸结合，避免过度劳累。活动性溃疡大便隐血试验阳性患者应卧床休息1~2周。

2. 饮食护理　宜选用营养丰富、清淡、易消化的食物，以利于黏膜修复和提高抵抗力。急性活动期应少食多餐每天5~6餐，以牛奶、稀饭、面条等偏碱性食物为宜。少食多餐可中和胃酸，减少胃饥饿性蠕动，同时可避免过饱所引起的胃窦扩张增加促胃液素的分泌。忌食辛辣、浓茶、过冷、油炸等刺激性食物和饮料，戒烟酒。

（二）心理护理

不良的心理因素可诱发和加重病情，而消化性溃疡的患者因疼痛刺激或并发出血，易产生紧张、焦虑等不良情绪，使胃黏膜保护因素减弱，损害因素增加，使病情加重，故应为患者创造安静舒适的环境，减少不良刺激；同时多与患者交流，使患者了解本病的诱发因素、疾病过程和治疗效果，增强治疗信心，克服焦虑、紧张的心理。

（三）治疗配合：用药的护理

1. H_2受体拮抗剂　药物应在餐后或餐中即刻服用，也可一天的剂量夜间顿服。西咪替丁可通过血脑屏障，偶尔引起精神症状，此药可与雄激素受体结合影响性功能，与肝细胞色素P450结合影响华法林、利多卡因等药物的肝内代谢，用药期间注意监测肝、肾功能和血常规检查。雷尼替丁和法莫替丁不良反应较少，患者用药过程中护士要注意观察物不良反应，发现后应及时报告医生。

2. 质子泵抑制剂　不良反应较少，可有头晕。因此，初次应用时应较少活动。

3. 胃黏膜保护药　因硫糖铝在酸性环境下有效，所以，应在餐前 1 小时给药。硫糖铝全身不良反应少，常引起便秘；本药含糖量高，糖尿病患者不宜用。胶体铋剂在酸性环境下起作用，故在餐前 0.5 小时服用，短期服用除出现舌苔和粪便变黑外，很少有其他不良反应。长期服用可造成铋在体内大量堆积引起神经毒性，故不宜长期用。米索前列醇的不良反应是腹泻，并可引起子宫收缩，故孕妇禁用。

4. 针对幽门螺杆菌的药物治疗　通常采用三联疗法，质子泵抑制剂（如奥美拉唑等选一种）或铋剂（枸橼酸铋钾）+ 抗生素（阿莫西林、克拉霉素、甲硝唑三种选两种），1~2 周为一疗程。

5. 消化性溃疡诊治流程　见图 2-12。

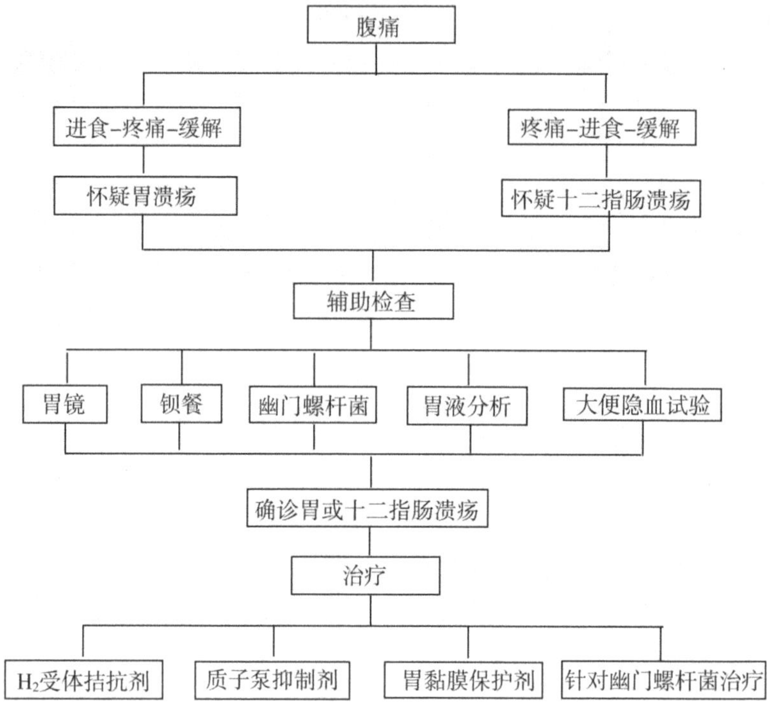

图 2-12　消化性溃疡诊治流程

（四）健康教育

1. 饮食指导　指导患者定时进餐，不宜过饱，避免进食辛辣、浓茶等刺激性食物和饮料。戒烟酒，因烟雾中的尼古丁可直接损害胃黏膜，使胃酸分泌过多而加重病情。

2. 心理指导　指导患者了解紧张焦虑的情绪可增加胃酸分泌，诱发疼痛加重或溃疡复发，所以，平时生活宜身心放松，胸怀宽广，保持乐观主义精神，促进溃疡愈合。

3. 活动与休息指导　指导患者生活要有规律，劳逸结合，合理安排休息时间，保证充沛的睡眠，避免精神过度紧张，保持良好的精神状况，在秋冬或冬春气候变化明显的季节要注意保暖。

4. 用药指导　嘱咐患者避免应用对胃十二指肠黏膜有损害的药物，遵医嘱按时服药，学会观察药物的不良反应，不要随意停药，避免复发。

5. 定期复查　嘱咐患者定期门诊复查，如有疼痛持续不缓解、规律性消失、排黑粪等应立即到门诊检查。

第六节　肠结核护理

一、概述

肠结核（intestinal tuberculosis）是结核杆菌（tubercle　bacillus）侵犯肠道引起的慢性特异性感染。过去在我国比较常见，随着人民生活水平的提高、卫生保健事业的发展及结核患病率的下降，本病亦逐渐减少。发病年龄为2~72岁，而以21~40岁最多，女性多于男性，约为1.85 ∶ 1。根据大体形态学表现，肠结核可分为溃疡型、增殖型和混合型。绝大多数病例继发于肠外结核病，主要是肺结核。无肠外结核病灶者称原发性肠结核，占肠结核的10%以下。

二、护理评估

（一）评估患者的健康史及家族史

询问患者既往身体状况，尤其是近期是否患有身体其他部位的结核病，或近期是否与结核患者接触过。

（二）临床症状的评估与观察

1. 评估患者腹痛的症状　有腹痛症状者占95%以上，疼痛性质一般为隐痛或钝痛，禁食易诱发或加重，出现腹痛与排便，排便后疼痛可有不同程度的缓解。

2. 评估患者腹泻与便秘的症状　腹泻常与腹痛相伴随。大便每日数次至数十次，半成形或水样，常有黏液，重症患者有广泛溃疡可有脓血便，量多，有恶臭味。常在清晨排便，故有“鸡鸣泻”之称。小肠结核如果病变广泛，可引起吸收不良而发生脂肪泻。无腹泻而只有便秘者约占25%。腹泻与便秘交替常被认为是肠结核的典型症状。腹泻数日继而便秘，如此循环交替。

3. 评估患者有无腹部肿块　主要见于增殖型肠结核。溃疡型肠结核病有局限性腹膜炎，病变肠曲和周围组织粘连，或同时有肠系膜淋巴结结核，也可出现腹部肿块。

4. 评估患者的营养状况、有无营养障碍　因进食可诱发疼痛，患者常有食欲不振、畏惧进食，食量因而减少，肠管炎症引起的淋巴梗阻、瘀张，使肠局部蠕动异常，发生肠内容物瘀滞，加之肠道菌群失调等因素干扰了食物的消化与吸收，甚至发生脂肪泻，从而体重下降，并有贫血等一系列营养障碍的表现。

5. 评估患者有无发热症状　溃疡型肠结核有结核毒血症，表现为午后低热、不规则热、弛张热或稽留高热，体温多在38℃，伴有盗汗。增殖型肠结核可无发热或有时低热。

6. 评估患者有无肠外表现　可有倦怠、消瘦、苍白，随病程发展可出现维生素缺乏、脂肪肝、营养不良性水肿等表现。部分患者可出现活动性肺结核的临床表现。

7. 评估患者有无肠梗阻、肠出血、肠穿孔的症状　并发肠梗阻时有腹绞痛，常位于右下腹或脐周，伴有腹胀、肠鸣音亢进、肠型与蠕动波；并发肠穿孔时，由于病变周围多有组织粘连，弥漫性腹膜炎较少见。

（三）辅助检查评估

1. 血液检查　溃疡型肠结核可有中度贫血，无并发症时白细胞计数一般正常，90%的病例血沉明显增快。

2. 粪便检查　外观常为糊状不成形便，或有黏液，镜检见少量脓细胞或红细胞，潜血可呈弱阳性。

3. 纯化（结核）蛋白衍生物皮内试验（purified protein derivative test，PPD）　如为强阳性有助于本病的诊断。

4. X线检查　X线征象有：①肠蠕动过快，钡剂通过加速，有间歇性张力亢进，病变部位黏膜皱襞僵硬和增厚；②钡剂通过病变部位出现激惹现象，称为Stierlin征；③小肠有梗阻时有肠管扩张、钡剂排空延迟和分节现象，钡剂呈雪花样分布、边缘锯齿状；④盲肠不充盈，升结肠缩短；⑤盲肠部位扭曲，回盲瓣出现裂隙，回肠末端出现宽底三角形、底向盲肠，称为Fleischner征。

5. 内镜检查　内镜特征有：①回盲部为主；②肠黏膜充血、水肿；③环形溃疡、溃疡边缘呈鼠咬状；④大小、形态各异的炎性息肉，肠腔变窄；⑤病理检查可见干酪样坏死性肉芽肿或用抗酸染色法发现抗酸结核杆菌。

6. 结核菌素（简称结素）试验　目前通用的结素有两类。一是旧结素（OT），是结核菌的代谢产物，由结核菌培养滤液制成，主要含结核蛋白。OT 抗原不纯可引起非特异反应。另一类是结核菌纯蛋白衍化物（PPD），是从旧结素滤液中提取结核蛋白精制而成，为纯结素，不产生非特异性反应，故临床上广泛使用。方法：通常在左前臂屈侧中部皮内注射 0.1mL（5U），48~72 小时后测皮肤硬结直径。阴性：<5mm；弱阳性：5~9mm；阳性：10~19mm；强阳性：>20mm 或局部有水疱、坏死。

（四）心理社会因素评估

（1）评估患者对肠结核的认识程度。

（2）评估患者心理承受能力、性格类型。

（3）评估患者是否缺少亲人及朋友的关爱。

（4）评估患者是否存在焦虑及恐惧心理。

（5）评估患者是否有经济负担。

（6）评估患者的生活方式及饮食习惯。

（五）腹部体征的评估

疼痛部位大多在右下腹部，也可在脐周、上腹或全腹部，因病变所在的部位不同而异。腹部肿块常位于右下腹，一般比较固定，中等质地，伴有轻度或中度压痛。

三、护理问题

1. 腹痛　由于病变肠曲痉挛及蠕动增强所致。
2. 腹泻　由溃疡型肠结核所致肠功能紊乱所致。
3. 便秘　由肠道狭窄、梗阻或胃肠功能紊乱所致。
4. 体温过高　由结核毒血症所致。
5. 营养失调：低于机体需要量、由于结核杆菌毒性作用、消化吸收功能障碍所致。
6. 有肛周皮肤完整性受损的危险　与腹泻有关。
7. 潜在的并发症：肠梗阻、肠穿孔、由于溃疡愈合后或腹腔粘连后出现的瘢痕收缩所致。
8. 知识缺乏　缺乏结核病的预防及治疗知识。
9. 焦虑　由病程长、疗程长所致。
10. 活动无耐力　由肠结核引起的体质衰弱所致。

四、护理目标

（1）患者主诉腹痛缓解。

（2）患者主诉大便次数减少或恢复正常的排便。

（3）患者体温恢复正常。

（4）患者体重增加，或精神状况转好、面色红润。

（5）患者在住院期间肛周皮肤完整无破损。

（6）通过护士密切观察能够及早发现梗阻或穿孔症状和腹部体征，及时给予处理。

（7）患者在住院期间能够复述肠结核的预防、保健知识。

（8）患者焦虑程度减轻，能积极主动配合治疗。

（9）患者住院期间活动耐力不断增加。

五、护理措施

（一）一般护理

（1）为患者提供舒适安静的环境，嘱患者卧床休息，避免劳累。

（2）室内定时通风，保持空气清新，调节合适的温度湿度。

（3）患者大便次数多，指导患者保护肛周皮肤，每次便后用柔软的卫生纸擦拭，并用温水清洗，以软毛巾蘸干。避免用力搓擦，保持局部清洁干燥。如有发红，可局部涂抹鞣酸软膏或润肤油。

（4）对于便秘的患者应鼓励患者多饮水、定时如厕，养成规律排便的习惯；适量进食蔬菜水果，保持大便通畅。

（二）心理护理

（1）患者入院时主动接待，热情服务，向患者及家属介绍病房环境及规章制度，取得患者及家属的合作，消除恐惧心理。

（2）患者腹痛、腹泻时，应耐心倾听患者主诉，安慰患者，稳定患者情绪，帮助患者建立战胜疾病的信心。

（3）向患者讲解肠结核的相关知识，介绍各种检查的必要性、术前准备及术后注意事项，消除患者紧张、恐惧的心理，使其积极配合治疗。

（三）治疗配合

（1）注意观察患者腹痛的部位、性质、持续时间、缓解方式，腹部体征的变化，及时发现，避免肠梗阻、肠穿孔等并发症的发生。协助患者采取舒适的卧位。

（2）注意观察患者大便次数、性状、量的变化，以及有无黏液脓血，及时通知医生给予药物治疗。

（3）注意观察患者生命体征变化，尤其是体温的变化，遵医嘱给予物理及药物降温。

（4）评估患者营养状况，监测血电解质、血红蛋白及血清总蛋白、清蛋白变化，观察患者皮肤黏膜有无干燥、皮下脂肪厚度、皮肤弹性。

（5）指导患者合理选择饮食，并向患者及家属解释营养对肠结核的重要性，与其共同制订饮食计划，选用清淡易消化、高维生素、高蛋白、高热量的食物，腹泻患者应限制纤维素、乳制品及高脂食物的摄入，便秘患者则应适量增加纤维素的摄取。

（6）指导患者合理用药，观察用药后效果及不良反应。

（7）每周测体重 1~2 次。如有腹腔积液每日测腹围一次。

（四）用药护理

（1）抗结核药（链霉素、异烟肼、利福平、乙胺丁醇、吡嗪酰胺等）：一般采用 2~3 种药物联合应用，用药时间 2~3 年。链霉素使用前应做皮试，抗结核药宜空腹服用，服药后可有恶心、呕吐、药疹等不良反应。以上药物存在肝毒性，应定期检查肝功能（表 2–4）。

表 2–4 抗结核药使用注意事项

抗结核药（链霉素、异烟肼、利福平、乙胺丁醇、吡嗪酰胺等）使用注意事项：
· 药物联合应用，强调早期、联合、适量、规律、全程化学治疗的重要性
· 用药时间长，2~3 年
· 链霉素使用前应做皮试
· 抗结核药宜空腹服用，服药后可有恶心、呕吐、药疹等不良反应，以上药物存在肝毒性，应定期检查肝功能
· 检测有无不良反应
· 注意有无巩膜黄染、肝区疼痛、胃肠不适、眩晕、耳鸣等不良反应
· 切不可自行停药

（2）有计划、有目的地向患者及家属逐步介绍有关药物治疗的知识。

（3）强调早期、联合、适量、规律、全程化学治疗的重要性，使患者树立治愈疾病的信心，积极配合治疗。督促患者按医嘱服药，培养按时服药的习惯。

（4）解释药物不良反应时，重视强调药物的治疗效果，让患者认识到发生不良反应的可能性较小，以激励患者坚持全程治疗。

（5）嘱患者如出现巩膜黄染、肝区疼痛、胃肠不适、眩晕、耳鸣等不良反应时，应与医生联系，不可自行停药。

（五）健康教育

（1）向患者和家属讲解肠结核的保健知识，加强有关结核病的卫生宣教，肠结核患者的粪便要消毒处理，防止病原体传播。

（2）患者应保证充足的休息与营养，生活规律，劳逸结合，保持良好的心态，以增强机体抵抗力。

（3）指导患者坚持抗结核治疗，保证足够的剂量与疗程。定期复查。学会自我检测抗结核药物的作用和不良反应，如有异常，及时复诊。

（4）肺结核患者不可吞咽痰液，应保持排便通畅。提倡用公筷进餐，牛奶应经过灭菌。

第三章

神经外科护理

第一节　脑疝护理

脑疝是由于颅内压不断增高，其自动调节机制失代偿，脑组织从压力较高区向低压区移位，部分脑组织通过颅内生理空间或裂隙疝出，压迫脑干和相邻的重要血管和神经，出现特有的临床征象，是颅内压增高的危象，也是引起患者死亡的主要原因。脑疝是脑移位进一步发展的后果，一经形成便会直接威胁中脑或延髓，损害生命中枢，常于短期内引起死亡。

一、专科护理

（一）护理要点

降低颅内压，严密观察病情变化，及时发现脑疝发生，给予急救护理。

（二）主要护理问题

1. 脑组织灌注量异常（brain perfusion abnormalities）　与颅内压增高、脑疝有关。

2. 清理呼吸道无效（ineffective airway clearance）　与脑疝发生意识障碍有关。

3. 躯体移动障碍（impaired physical mobility）　与脑疝有关。

4. 潜在并发症　意识障碍、呼吸、心脏骤停。

（三）护理措施

1. 一般护理　病室温湿度适宜，定期开窗通风，光线柔和，减少人员探视。患者取头高位，床头抬高 15°～30°，做好基础护理。急救药品、物品及器械完好备用。

2. 对症护理　如下所述。

（1）脑组织灌注量异常的护理。

①给予低流量持续吸氧。

②药物治疗颅内压增高，防止颅内压反跳现象发生。

③维持血压的稳定性，从而保证颅内血液的灌注。

（2）清理呼吸道无效的护理。

①及时清理呼吸道分泌物，保持呼吸道通畅。

②舌根后坠者应抬起下颌或放置口咽通气道，以免阻碍呼吸。

③翻身后保证患者体位舒适，处于功能位，防止颈部扭曲。

④昏迷患者必要时行气管插管或气管切开，防止二氧化碳蓄积而加重颅内压增高，必要时使用呼吸机辅助呼吸。

（3）躯体移动障碍的护理。

①给予每 1~2 小时翻身 1 次，避免拖、拉、推等动作。

②每日行四肢关节被动活动并给予肌肉按摩，防止肢体挛缩。

③保持肢体处于功能位，防止足下垂。

（4）潜在并发症的护理。

①密切观察脑疝的前驱症状，及早发现颅内压增高，及时对症处理。

②加强气管插管、气管切开患者的护理，进行湿化气道，避免呼吸道分泌物黏稠不易排出。

③对呼吸骤停者，在迅速降颅压的基础上按脑复苏技术进行抢救，给予呼吸支持、循环支持和药物支持。

二、健康指导

（一）疾病知识指导

1. 概念　当颅腔内某一分腔有占位性病变时，该分腔的压力高于邻近分腔，由于颅压的持续增高迫使一部分脑组织向压力最小的方向移位，并被挤进一些狭窄的裂隙，造成该处脑组织、血管及神经受压，产生相应的临床症状和体征，称为脑疝。根据移位的脑组织及其通过的硬脑膜间隙和孔道，可将脑疝分为：小脑幕切迹疝（tentorial hernia），是位于幕上的脑组织（颞叶的海马回、沟回）通过小脑幕切迹被挤向幕下，又称颞叶沟回疝；枕骨大孔疝（tonsillar hernia）是位于幕下的小脑扁桃体及延髓经枕骨大孔被挤向椎管内，又称为小脑扁桃体疝；一侧大脑半球的扣带回经镰下孔被挤入对侧分腔可产生大脑镰下疝（subfalcial hernia），又称扣带回疝。

2. 主要的临床症状　如下所述。

（1）小脑幕切迹疝。

①颅内压增高的症状：表现为剧烈头痛及频繁呕吐，并有烦躁不安。

②意识改变：表现为意识模糊、浅昏迷以至深昏迷，对外界的刺激反应迟钝或消失。

③瞳孔改变：双侧瞳孔不等大。初起时患侧瞳孔略缩小，对光反射稍迟钝，逐渐患侧瞳孔出现散大，略不规则，直接及间接对光反射消失，但对侧瞳孔仍可正常。这是由于患侧动眼神经受到压迫牵拉所致。另外，患侧还可有眼睑下垂、眼球外斜等。如脑疝继续发展，则出现双侧瞳孔散大，对光反射消失。

④运动障碍：多发生于瞳孔散大侧的对侧，表现为肢体的自主活动减少或消失。如果脑疝继续发展，症状可波及双侧，引起四肢肌力减退或间歇性出现头颈后仰、四肢挺直、躯背过伸、角弓反张等去大脑强直症状，是脑干严重受损的特征性表现。

⑤生命体征的紊乱：表现为血压、脉搏、呼吸、体温的改变。严重时血压忽高忽低，呼吸忽快忽慢，出现面色潮红、大汗淋漓，或者面色苍白等症状。体温可高达41℃以上，也可低至35℃以下而不升，甚至呼吸、心跳相继停止而死亡。

（2）枕骨大孔疝：表现为颅内压增高、剧烈头痛、频繁呕吐、颈项强直或强迫头位等。生命体征紊乱出现较早，意识障碍、瞳孔改变出现较晚。因脑干缺氧，瞳孔可忽大忽小。由于位于延髓的呼吸中枢严重受损，呼吸功能衰竭的表现更为突出，患者早期即可突发呼吸骤停而死亡。

（3）大脑镰下疝：引起患侧大脑半球内侧面受压部的脑组织软化坏死，可出现对侧下肢轻瘫，排尿障碍等症状。

3. 脑疝的诊断　脑疝的最大危害是干扰或损害脑干功能，通过脑干受累临床表现进行诊断。由于病程短促，常常无法进行头部CT检查。

4. 脑疝的处理原则　如下所述。

（1）关键在于及时发现和处理。对于需要手术治疗的病例，应尽快进行手术治疗。患者出现典型脑疝症状时，应立即选用快速降低颅内压的方法进行紧急处理。

（2）可通过脑脊液分流术、侧脑室外引流术等降低颅内压、治疗脑疝。

（二）饮食指导

（1）保证热量、蛋白质、维生素、碳水化合物、氨基酸等摄入。

（2）注意水、电解质平衡。

（3）保持大便通畅，必要时可使用开塞露通便、服用缓泻剂或给予灌肠。

（三）用药指导

（1）遵医嘱按时、准确使用脱水利尿药物，甘露醇应快速静脉滴注，同时要预防静脉炎的发生。

（2）补充钾、镁离子等限制输液滴速药物时，要告知患者家属注意事项，合理安排选择穿刺血管。

（3）根据病情变化调整抗生素前，详细询问药物过敏史。

（四）日常生活指导

（1）意识昏迷、植物生存状态患者应每日定时翻身、叩背，保持皮肤完整性。加强观察与护理，防止压疮、泌尿系感染、肺部感染、暴露性角膜炎及废用综合征等并发症发生。

（2）肢体保持功能位，给予康复训练。

三、案例再现

（一）入院时的护理

杨某，男，35 岁，在行走过程中被车辆撞倒，头部着地，意识丧失，由急救车送至医院急诊科进行头部 CT 检查后初步诊断为颅脑损伤，分诊至神经外科病房进一步治疗。

1. 护理

（1）护理评估如下所述。

①询问病史：患者发生车祸后出现意识障碍、尿失禁、躁动不安。既往身体健康，吸烟史 12 年，每日约 12 支。

②身体评估：患者体温 36.3℃，脉搏 70 次 / 分，呼吸 16 次 / 分，血压 126/78mmHg，血氧饱和度 95%。意识处于模糊状态，双侧瞳孔等大等圆，直径约 3mm，对光反射迟钝，左侧肢体肌力Ⅰ级，右侧Ⅳ级，头部有明显外伤，身体有数处擦皮伤。

③心理和社会支持状况：因突发车祸，患者家属出现恐惧、不安等情绪，护士应有针对性地给予心理支持。

（2）护理诊断 / 问题如下所述。

①急性疼痛（acute pain）：与车祸造成头部外伤有关。

②有外伤的危险（risk for trauma）：与患者躁动有关。

③潜在并发症：脑疝。

（3）护理措施　如下所述。

①立即给予静脉留置针建立静脉通路，同时遵医嘱快速静脉滴注 20% 甘露醇注射液。

②使患者头偏向一侧，迅速清除呕吐物及呼吸道分泌物，防止窒息及吸入性肺炎等发生。

③遵医嘱留置导尿护理，急诊采集血液标本并送检。

④密切监测病情变化，如意识状态转为昏迷、瞳孔出现不等大时立即通知医生进行处理。

⑤防止患者坠床，使用约束带护理。

⑥及时更换衣裤，保持床铺、皮肤清洁。

（4）护理评价　如下所述。

①患者疼痛减轻。

②患者无外伤发生。

③严密观察患者病情变化，发现脑疝及时通知医生。

（二）入院 30 分钟护理

入院 30 分钟：患者出现双侧瞳孔不等大，直径左侧 3mm，右侧 5mm，对光反射消失，医生诊断为脑疝。与患者家属进行术前沟通，拟急诊全身麻醉下行血肿清除、去骨瓣减压术，并详细告知手术风险及预后，患者家属同意手术。

2. 治疗方案

①严密观察病情变化，并进行术前准备。

②应用脱水、止血药物。

3. 护理

（1）护理评估如下所述。

①身体状况：患者体温 36.3℃，脉搏 62 次 / 分，呼吸 14 次 / 分，血压 170/100mmHg，意识处于浅昏迷状态，四肢肌力Ⅰ级。

②心理和社会支持状况：因患者术后治疗时间可能较长，家属经济负担、精神负担均很重，护士给予必要的心理疏导，缓解其焦虑情绪。

（2）护理诊断 / 问题如下所述。

①清理呼吸道无效（ineffective airway clearance）：与意识障碍有关。

②皮肤完整性受损（impaired skin integrity）：与车祸擦伤有关。

（3）护理措施如下所述。

①遵医嘱进行急诊采集血液、尿液标本，及时送检。

②采集患者血液标本，进行交叉配血试验，保证术中用血。

③保持患者颜面及其他部位擦皮伤处皮肤清洁、干燥，及时清理血迹。

④及时给予吸痰，保持呼吸道通畅

Ⅰ. 核对床号、姓名，接电源及各导管，调节吸引器负压至 45kPa。

Ⅱ. 协助患者将头转向操作者。

Ⅲ. 备两瓶生理盐水，戴手套持吸痰管试吸生理盐水，检查管道是否通畅。

Ⅳ. 根据病情选择通气良好、无不适的鼻腔，用棉签蘸清水，清洁鼻腔 2 遍。或选择从口腔吸出分泌物，使用压舌板打开其口腔。在口腔及鼻腔间更换时须更换吸痰管。

Ⅴ. 协助患者取枕仰卧位，垫起肩颈部位其头后仰。

Ⅵ. 吸痰时折叠导管末端，插入气管内适宜深度，放开导管末端，边吸边将吸管上下移动，左右旋转，动作要轻，每次抽吸时间不超过 15 秒，如痰未吸尽，休息 2~3 分钟再吸。动作敏捷，稳重，态度和蔼可亲。

Ⅶ. 做好记录，整理用物。

Ⅷ. 操作过程符合无菌操作原则，吸痰管每使用 1 次即更换 1 根，不可重复使用，以免引起感染。体现人文关怀，注意患者舒适、安全。

Ⅸ吸痰前后应加大吸氧浓度，以减轻吸痰时血氧浓度的变化。

⑤将患者私人物品交由患者家属保管，送至手术室。

（4）护理评价如下所述。

①患者未出现呼吸困难及误吸。

②患者颜面外伤清洁。

（三）入院 4 小时护理

入院 4 小时：患者手术后返回病室，一级护理，有头部引流护理、气管切开护理、留置尿管护理。

1. 治疗方案

（1）降低颅内压减轻脑水肿治疗。

（2）营养支持治疗。

（3）给予镇静药物。

（4）预防消化道应激性溃疡。

（5）给予促进苏醒药物。

2. 护理

（1）护理评估，测量患者体温 36.8℃，脉搏 85 次 / 分，呼吸 24 次 / 分，血压 164/96mmHg。意识呈浅昏迷状态，双侧瞳孔等大，直径约 3mm，对光反射消失，四肢肌力Ⅰ级。

（2）护理诊断 / 问题如下所述。

①急性意识障碍（acute confusion）：与脑水肿有关。

②有感染的危险（risk for infection）：与气管切开及排尿方式改变有关。

③潜在并发症：颅内压增高。

（3）护理措施　如下所述。

①严密监测生命体征、意识、瞳孔、血氧饱和度的变化。

②保持头部引流管通畅，注意观察引流液的颜色、性质、量，并准确记录。

③给予气管切开护理

Ⅰ. 将患者安置于安静、清洁、空气新鲜的病室内，室温保持在 21℃，湿度保持在 60%。

Ⅱ. 分泌物结痂可引起气管套管阻塞，应及时清除。

Ⅲ. 气管切开的患者，应及时清除痰液，吸痰时严格遵守操作规程。

Ⅳ. 给予患者雾化吸入，每 6 小时 1 次。

Ⅴ. 减少探视，避免交叉感染，加强营养，提高机体抵抗力。

④保持尿管通畅，注意观察尿液的颜色、性质、量，并准确记录。给予患者翻身等护理时夹闭尿管，防止尿液回流引起泌尿系感染。

4. 护理评价　如下所述。

①患者意识处于昏迷状态。

②患者呼吸平稳。

③患者无颅内压增高征象。

（四）术后第 2 日护理

术后第 2 日：患者意识处于浅昏迷状态，颜面外伤已结痂，给予留置胃管。

1. 护理评估　患者生命体征为体温 37.2℃，脉搏 86 次 / 分，呼吸 22 次 / 分，血压 154/92mmHg。双侧瞳孔等大约为 3mm，对光反射迟钝，右侧上下肢体肌力Ⅰ级，左侧上下肢体Ⅲ级。

2. 护理诊断 / 问题　如下所述。

（1）便秘（constipation）：与术后卧床肠蠕动慢有关。

（2）营养失调——低于机体需要量（imbalanced nutrition——less than body requirements）：与术后机体高代谢有关。

（3）潜在并发症：感染、体液失衡。

3. 护理措施　如下所述。

（1）进食低脂、高蛋白、高热量饮食及蔬菜、水果等。

（2）遵医嘱给予肠内营养。

4. 护理评价　如下所述。

（1）无便秘发生。

（2）患者营养状况转好。

（五）入院第 15 日护理

入院第 15 日：患者意识模糊，生命体征平稳，四肢肌力右侧Ⅰ级，左侧Ⅴ级，有气管切开护理、留置胃管、尿管护理。患者家属及肇事车主要求转到社区医院，医生下达出院医嘱。

（1）继续功能锻炼每日 3~4 次，幅度、次数逐渐增加。同时配合针灸、理疗、按摩以促进康复

（2）生活规律，建议戒烟。

（3）有颅骨缺损，应注意保护脑组织，勿冲撞、碰伤缺损部位。

（4）颅骨缺损可在伤后半年进行颅骨成形术。

四、循证护理

脑疝是颅内高压的严重并发症。对外伤性颅内血肿致脑疝患者的研究结果显示，当患者 GCS 评分从 8 分逐渐下降时，应加大脱水治疗力度，改善患者的颅内高压状态，为手术赢得时间。研究结果示，对于重度妊娠高血压综合征的患者，护理人员应重视观察意识、瞳孔的变化，尤其重视对应用镇静剂的患者的夜间观察，以便预防或及早发现脑疝的发生。

第二节　头皮损伤护理

头皮损伤（scalp injury）是指直接损伤头皮所致的伤害，常因暴力的性质、方向及强度不同而不同。可分为头皮血肿（scalp hematoma）、头皮挫伤（scalp contusion）、头皮裂伤（scalp laceration）及头皮撕脱伤（scalp avulsion）。单纯头皮损伤一般不会引起严重后果，但在颅脑损伤的诊治中不可忽视。

因为头皮血供丰富，动静脉伴行，头皮损伤可导致出血不止，易造成休克，且头皮损伤可并发颅骨损伤（skull injury）或脑损伤（brain injury），易引起感染。

一、专科护理

（一）护理要点

立即给予现场急救措施，密切观察病情变化，避免失血性休克的发生，同时加强患者的心理护理。

（二）主要护理问题

1. 急性疼痛（acute pain）　与头皮损伤有关。
2. 恐惧（fear）　与头皮出血有关。
3. 焦虑（anxiety）　与担心疾病预后有关。
4. 体像紊乱（disturbed body image）　与头皮损伤有关。
5. 知识缺乏（deficient knowledge）　缺乏疾病的相关知识。
6. 潜在并发症　感染、休克。

（三）护理措施

1. 一般护理　如下所述。

（1）止血。

①较小的头皮血肿在1~2周后可自行吸收，无须给予特殊处理；较大的血肿可能需4~6周才能吸收。局部应在严格皮肤准备和消毒条件下，给予适当加压包扎，防止血肿扩大。

②头皮裂伤的患者应尽量在24小时内进行清创缝合、局部压迫止血。清创时应仔细检查伤口深处有无骨折或碎骨片，如发现有脑脊液或脑组织外溢，则按照开放性脑损伤处理。

③头皮撕脱伤的患者用无菌敷料覆盖创面，加压包扎止血。应注意保护撕脱的头皮，避免污染，用无菌敷料包裹、隔水、低温密封保存，随伤员一同送往医院。

（2）病情观察：密切观察患者生命体征及瞳孔、意识的变化，同时注意观察伤口有无渗血、渗液及红肿热痛等感染征象。若患者出现面色苍白、皮肤湿冷，血压下降、脉搏细数等休克症状，应立即通知医生，建立静脉通路；做好休克的相关护理。若患者出现意识障碍加深，一侧瞳孔散大等症状，提示有硬膜外血肿的发生，应立即通知医生，及时行头部CT检查确诊。

2. 对症护理　如下所述。

（1）急性疼痛的护理：保持患者舒适体位，头皮血肿的患者24小时内选择冷敷，以减少出血和疼痛，24~48小时后可改为热敷，以促进血肿的吸收；头皮裂伤的患者应遵医嘱使用抗生素，预防感染，缓解疼痛；头皮撕脱伤的患者可遵医嘱应用镇痛剂缓解疼痛、应用抗菌药预防感染。

（2）恐惧、焦虑的护理：患者因意外受伤、头部疼痛、出血较多而出现恐惧、焦虑心理，护理人员应热情接待患者，以真诚、和蔼、关心、体贴的语言，耐心、细致地倾听患者的陈述。给予患者舒适的环境，减少不良刺激，缓解其紧张情绪。

（3）体像紊乱的护理：对于恢复期患者，护理人员可协助患者选择合适的假发、头饰、帽子等，并鼓励其尽量多去户外走动，多与病友交流，使之能接受自己外表改变的现实，战胜自我，重新融入社会生活中去。

（4）知识缺乏的护理：有针对性地进行相关的健康知识指导，告知注意事项，提供正确有价值的信息资料，及时解答疑问，消除患者的焦虑和紧张心理。

（5）潜在并发症的观察与护理。

1）感染：遵医嘱应用抗生素预防感染。若发生感染，应取炎性分泌物或脓液进行细菌培养、药物敏感试验，选择有效抗生素，并严密监测生命体征变化。

2）休克：严密观察患者的生命体征、意识和表情、瞳孔、皮肤色泽与温度、尿量的变化；给予仰卧中凹位，即头和躯干抬高 20°～30°，下肢抬高 15°～20°，以利于增加回心血量；保证静脉通路顺畅，给予支持疗法，如输血、补充人血白蛋白及所需各种营养素；维持有效的气体交换，给予鼻导管吸氧，氧浓度为 40%~50%，氧流量为 6~8L/min，有气道分泌物或呕吐物时给予及时清理。

3. 围术期护理　如下所述。

（1）术前准备：术前遵医嘱进行各项检查及准备工作，如术区备皮、留置导尿、交叉配血试验。

（2）术后体位：全身麻醉未清醒的患者给予去枕平卧位，头偏向一侧，保持呼吸道通畅。全身麻醉清醒后可取头高脚低斜坡卧位，以利于静脉回流，减轻脑水肿。

（3）病情观察及护理：严密观察患者生命体征、瞳孔、意识、肌力的变化，准确记录。注意观察手术区敷料以及引流情况，保证术区敷料完好、清洁，保持引流通畅。注意观察患者有无失血性休克的早期迹象。

（4）饮食护理：局部麻醉和无不适主诉患者术后可按需进食，全身麻醉者应待完全清醒、无恶心呕吐后方可进流质饮食，以后根据病情改为半流食或普食。指导患者可选择进食高热量、高蛋白、高维生素、易消化的食物，避免粗糙、辛辣等刺激性食物，限制烟、酒。禁食期间，应协助患者做好口腔护理，保持口腔卫生。

二、健康指导

（一）疾病知识指导

1. 概念　头皮血肿多因钝器所致，是由于头皮损伤或颅骨骨折导致血液渗出于局部聚集而形成。根据血肿出现于头皮的层次可分为皮下血肿（subcutaneous hematoma）、帽状腱膜下血肿（subgaleal hematoma）和骨膜下血肿（subperiosteal hematoma）；头皮挫伤指因致伤物的作用，头皮或（和）头皮下出血的一种皮肤钝器伤；头皮裂伤是常见的开放性头皮损伤，可由锐器或钝器打击所致；头皮撕脱伤是一种严重的头皮损伤，多因发辫受机械力牵扯，使大块头皮白帽状腱膜下层或连同颅骨骨膜一起被撕脱所致。

2. 主要临床症状　如下所述。

（1）头皮血肿：按血肿出现于头皮的具体层次可分为三种类型，并各具临床特点。皮下血肿范围比较局限、体积小、中心软、周边硬、张力高、压痛显著；帽状腱膜下血肿的血肿范围广泛，可蔓延至整个头部，张力低，血肿边界与帽状腱膜附着缘一致，覆盖整个穹隆部，似戴有一顶有波动的帽子；骨膜下血肿的血肿范围以颅缝为界，张力高，血肿大者可有波动感，常伴有颅骨骨折。

（2）头皮挫伤：头皮或（和）头皮下出血或（和）组织挫碎。

（3）头皮裂伤：常因锐器的刺伤或切割伤，创缘整齐，裂口较平直，除少数锐器直接穿戳或劈砍进入颅内，造成开放性颅脑损伤者外，大多数单纯裂伤仅限于头皮，有时可深达骨膜，但颅骨常完整无损，也不伴有脑损伤。由于出血多，易引起患者紧张，使血压升高，加重出血。

（4）头皮撕脱伤：患者表现为剧烈疼痛、大量失血，可导致失血性或疼痛性休克，但较少并发颅骨骨折或脑损伤。

3. 头皮损伤的诊断　如下所述。

（1）一般检查。

1）血常规：检测血红蛋白、红细胞、血小板计数，有助于动态观察损伤的病情变化。

2）必要时完善术前各项辅助检查，准备急诊手术。

（2）影像学检查。

1）X 线：X 线平片有助于了解有无颅骨骨折及头皮下异物等情况。

2）头部 CT 平扫：头颅 CT 可显示颅骨骨折及明确颅脑损伤情况。

4. 头皮损伤的处理原则　如下所述。

（1）头皮血肿：包括皮下血肿、帽状腱膜下血肿和骨膜下血肿。

①皮下血肿：一般无须特殊处理，数日后可自行吸收。

②帽状腱膜下血肿：对较小的血肿可采用早期冷敷、加压包扎，24~48 小时后改为热敷，1~2 周可自行吸收。对较大的血肿，则应在严格无菌操作下，分次穿刺抽吸后再加压包扎，若血肿并发感染者需切开引流。

③骨膜下血肿：早期仍以冷敷为宜，但忌用强力加压包扎，以防血液经骨折缝流向颅内，引起硬脑膜外血肿。若血肿较大，应在严格无菌操作下，分次施行穿刺，抽吸积血 1~2 次即可恢复。

（2）头皮挫伤：可对受损伤的局部头皮进行严格无菌的消毒包扎。

（3）头皮裂伤：处理原则是现场局部压迫止血，争取 24 小时内施行清创缝合，同时应给予抗菌药物。清创过程中应动作轻柔，将裂口内的头发、泥沙等异物彻底清除；明显污染的创缘应切除，但不可切除过多，以免缝合时产生张力；注意有无颅骨骨折或碎骨片。

（4）头皮撕脱伤：首先应积极采取止血、止痛、抗休克等措施。用无菌敷料覆盖创面加压包扎止血，并保留撕脱的头皮备用，争取最短的时间送往有条件的医院清创后再植。可根据患者就诊时间的早晚、撕脱头皮的存活条件，以及有无感染迹象而采用不同的方法处理。

①若撕脱头皮尚未完全脱离，撕脱时间较短且血运供应良好，可在彻底清创消毒后原位缝合。

②若撕脱头皮在 6 小时内，无严重挫伤，保护良好，创面干净，血管断端整齐，应立即行自体头皮再植术。

③如撕脱的头皮挫伤或污染较重已不能利用，严禁原位全皮再植。

④若伤后已久，创面已有感染或经上述处理失败者，只能行创面清洁和更换敷料，待肉芽组织生长后植皮。如颅骨暴露，还需做多处颅骨外板钻孔至板障层，待钻孔处肉芽组织生成后再行植皮。

（5）头皮损伤并发症及处理原则。

①头皮感染：多为伤后初期处理不当所致。患者常疼痛难忍，并伴全身畏寒、发热等中毒症状，严重时感染可通过血管侵入颅骨或颅内。早期宜给予抗菌药物及局部热敷，后期形成脓肿时，则应施行切开引流，持续全身抗感染治疗 1~2 周。

②休克：头皮血供丰富，头皮撕脱伤由于创面大、出血多，极易发生休克。一旦患者出现面色苍白、皮肤湿冷，同时血压下降、脉搏加快等症状时提示有休克发生，应立即建立静脉通路，遵医嘱补充血容量及应用血管活性药物，同时注意为患者保暖。

③骨髓炎：颅盖部位的急性骨髓炎，多表现为头皮水肿、疼痛、局部触痛。颅骨骨髓炎的治疗，应在抗菌治疗同时施行手术，切除已失去活力和没有血液供应的病骨。

④帽状腱膜下脓肿：由于帽状腱膜下层组织疏松，化脓性感染易扩散。患者常表现为头皮肿胀、疼痛、眼睑水肿，严重时可伴发全身性中毒反应。治疗原则是及时切开引流，并应用抗菌药物抗感染治疗。

5. 头皮损伤的预后　单纯头皮损伤一般预后良好，只要处理及时，一般无生命危险。

（二）饮食指导

（1）养成良好的生活习惯，增加营养，多食高热量（牛、羊肉等）、高蛋白（鸡、鱼等）、高维生素（新鲜蔬菜、水果等）、清淡、易消化饮食；忌辛辣、油腻、坚硬、刺激性食物，以免影响血管收缩，不利于伤口的愈合。

（2）保持大便通畅，多食粗纤维食物，保持水分摄入量；忌用力排便，必要时服用缓泻剂或外用开塞露通便。

（3）限制烟、酒。

（三）用药指导

（1）遵医嘱准确、及时使用破伤风抗毒素注射液，观察并记录用药后效果，预防破伤风发生。

（2）若发生感染，应定期作细菌培养和药物敏感试验，合理应用广谱、高效抗菌药物，注意配伍禁忌、观察用药后有无不良反应。

（3）使用血管活性药物时要从低浓度、慢速度开始，并给予监测血压。根据血压测定值调整药物浓度和速度，严防药液外渗，避免骤然停药。

（四）日常生活指导

（1）嘱家属多与患者交谈愉快之事，使其保持心态稳定，心情舒畅。进行户外活动时，可选用帽子或假发以保持形象，但室内应取下帽子或假发，以保持头皮干燥，预防头皮湿疹。

（2）嘱患者保持伤口处无菌敷料清洁、干燥，避免抓挠伤口，可以使用75%乙醇溶液消毒伤口周围，待伤口完全愈合后方可洗头。洗头时，勿使用刺激性的洗发液，要选择中性洗发液，注意保护好头皮。

（3）为患者营造一个安静、舒适的生活环境，定时开窗透气，保持室内空气流通。

（4）加强口腔护理，保持口腔卫生，防止口腔感染。

（5）保持皮肤干燥、清洁，适当增减衣物，防止感冒。

三、案例再现

（一）入院时护理

李某，女，30岁，于入院前30分钟，长发散落，卷入机器中撕脱头皮，并伴有头顶残留皮肤活动性出血。同事发现后立即用干净的毛巾裹住患者头部，将撕脱头皮用毛巾包好，将其送至附近医院。途中患者意识模糊。未呕吐、无抽搐及大小便失禁。入院后行急诊头部CT检查，未见颅内血肿及颅脑损伤。医生初步诊断为头皮撕脱伤，建议立即住院进行急诊手术。

1. 护理评估　如下所述。

（1）询问病史：患者于入院前30分钟，不慎将长发卷入机器中撕脱头皮，并伴有头顶残留皮肤活动性出血。就诊途中患者意识渐不清。患者既往体健，无不良嗜好，否认高血压、糖尿病史。

（2）身体评估：患者身高165cm，体重60kg，测量生命体征为体温36.1℃，脉搏140次/分，呼吸28次/分，血压90/45mmHg。意识呈模糊状态，双侧瞳孔等大等网，直径约3.0mm，对光反射灵敏。

患者前发际、耳郭上缘至顶结节连线前头皮撕脱，且撕脱头皮完整，无严重挫伤，头部毛巾已被血液浸湿。生理反射灵敏，Babinski征阴性，GCS评分为12分。

（3）心理和社会支持状况：因剧烈疼痛和大量出血，导致患者及家属出现恐惧、不安等情绪。此外，外形的改变可造成患者自我形象紊乱，且患者家庭经济状况一般，护士应有针对性地进行心理护理，多了解和关心患者，取得其家属的理解和支持。

2. 护理诊断/问题　如下所述。

（1）体液不足（deficient fluid volume）：与头皮损伤出血不止有关。

（2）急性疼痛（acute pain）：与头皮损伤有关。

（3）潜在并发症：感染。

3. 护理措施　如下所述。

（1）积极配合医生用无菌敷料加压包扎头部伤口，临时止血后进行全面检查。

（2）迅速建立静脉通路，防止失血性休克的发生。给予患者中凹体位，并注意保暖；密切观察其血压、脉搏、呼吸、意识、瞳孔、对光反射、口唇色泽、肢端皮肤颜色及温度、尿量的变化；为患者松解领扣，解除气道压迫；使头部仰伸，及时清除呼吸道异物或分泌物，保持气道通畅，给予氧气吸入。然后将患者头偏向一侧，防止呕吐物或气道分泌物阻塞呼吸道；协助拍背并鼓励其有效咳嗽、排痰。

（3）遵医嘱给予镇痛药物以缓解疼痛。

（4）保护好撕脱的头皮组织：精心为患者进行术区皮肤准备，将准备再植的头皮用0.01%的苯扎溴铵洗净，用40℃的生理盐水冲洗干净，60℃的热盐水毛巾热敷头皮，以防止血管痉挛；用抗凝液冲洗小动脉，直至静脉回流澄清为止。处理完毕后将头皮放入无菌容器内。

4. 护理评价　如下所述。

（1）患者生命体征平稳，尿量正常，面色红润、肢体温暖，体液维持平衡。

（2）患者疼痛得以缓解。

（3）患者未并发感染。

（二）入院30分钟护理

入院30分钟：血液、尿液检查结果回报，患者血型为Rh（D）阳性B型。向患者家属交待病情，拟急诊行清创缝合、植皮手术治疗，并详细告知手术的风险及相关注意事项，家属知情同意后签订手术知情同意书及授权委托书。

1. 治疗方案

术前将患者撕脱的头皮备皮，消毒处理；在全身麻醉下行创面清创、头皮撕脱再植，术中吻合双颞浅动脉、双侧枕动脉及伴行静脉；术后头部伤口多层敷料加压包扎，给予抗感染、止血、营养支持、扩血管药物、抗凝、解痉等药物治疗。

2. 护理

（1）护理评估如下所述。

①身体状况：评估患者生命体征，测量体温35.8℃，脉搏102次/分，血压89/55mmHg，呼吸29次/分。意识模糊，双侧瞳孔等大等网，直径约3mm。

②心理状况：因患者缺乏手术的相关知识出现恐惧心理，又因担心手术费用问题而出现皱眉、坐立不安、失眠等焦虑表现。

（2）护理诊断/问题如下所述。

①恐惧（fear）：与担心手术效果有关。

②焦虑（anxiety）：与担心手术费用有关。

③知识缺乏（deficient knowledge）：缺乏手术相关知识。

（3）护理措施如下所述。

①做好术前宣教：详细告知患者手术名称及方法、麻醉方式及相关注意事项，使患者初步了解。

②给予心理护理：进行安慰，消除顾虑，减轻其心理负担。告知T伤的赔偿标准，使患者以良好的心态积极面对手术。

③急诊术前禁食、禁水，以防止麻醉或术中呕吐引起窒息或吸入性肺炎。

④嘱患者拭去指甲油、口红等化妆品，取下眼镜、发夹、手表、首饰及其他贵重物品。

⑤创造安静舒适的环境，减少探视，促进患者的休息和睡眠。对睡眠型态明显紊乱者给予应用镇静药物。

⑥准备好病历、CT片、抢救物品及处理完毕的脱落的头皮，将之随同患者带入手术室。

（4）护理评价如下所述。

①患者恐惧程度降低，心态平稳。

②患者及家属了解手术的方法、麻醉方式及相关事项，积极配合。

（三）入院4小时护理

入院4小时：患者手术顺利结束返回病室，意识模糊，双侧瞳孔等大等圆，直径约3mm，对光反射灵敏。

1. 治疗方案

①脱水降颅压治疗：20%甘露醇注射液125mL，每12小时1次静脉滴注。

②补充血容量。

2. 护理

（1）护理评估。评估麻醉方式、手术方式及术中情况，评估患者术区敷料情况。

（2）护理诊断/问题如下所述。

①营养失调——低于机体需要量（imbalanced nutrition-less than body requirements）：与手术的高代谢有关。

②有感染的危险（risk for infection）：与头皮大面积损伤有关。

③有体温失调的危险（risk for imbalanced body temperature）：与术后吸收热有关。

④潜在并发症：颅内血肿、脑水肿等。

（3）护理措施如下所述。

①体位的护理：对全身麻醉未清醒患者给予去枕平卧位，头偏向一侧。清醒后，患者宜取坐位或半卧位。头部制动，用60~100W红外线灯照射植皮区，距离头部30~40cm，每次30分钟，以促进血液循环，减少渗出，利于伤口愈合。照射期间注意保护眼睛。

②术后给予口腔护理，保持口腔卫生。

③患者枕下垫无菌巾，保持植皮区外层敷料的清洁干燥。严格执行无菌操作，及时更换被渗液浸湿的敷料，并用无菌敷料加压包扎，且包扎力度要适中，以免影响移植组织的成活。遵医嘱合理使用抗生素，控制全身感染。

④发热是手术后最常见的症状，对术后吸收热，体温一般在37~38℃之间者，不需要特殊处理，可向患者解释发热的原因，以免引起恐慌。给予动态监测体温的变化，术后高热多由感染引起，除全身、局部抗感染治疗外，可应用冰袋冷敷等物理降温方法，同时应进行全面认真的检查，查清发热原因，进行相应的处理。

⑤密切监测患者生命体征、瞳孔及意识的变化，若发现异常，及时通知医生给予处理。保持头部引流管通畅，避免受压、折叠、扭曲。严密观察再植头皮的温度、颜色、毛细血管反应。

（4）护理评价如下所述。

①患者营养得到保障。

②患者无感染发生。

③患者体温在36.5~37.1℃。

④患者未出现并发症。

（四）术后第2日护理

术后第2日：患者主诉头痛，情绪低落，不能接受头皮受损的现实，患者饮食尚可。

1. 治疗方案

（1）止痛、补液、抗感染、扩血管治疗。

（2）加强营养支持。

2. 护理

（1）护理评估身体状况。测量生命体征为体温38.6℃，脉搏98次/分，血压110/62mmHg，呼吸22次/分。意识清楚，双侧瞳孔等大等网，直径约为3.0mm。术区敷料完好无渗出。

（2）护理诊断/问题如下所述。

①急性疼痛（acute pain）：与头皮损伤有关。

②体像紊乱（disturbed body image）：与头皮损伤后形象受损有关。

③体温过高（hyperthermia）：与头皮移植有关。

（3）护理措施如下所述。

①疼痛护理：由于头皮神经敏感，且损伤面积大，因此疼痛是最常见的表现。观察患者疼痛的时间、部位、性质和规律性，鼓励其表达疼痛的感受，并提供简单的解释，指导患者利用正确的非药物方法缓解疼痛，如谈话分散注意力、按摩或听音乐等。同时保持病房安静、整洁、舒适，保证患者顺利入睡。

②心理支持：患者由于意外创伤，缺乏心理准备，对所造成的痛苦难以接受和适应；同时担心因容貌的改变而影响生活、工作和社交。护理人员应与患者多交流沟通，鼓励家属给予更多的关怀和照顾，同时请有亲身经历和同样感受的康复者与患者交流，鼓励患者面对现实，乐观对待疾病，增强生活信念，树立战胜疾病的信心，使其积极配合治疗。

③用药护理：定期做创面、血液及各种排泄物的细菌培养和药物敏感试验，合理应用抗菌药物和抗真菌药物，注意观察用药效果。

④饮食护理：为保证再植头皮成活，遵医嘱给予患者高热量、高蛋白、易消化饮食，如新鲜的鱼、肉、

豆制品、水果及蔬菜，提高患者抗病能力。为减轻因咀嚼牵拉面部皮肤，可给予流质饮食或软食，逐渐过渡到普食。

⑤患者术后出现吸收热，应定时测量患者体温，指导其多饮水，在病情允许情况下以每日 3 000mL 为宜，以补充机体水分，并促进毒素和代谢产物的排出。

（4）护理评价如下所述。

①患者疼痛有所缓解。

②患者能够正确面对伤后自我形象改变，逐渐适应外界环境及生活。

③患者体温降至正常。

（五）术后第 7 日护理

术后第 7 日：测量患者体温 36.6℃，脉搏 76 次 / 分，呼吸 18 次 / 分，血压 126/78mmHg。患者伤口甲级愈合，医生给予拆线处理，植皮区无感染。予以出院。

①头皮移植术后 2 个月内，避免直接在阳光下暴晒。

②进食高热量、高蛋白、营养丰富、易消化饮食。

③避免使用刺激性洗发水洗发。

④定期门诊复查随诊。

⑤在日常工作和生活中要注意安全防护，例如建筑工人、摩托车驾驶员等均应佩戴安全帽，避免头部受伤。

⑥凡有长辫的机械操作者，操作前应将长辫盘起并戴上帽子，防止长辫卷入旋转的机器中，保证安全。

四、循证护理

头皮损伤是暴力直接或间接作用于头部引起颅骨及脑组织的损伤。头皮损伤的患者常因剧烈的疼痛、出血及形象的改变而出现焦虑、恐惧、悲哀等心理变化，心理产生巨大压力而出现应激反应。研究发现通过语言护理可以消除患者紧张、恐惧、焦虑的情绪。

为避免患者的不良情绪影响治疗，临床护士运用循证护理，查阅相关资料，结果显示护士应及时解除患者的不舒适，了解和评估其心理状态及承受能力，针对其心理特征、实际情况进行个性化的心理疏导。研究证明，头皮内含有毛囊、汗腺及皮脂腺，细菌和污垢易隐藏其内，存在潜在感染。头皮损伤往往并发有不同程度的颅骨及脑组织损伤，可引起颅内感染。因此，头皮损伤后的头皮重建愈发重要，可对其下覆盖的颅脑组织提供完整严密的保护，满足现代生活对美观的需求。

第三节　颅骨骨折护理

颅骨骨折（skull fracture）在颅脑损伤中常见，发生率为 15%~20%。头部受到外力冲击后，颅骨作为骨性屏障对抗外力起到保护脑组织的作用。当暴力作用大于颅骨的弹性时即可产生骨折。可发生于颅骨任何部位，以顶骨最多，其次为额骨、颞骨和枕骨。其临床意义不在骨折本身，而是在于颅骨骨折可以导致血管、脑组织和脑神经的损伤，也可导致脑脊液漏引起颅内感染。

一、护理要点

严密观察患者意识、瞳孔及生命体征变化，做好脑脊液鼻漏、耳漏的护理，加强患者安全护理。

二、主要护理问题

1. 有感染的危险（risk for infection）　与脑脊液外漏有关。
2. 清理呼吸道无效（ineffective airway clearance）　与脑损伤后意识不清有关。
3. 有受伤害的危险（risk for injury）　与脑损伤、颅内高压引起的意识障碍和视力障碍有关。
4. 营养失调：低于机体需要量（imbalanced nutrition：less than body requirements）　与发病后高代谢、

呕吐有关。

5. 知识缺乏（deficient knowledge）　缺乏脑脊液漏后体位护理和预防感染方面的相关知识。

6. 焦虑（anxiety）　与患者受伤后疼痛、恐惧有关。

7. 体像紊乱（disturbed body image）　与伤后形象改变有关。

8. 潜在并发症　继发脑损伤、颅内血肿、癫痫、颅内低压综合征、颅内压增高。

三、护理措施

1. 一般护理　将患者安置在安静、舒适、温湿度适宜的病房内，减少人员探视，避免交叉感染及不良因素的刺激。及时做好各项检查，制订合理的治疗护理方案。

2. 对症护理　如下所述。

（1）脑脊液漏护理。

①绝对卧床休息，脑脊液耳漏患者取患侧卧位，脑脊液鼻漏患者取半坐卧位，避免漏出的脑脊液逆流人颅内引起感染。

②保持颜面、外耳道、鼻腔、口腔的清洁，在鼻部和耳部放置干棉球，发现潮湿及时更换，并记录，以便准确估计脑脊液外漏的量。

③鼻漏未停止前不可从鼻腔插入任何管道，禁止鼻饲和经鼻吸痰等，禁止做腰穿及耳、鼻滴药、冲洗、堵塞等。

④告知患者不可用力咳嗽、屏气排便、擤鼻涕及打喷嚏，以免颅内压骤然变化导致颅内积气或脑脊液逆流。

⑤注意观察有无颅内感染的征象，漏出的脑脊液颜色、性质、量有无异常。

⑥遵医嘱合理应用抗生素。

（2）呼吸道护理：给予患者侧卧位，及时清除口腔、鼻腔分泌物；对于昏迷患者给予体位排痰或者吸痰护理；有咽部受阻的患者，给予口咽或鼻咽通气道，必要时行气管插管术或气管切开术，保持呼吸道通畅。定时协助患者翻身叩背，预防坠积性肺炎发生。

（3）安全护理：对于癫痫和躁动的患者给予专人护理，提供有护栏的病床，必要时给予约束带进行肢体约束性保护，防止坠床发生。癫痫发作时注意保护患者安全。

（4）饮食护理：急性期给予禁食水，提供肠外营养供给，观察患者水、电解质的情况。如可以进食时，应给予高热量、高蛋白、高维生素、易消化吸收的软食，如新鲜肉类、水果及蔬菜等。避免进食干硬、辛辣、刺激性食物，防止引起呛咳而加重脑脊液漏。

（5）心理护理：稳定患者情绪，护理人员要关心、体贴患者，耐心向患者及家属讲述疾病的相关知识，给予理解与支持，根据患者性格特点帮助建立乐观面对疾病的信心。

（6）潜在并发症的观察及护理：严密观察患者的瞳孔、意识及生命体征变化，观察有无癫痫发作的早期迹象及颅内低压征，及早发现颅内出血和颅内压增高，加强巡视病房，及时通知医生给予相应处理。

四、健康指导

（一）疾病知识指导

1. 概念　颅骨骨折是指颅骨受到暴力作用所致的颅骨结构发生改变。往往是因为钝性外力或穿透性损伤造成的。外力的大小、作用的方向、减速距离和颅骨的受力面积以及颅骨的受力部位决定颅骨骨折的性质。按照骨折的部位可分为颅盖骨折（fracture of skull vault）和颅底骨折（fracture of skull base）；按照骨折形状可分为线性骨折（liner fracture）、凹陷性骨折（depressed fracture）和粉碎性骨折（comminuted skull fracture）；按照骨折是否与外界相通分为开放性骨折（open fracture）、闭合性骨折（closed fracture）。

2. 主要的临床症状　如下所述。

（1）颅盖骨折：线性骨折发生率较高，表现为局部压痛、肿胀；凹陷性骨折可扪及下陷区，若骨片位于脑重要的功能区，如运动区、语言区，可引起偏瘫、失语、局限性癫痫等神经系统定位病征；粉碎性骨折是外力作用后造成以着力点为中心的放射状骨折，可不出现凹陷错位、引起脑受压情况。

（2）颅底骨折：颅底的结构凹凸不平、骨嵴隆突、骨沟骨管纵横交错。颅底部的硬脑膜与颅底紧密连接，在受到强烈暴力导致颅底骨折时，易撕裂硬脑膜，出现脑脊液漏，也常因出现脑脊液鼻漏、耳漏而确诊，还可表现为局部软组织肿胀、脑神经损伤，骨折线通过气窦时可导致颅内积气发生。依据骨折部位的不同，可分为颅前窝骨折、颅中窝骨折和颅后窝骨折。

1）颅前窝骨折：当骨折累及筛板时，可将骨板上的硬膜撕破而导致脑脊液鼻漏。受损伤神经为嗅神经和视神经，出现嗅觉丧失和视力下降。可有鼻出血、眶周软组织瘀斑（熊猫眼征）和球结膜下淤血症状。

2）颅中窝骨折：当骨折累及颞骨岩部撕裂硬脑膜而出现脑脊液耳漏；若骨膜完整则脑脊液可经咽鼓管流向鼻咽部，出现脑脊液鼻漏。受损伤神经为面神经和听神经，表现为周围性面瘫、听力下降、眩晕及平衡障碍。当骨折损伤颈内动脉时，可出现搏动性突眼、进行性视力障碍及颅内杂音。

3）颅后窝骨折：骨折累及斜坡时出现咽后壁血肿，在乳突部可见迟发性皮下瘀斑。骨折累及枕骨大孔时可并发延髓损伤，出现意识障碍和呼吸困难。颅后窝骨折在临床上少见。

3. 颅骨骨折的诊断　可通过颅骨 X 线检查、头颅三维 CT 成像技术进行诊断。

4. 颅骨骨折的处理原则　如下所述。

（1）颅盖骨折：单纯线性骨折本身不需要特殊治疗，仅需卧床休息，给予对症治疗。对于骨折引起的硬膜外血肿或脑脊液漏需要进行进一步处理。凹陷性骨折陷入深度 $<1cm$ 且无临床症状者不需要手术处理；凹陷 $>1cm$ 或出现压迫症状者可考虑给予手术行骨折片复位，如有颅内压增高症状应对症治疗。粉碎性骨折时应先手术行骨片摘除，必要时于 3~6 个月后行颅骨成型术。

（2）颅底骨折：以防止感染为主。若发生脑脊液漏应注意不可填塞，保持五官清洁，取患侧卧位或平卧位并结合抗感染治疗。大部分漏口经处理后可在伤后 1~2 周内自愈，对持续漏液 4 周以上仍未愈合者，宜实施手术治疗。颅中窝骨折时，若伴有海绵窦动静脉瘘者，应早期进行压迫患侧颈总动脉，每日 4~6 次，每次 15~30 分钟，对部分瘘孔较小者有一定效果，但对为时较久、症状有所加重或迟发动静脉瘘者，应及早手术治疗。颅后窝骨折时，若有呼吸功能紊乱或颈脊髓受压时应早行气管切开术、颅骨牵引，必要时人工辅助呼吸。

5. 颅骨骨折的预后　单纯的颅骨骨折治疗效果较好，预后较好。如果骨折并发脑挫裂伤、颅内血肿等，则需要手术治疗，会影响颅骨骨折的预后。

（二）饮食指导

（1）指导患者进食高热量、高蛋白、高维生素、易于消化的流食或半流食。禁烟酒及辛辣、刺激的食物，进食后保持口腔清洁。

（2）颅底骨折的患者应禁止鼻饲，不可经鼻腔留置胃管，避免颅内感染。神经外科疾病护理

（3）进食速度宜慢，避免呛咳，食物不宜过稀，也不宜过硬或过稠，指导患者正确吞咽和有效咳嗽。

（三）用药指导

（1）应用抗生素预防感染时，应询问有无药物过敏史，试敏结果阴性时方可使用，严密观察患者有无慢性过敏反应。

（2）出现脑脊液流失过多引起低颅压综合征时，应严格遵循补液原则给予补液。

（四）日常生活指导

（1）颅骨缺损的患者要保护好头部，出门戴保护帽，避免剧烈晃动和撞击，洗头时动作轻柔。

（2）有癫痫发作的患者应按时服药，不可随意停药和更改剂量。保证患者安全，发作时注意保护头部和保持呼吸道通畅。

（3）并发视神经损伤时给予眼罩保护，叮嘱患者不宜单独下床活动，并定期检查视力、视野，避免用手揉或按压眼球，尽量减少用眼，进行功能锻炼恢复视力；面神经损伤时可导致患侧眼睑闭合不全，应该给予保护，眼睛干燥时可用眼药水滴眼，饮水时使用吸管避免发生呛咳；听神经损伤患者应加强功

能训练，注重运用肢体、眼神等沟通技巧。

（4）有癫痫症状的患者应避免高空作业、游泳、驾车等，外出时有专人陪护，并指导家人应对癫痫发作的方法。

三、案例再现

（一）入院时护理

李某，男，40岁，因高处坠落，伤后头痛，右外耳道流血4小时就诊，急诊行头部CT检查。临床初步诊断为颅底骨折、面部皮肤擦伤，左颧皮肤裂伤，建议住院治疗。

1. 护理评估　如下所述。

（1）询问病史：患者于入院前4小时从3米左右高空作业时不慎失足坠落，头部着地。身高170cm，体重70kg，既往身体健康未曾做过体检；吸烟10余年，每天约10支，饮酒少量；经济状况较差。

（2）身体评估：测量生命体征为体温36.5℃，脉搏112次/分，呼吸28次/分，血压122/67mmHg；意识模糊，双侧瞳孔等大等网，直径约3.0mm，对光反射迟钝。无中枢性面、舌瘫，额及左颜面擦皮伤，鼻腔无渗血，右侧外耳道渗血。

2. 护理诊断/问题　如下所述。

（1）急性疼痛（acute pain）疼痛：与骨折、擦皮伤和裂伤有关。

（2）焦虑（anxiety）：与对骨折的恐惧有关。

（3）知识缺乏（deficient knowledge）：缺乏相关疾病知识。

（4）体像紊乱（disturbed body image）：与颜面擦皮伤有关。

3. 护理措施　如下所述。

（1）严密观察意识、瞳孔及生命体征变化，如有异常，及时通知医生。

（2）为患者清洁颜面，尽量保持舒适体位以缓解患者的疼痛，避免擦皮伤部位受压。

（3）简单介绍相关的知识，保持环境的舒适和安静，向患者介绍病房的环境和初步的治疗计划，缓解患者的焦虑情绪。

（4）遵医嘱给予患者相关实验室检查，如血细胞分析、血常规、肾功能、血糖、凝血象、肝功能及尿常规，采集标本后及时送检。

（5）心理护理：安抚患者焦躁的情绪，使患者能积极配合治疗，尽量保持患者安静。

4. 护理评价　如下所述。

（1）患者疼痛减轻。

（2）患者情绪稳定，积极配合治疗。

（3）患者了解简单的疾病相关知识。

（4）患者颜面擦皮伤得到及时处理。

（二）入院30分钟护理

入院30分钟：医生根据检查结果确立治疗方案，及时与家属沟通并签署知情同意书。

1. 治疗方案

（1）给予特级护理，低流量吸氧2L/min，每15~30分钟观察生命体征、意识、瞳孔。

（2）应用止血药物。

（3）应用脱水药物：20%甘露醇注射液125mL，每12小时1次静脉滴注，降低颅内压，防止脑水肿。

（4）给予破伤风病毒注射液肌内注射。

（5）邀请相关科室进行会诊，检查是否有其他复合伤。

2. 护理

（1）护理评估如下所述。

①身体状况：患者右侧外耳道流血不止。测量生命体征为体温37.0℃，脉搏122次/分，呼吸20次/分，血压135/74mmHg。意识模糊，双侧瞳孔等大等同，直径约3.0mm。

②心理及社会支持状况：患者置于监护室内进行病情观察和治疗，与家属隔离，产生恐惧心理。家属担心患者病情变化，产生焦虑心理。

（2）护理诊断/问题如下所述。

①有感染的危险（risk for infection）：与脑脊液漏有关。

②皮肤完整性受损（impaired skin integrity）：与颜面擦皮伤有关。

③有受伤害的危险（risk for injury）：与患者意识不清有关。

④恐惧（fear）：与外伤症状严重且家属暂时不能陪伴有关。

（3）护理措施如下所述。

①给予患者特级护理，严密进行六联观察（意识、瞳孔、体温、脉搏、呼吸、血压），并准确、及时记录，如有病情变化立即通知医生。

②告知患者绝对卧床休息，右侧卧位，避免脑脊液回流造成颅内感染；头部垫无菌纱布或无菌棉垫，并随时更换；在右耳外耳道处放置无菌干棉球，脑脊液浸湿后随时更换，并观察漏出液的颜色、性质和量，并记录每日漏出液的量。

③遵医嘱给予抗生素应用以预防感染。

④保持患者颜面擦皮伤处皮肤清洁、干燥，及时清理血迹。

⑤避免进行留置胃管及吸痰等护理操作，以免引起颅内感染，禁忌作腰穿。

⑥协助患者翻身，做好皮肤护理，保持皮肤完整性，防止压疮的发生。

⑦患者有精神症状时注意观察患者的意识并使用护栏床，如躁动严重应排除外部刺激因素后给予镇静药物。

⑧做好心理护理，告知患者家属不能陪伴的原因，减少不良刺激。

（4）护理评价如下所述。

①患者未出现颅内感染。

②患者颜面外伤愈合良好。

③患者安全得到保障。

④患者情绪良好。

（三）入院第2日护理

入院第2日：患者躁动严重，颜面及右眼肿胀，右侧耳漏流出量减少，再次行头部CT检查，CT结果回报患者有轻微脑水肿，患者存在精神症状，不能积极配合治疗。

1. 治疗方案

（1）降低颅内压，减轻脑水肿。

（2）营养支持氨基酸等。

（3）适当给予镇静药物：苯巴比妥钠0.1g肌内注射，稳定患者情绪，防止外伤发生。

2. 护理

（1）护理评估。测量患者体温37℃，脉搏92次/分，呼吸22次/分，血压115/60mmHg；意识模糊，言语混乱，精神症状，双侧瞳孔等大等圆，直径约3mm，对光反射灵敏。左颧皮肤裂伤缝合处无红肿发炎情况，额及左颜面擦皮伤干燥，鼻腔无渗血，右侧外耳道渗血。

（2）护理诊断/问题如下所述。

①急性意识障碍（acute confusion）：与颅底骨折、脑水肿有关。

②营养失调——低于机体需要量（imbalanced nutrition——less than body requirements）：与发病后高代谢有关。

③有感染的危险（risk for infection）：与脑脊液漏有关。

④潜在并发症：颅内压增高。

（3）护理措施如下所述。

①严密监测生命体征、意识、瞳孔、血氧饱和度的变化。患者意识模糊、表现躁动，给予使用约束

带护理，以限制患者的动作、肢体活动或位置移动。向家属告知医疗约束的目的，以保证患者安全。

②指导患者宜进食流食，控制食物温度，避免食物过烫、过凉，少食多餐，进行科学营养搭配，保证必要的营养摄入。协助进食时要耐心，不宜过快，避免发生呛咳和误吸。

③保持床单位整洁，环境安静，空气清新。护理耳漏患者时应严格执行无菌技术操作，保持耳部清洁，随时用无菌生理盐水擦拭，防止感染。注意观察脑脊液漏的颜色、性质、量并准确记录，防止逆行感染。

④患者如出现突然头痛、恶心、呕吐等症状时，立即通知医生进行处理。

（4）护理评价　如下所述。

①患者意识处于模糊状态。

②患者营养均衡，无营养不良发生。

③患者无颅内感染征象。

④患者无颅内压增高征象。

（四）入院第3日护理

入院第3日：病情好转，给予二级护理，迁入普通病房。耳漏已基本消失，颜面擦皮伤已结痂，无肿胀，给予面部清洁和梳头等生活护理。

1. 护理评估　患者意识清楚，精神症状好转，生命体征平稳，外耳道处仅有残留血迹；头部无伤口，短发且浓密，卫生状况尚可；颜面外伤已结痂。

2. 护理诊断/问题　卫生自理缺陷（hygiene selfcare deficit）与活动限制有关。

3. 护理措施　如下所述。

（1）梳头

①备齐用物，携用物到患者床旁，核对患者床号和姓名。

②向患者讲述操作的目的和过程，取得其合作。

③环境整洁、良好，适合操作。

④协助患者取半坐位，在肩周铺垫治疗巾。

⑤将头发从中间分为两部分，一手持梳子，由发根向发梢梳理。

⑥头发梳理过程中，可用指腹按摩头皮，将脱落的头发置于纸袋中，撤下治疗巾。

⑦协助患者取舒适卧位，清理用物，整理床单位。

（2）面部清洁

①备齐用物，携用物至患者床旁，将用物放于易取、稳妥之处。

②核对患者，做好解释。

③将盛有温水的脸盆置于床旁桌上，将毛巾叠成手套状，将手包裹。

④清洁面部顺序为清洗眼睛（由内眦向外眦擦拭）→额部→鼻翼→面部→耳后→颏下→颈部。

⑤耳部使用无菌生理盐水棉球进行擦拭，棉球干湿适中。

⑥使用干毛巾再擦拭一次。

⑦根据患者皮肤情况应用润肤品。

4. 护理评价　患者个人卫生良好。

（五）入院第10日护理

入院第10日：患者生命体征平稳，颜面外伤结痂已脱落，耳漏停止，能够在床旁少量活动，精神症状消失，无头痛等症状，进食顺利，可自行洗漱。

1. 护理评估　评估患者自理能力的程度。

2. 护理诊断/问题　如下所述。

（1）有自理能力增强的趋势（readiness for enhanced selfcare）：与患者主动自行洗漱有关。

（2）知识缺乏（deficient knowledge）：缺乏外伤恢复期的相关知识。

3. 护理措施　如下所述。

（1）耐心指导患者进行洗漱，促进患者恢复生活自理能力的信心。

（2）告知患者尽量使用清水洗脸，动作轻柔，避免结痂脱落处渗血，适当使用润肤产品。

（3）给予人性化心理护理，避免患者因面部伤口引起焦虑、自我形象紊乱等心理障碍影响治疗。

4. 护理评价　如下所述。

（1）患者自理能力提高。

（2）患者了解恢复期的相关知识。

（六）入院第 12 日：测量患者体温 36.2℃，脉搏 73 次 / 分，呼吸 20 次 / 分，血压 125/62mmHg；意识清楚，言语流利，四肢肌力正常，进食正常，行动较慢。病情稳定，予以出院。

（1）注意休息，从事体力劳动应循序渐进，劳逸结合。

（2）生活规律，建议戒除烟酒。

（3）若有颅骨缺损，应注意保护脑组织，勿冲撞、碰伤缺损部位。

（4）颅骨缺损可进行颅骨成形术。

（5）如出现症状加重、头疼、呕吐、癫痫、脑脊液漏、不明原因发热时应及时就诊。

（6）定期门诊随访，如有特殊情况随时就诊。

四、循证护理

颅底骨折脑脊液漏多由外伤引起，占 80%。研究结果显示颅底骨折并发脑脊液漏的护理干预重点是早期发现、预防感染、促进漏口及早愈合；具体措施包括心理支持，严格消毒隔离，防止交叉感染，促进脑脊液外漏通道早日闭合，预防逆行性颅内感染等。

因颅底骨折常导致颅脑通过耳、鼻腔与外界相通，称其为开放性颅脑损伤，对于开放性颅脑损伤，颅内感染率高。雒生梅研究结果显示尽早进行全身抗感染治疗及破伤风抗毒素预防注射，可预防颅内感染。临床护士应严密观察患者的体温、脉搏、呼吸、血压、瞳孔、意识的变化，了解患者有无头痛、呕吐、颈项强直以及四肢活动情况，以便及早发现颅内感染的征象。

第四章

儿科护理

第一节　肺炎护理

肺炎（pneumonia）是指不同病原体及其他因素（如吸入羊水、过敏等）所引起的肺部炎症。临床上以发热、咳嗽、气促、呼吸困难和肺部固定湿啰音为主要表现。严重者可出现循环、神经、消化系统的相应症状。

肺炎是婴幼儿时期的常见病，一年四季均可发生，以冬春寒冷季节及气候骤变时多见，多由急性上呼吸道感染或支气管炎向下蔓延所致。根据WHO和联合国儿童基金会（UNICEF）发布的“2014年儿童死亡率的水平和趋势”报告，2013年全球5岁以下儿童死亡人数约为630万人，其中排在死亡原因前三位的是早产（17%）、肺炎（15%）、妊娠及分娩期并发症（11%）。每年由于肺炎导致死亡的5岁以下儿童接近100万。

一、分类

肺炎的临床诊断分类主要依据病理形态、病原体和病程等，目前常用分类法如下。

1. 病理分类　支气管肺炎、大叶性肺炎和间质性肺炎等。儿童以支气管肺炎最常见。

2. 病原体分类　感染性肺炎，如病毒性肺炎、细菌性肺炎、支原体肺炎、衣原体肺炎、原虫性肺炎、真菌性肺炎等；非感染因素引起的肺炎如吸入性肺炎、坠积性肺炎、嗜酸性粒细胞肺炎等。

3. 病程分类　大部分肺炎为急性过程，发病时间在1个月以内称为急性肺炎。有营养不良，佝偻病等并发症及免疫缺陷的患儿，病情容易迁延，病程在1~3个月者，称为迁延性肺炎；超过3个月者称为慢性肺炎。

4. 病情分类　轻症肺炎（以呼吸系统症状为主，无全身中毒症状）、重症肺炎（除呼吸系统严重受累外，其他系统也受累，全身中毒症状明显）。

5. 临床表现典型与否分类　典型肺炎（肺炎链球菌、金黄色葡萄球菌、肺炎杆菌、流感嗜血杆菌、大肠埃希菌等引起的肺炎）；非典型肺炎（常见病原体为肺炎支原体、衣原体、军团菌、病毒等）。2002年冬季至2003年春季我国发生的一种传染性非典型性肺炎（infectious atypical pneumonia），经认定是新型冠状病毒引起，WHO将其命名为严重急性呼吸道综合征（severe acute respiratory syndrome，SARS）。近年也有高致病性禽流感病毒所致的肺炎。

6. 肺炎发生的地区分类　社区获得性肺炎（community acquired pneumonia，CAP），指无明显免疫抑制的患儿在院外或住院48小时内发生的肺炎；院内获得性肺炎（hospital acquired pneumonia，HAP），指住院48小时后发生的肺炎，又称医院内肺炎（nosocomial pneumonia，NP）。

本节重点讨论支气管肺炎。

二、支气管肺炎

支气管肺炎（bronchopneumonia）为儿童时期最常见的肺炎。以2岁以下儿童最多见。起病急，四季均可发病，以冬、春寒冷季节及气候骤变时多见。居室拥挤、通风不良、空气污浊等均可使机体的抵抗力降低，易患肺炎。低出生体重儿以及并发营养不良、维生素 D 缺乏性佝偻病、先天性心脏病的患儿病情严重，常迁延不愈，病死率较高。

（一）病因

常见的病原体为病毒和细菌。病毒以呼吸道合胞病毒最多见，其次是人鼻病毒、副流感病毒等；细菌以肺炎链球菌多见，其他有流感嗜血杆菌、金黄色葡萄球菌、表皮葡萄球菌等。近年来，肺炎支原体、衣原体及流感嗜血杆菌肺炎日见增多。肺炎链球菌、金黄色葡萄球菌和流感嗜血杆菌是重症肺炎的主要病因。目前发达国家儿童肺炎以病毒感染为主，发展中国家以细菌为主。

（二）病理生理

病原体常由呼吸道入侵，少数由血行入肺。婴幼儿机体的免疫功能不健全，加上呼吸系统解剖生理特点，使得婴幼儿不仅容易发生肺炎，且一旦发生大多病情严重。

病原体侵入肺部后，引起支气管黏膜水肿，管腔狭窄；肺泡壁充血、水肿，肺泡腔内充满炎性渗出物，从而影响肺通气和肺换气。通气不足引起 PaO_2 和 SaO_2 降低（低氧血症）及 $PaCO_2$ 增高（高碳酸血症）；换气功能障碍则主要引起低氧血症。为代偿缺氧，患儿出现呼吸与心率增快；为增加呼吸深度，呼吸辅助肌也参与活动，出现鼻翼扇动和三凹征。重症者可产生呼吸衰竭。缺氧、二氧化碳潴留及病原体毒素和炎症产物吸收产生的毒血症，可导致循环系统、消化系统、神经系统的一系列改变以及酸碱平衡失调和电解质紊乱。

1. 循环系统　病原体和毒素作用于心肌可引起中毒性心肌炎。低氧血症和 CO_2 潴留，可引起肺小动脉反射性收缩，使肺循环的阻力增高，形成肺动脉高压，右心的负担加重。肺动脉高压和中毒性心肌炎是诱发心力衰竭的主要原因。重症患儿可出现微循环障碍、休克、弥散性血管内凝血。

2. 神经系统　缺氧和 CO_2 潴留可使脑毛细血管扩张，血流减慢，血管壁的通透性增加而致脑水肿。严重缺氧使脑细胞无氧代谢增强，乳酸堆积，ATP 生成减少，Na^+-K^+-ATP 酶的活性降低，引起脑细胞内钠、水潴留，形成脑细胞水肿。

3. 消化系统　低氧血症和病原体毒素的作用，使胃肠道黏膜出现糜烂、出血、上皮细胞坏死脱落等，导致黏膜屏障功能破坏，胃肠功能紊乱，出现腹泻、呕吐，严重者出现中毒性肠麻痹和消化道出血。

4. 酸碱平衡失调和水、电解质紊乱　重症肺炎可出现混合性酸中毒，因为严重缺氧时体内需氧代谢障碍、酸性代谢产物增加，常可引起代谢性酸中毒；而 CO_2 潴留、H_2CO_3 增加又可导致呼吸性酸中毒。缺氧和 CO_2 潴留还可导致肾小动脉痉挛而引起水钠潴留，重症者可造成稀释性低钠血症。

（三）临床表现

本病 2 岁以下的婴幼儿多见。起病大多较急，发病前数日多数患儿有上呼吸道感染。

1. 呼吸系统症状和体征　主要表现为发热、咳嗽、气促，肺部固定的中、细湿啰音。

（1）发热：热型不一，多数为不规则热，亦可为弛张热或稽留热，新生儿、重度营养不良儿可不发热或体温不升。

（2）咳嗽：较频，初为刺激性干咳，以后有痰，新生儿、早产儿可仅表现为口吐白沫。

（3）呼吸增快：多在发热、咳嗽之后出现。呼吸 40~80 次 / 分，重者可有鼻翼扇动、点头呼吸、三凹征、唇周发绀。

（4）肺部啰音：胸部体征早期不明显或仅呼吸音粗糙，以后可听到较固定的中、细湿啰音，以背部两肺下方及脊柱旁较多，深吸气末更为明显。新生儿、小婴儿常不易闻及湿啰音。

除上述症状外，患儿常有精神不振、食欲减退、烦躁不安、轻度腹泻或呕吐等全身症状。重症除全身症状及呼吸系统的症状加重外，常出现循环、神经、消化等系统的功能障碍，出现相应的临床表现。

2. 循环系统表现　轻度缺氧可致心率增快；重症肺炎可并发心肌炎、心力衰竭。心肌炎主要表现为：面色苍白、心动过速、心音低钝、心律不齐及心电图 ST 段下移、T 波平坦或倒置；心力衰竭主要表现为：①呼吸困难加重，呼吸突然加快超过 60 次 / 分。②心率突然增快超过 180 次 / 分，与体温升高和呼吸困难不相称。③心音低钝，奔马律。④骤发极度烦躁不安，面色苍白或发灰，指（趾）甲微血管充盈时间延长。⑤肝脏迅速增大。⑥尿少或无尿。重症革兰阴性杆菌肺炎还可发生微循环衰竭，出现面色灰白、四肢发凉、脉搏细弱等。

3. 神经系统表现 轻度缺氧表现为精神萎靡、烦躁不安或嗜睡；脑水肿时，出现意识障碍、惊厥、前囟膨隆，可有脑膜刺激征，呼吸不规则，瞳孔对光反射迟钝或消失。

4. 消化系统表现 轻者常有食欲减退、吐泻、腹胀等；重者可发生中毒性肠麻痹，因严重的腹胀，使膈肌抬高，呼吸困难加重。有消化道出血时，可吐咖啡渣样物，大便潜血试验阳性或柏油样便。

5. 弥散性血管内凝血 重症患儿可出现弥散性血管内凝血（DIC），表现为血压下降，四肢凉，脉细数，皮肤、黏膜及胃肠道出血。

若延误诊断或病原体致病力强者，可引起脓胸、脓气胸及肺大疱等并发症。

（四）预后

儿童肺炎的预后受多种因素影响。年长儿肺炎并发症较少，预后好，婴幼儿则病死率较高。在营养不良、佝偻病、先天性心脏病、结核病、麻疹、百日咳的基础上并发肺炎者，预后较差。病原体方面，肺炎双球菌肺炎预后良好；金葡菌肺炎并发症多，病程迁延，预后较差。腺病毒肺炎病情较重，病死率也较高。支原体肺炎病情轻重不一，自然病程虽较长，但多能自然痊愈。重症肺炎预后亦较差。

（五）辅助检查

1. 外周血检查 病毒性肺炎白细胞大多正常或降低；细菌性肺炎白细胞总数及中性粒细胞常增高，并有核左移，胞浆中可见中毒颗粒。细菌感染时血清 C- 反应蛋白（CRP）浓度升高，非细菌感染时 CRP 上升不明显。

2. 病原学检查 采集痰液、血液、气管分泌物、胸腔穿刺液、肺穿刺液等作细菌培养和鉴定；鼻咽拭子或气管分泌物做病毒分离鉴定；免疫学方法进行病原特异性抗原检测；冷凝集试验、病原特异性抗体测定、聚合酶链反应或特异性的基因探针检测病原体的 DNA。

3. 胸部 X 线检查 早期可见肺纹理增粗，以后出现大小不等的斑片状阴影，可融合成片，以双肺下野、中内带多见。可有肺气肿及肺不张。

（六）治疗要点

采用综合的治疗措施，原则是控制炎症，改善通气功能，对症治疗，防止和治疗并发症。

1. 控制感染 明确为细菌感染或病毒感染继发细菌感染者，根据不同病原体选择抗生素。使用原则：①根据病原菌选用敏感药物；②早期治疗；③联合用药；④选用渗入下呼吸道浓度高的药物；⑤足量、足疗程。重症宜静脉给药。

肺炎链球菌肺炎：青霉素敏感者首选青霉素或阿莫西林；青霉素中介者首选大剂量青霉素或阿莫西林；耐药者首选头孢曲松、头孢噻肟、万古霉素；青霉素过敏者选用大环内酯类抗生素，如红霉素等。金黄色葡萄球菌肺炎：甲氧西林敏感者首选苯唑西林或氯唑西林，耐药者选用首选万古霉素或联合应用利福平。流感嗜血杆菌肺炎：首选阿莫西林加克拉维酸或氨苄西林加舒巴坦，备选第 2~3 代头孢菌素或新大环内酯类（罗红霉素、阿奇霉素、克拉霉素）。大肠埃希菌肺炎和肺炎克雷伯杆菌肺炎：不产超广谱 β 内酰胺酶（ESBLs）首选头孢他啶、头孢哌酮；产 ESBLs 菌首选亚胺培南、美罗培南。肺炎支原体或衣原体肺炎：首选大环内酯类，如红霉素、罗红霉素及阿奇霉素。

抗生素一般用至体温正常后的 5~7 天，临床症状、体征消失后 3 天。葡萄球菌性肺炎易复发及产生并发症，体温正常后继续用药 2~3 周，总疗程一般≥ 6 周。支原体肺炎至少用药 2~3 周。

病毒感染者，应选用利巴韦林口服或静脉点滴，或干扰素等抗病毒药物。

2. 对症治疗 有缺氧症状时应及时吸氧；发热、咳嗽、咳痰者，给予退热、祛痰、止咳，保持呼吸道通畅；喘憋严重者可用支气管解痉剂；腹胀伴低钾者及时补钾，中毒性肠麻痹者，应禁食和胃肠减压，也可使用酚妥拉明静脉注射等；纠正水、电解质、酸碱平衡紊乱。

3. 其他 中毒症状明显或严重喘憋、脑水肿、感染性休克、呼吸衰竭者，可短期应用糖皮质激素。防治心力衰竭、中毒性肠麻痹、中毒性脑病等，积极治疗脓胸、脓气胸等并发症。

（七）护理评估

1. 健康史　详细询问发病情况，了解有无反复呼吸道感染史，发病前是否有麻疹、百日咳等呼吸道传染病；询问出生时是否足月顺产，有无窒息史；生后是否按时接种疫苗，患儿生长发育是否正常，家庭成员是否有呼吸道疾病病史。

2. 身体状况　评估患儿有无发热、咳嗽、咳痰的情况，体温增高的程度、热型，咳嗽、咳痰的性质；有无呼吸增快、心率增快、肺部啰音；有无气促，端坐呼吸、鼻翼扇动、三凹症及唇周发绀等症状和体征；有无循环、神经、消化系统受累的临床表现。评估血常规、胸部X线、病原学等检查结果。

3. 心理－社会状况　了解患儿既往是否有住院的经历，家庭经济情况如何，父母的文化程度、对本病的认识程度等。评估患儿是否有因发热、缺氧等不适及环境陌生产生焦虑和恐惧，是否有哭闹、易激惹等表现。评估家长的心理状态，患儿家长是否有因患儿住院时间长、知识缺乏等产生的焦虑不安、抱怨的情绪。

（八）常见护理诊断／问题

1. 气体交换受损　与肺部炎症有关。
2. 清理呼吸道无效　与呼吸道分泌物过多、黏稠，患儿体弱、无力排痰有关。
3. 体温过高　与肺部感染有关。
4. 营养失调：低于机体的需要量与摄入不足、消耗增加有关。
5. 潜在并发症　心力衰竭、中毒性脑病、中毒性肠麻痹。

（九）预期目标

（1）患儿气促、发绀症状逐渐改善以至消失，呼吸平稳。
（2）患儿能顺利有效地咳出痰液，呼吸道通畅。
（3）患儿体温恢复正常。
（4）患儿住院期间能得到充足的营养。
（5）患儿不发生并发症或发生时得到及时发现和处理。

（十）护理措施

1. 改善呼吸功能

（1）休息：保持室内空气清新，室温控制在18~20℃、湿度60%。嘱患儿卧床休息，减少活动。注意被褥要轻暖，穿衣不要过多，以免引起不安和出汗；内衣应宽松，以免影响呼吸；勤换尿布，保持皮肤清洁，使患儿感觉舒适，以利于休息。治疗护理应集中进行，尽量使患儿安静，以减少机体的耗氧量。

（2）氧疗：烦躁、口唇发绀等缺氧表现的患儿应及早给氧，以改善低氧血症。一般采用鼻前庭导管给氧，氧流量为0.5~1L/min，氧浓度不超过40%；缺氧明显者用面罩或头罩给氧，氧流量为2~4L/min，氧浓度不超过50%~60%。出现呼吸衰竭时，应使用人工呼吸器。吸氧过程中应经常检查导管是否通畅，患儿缺氯症状是否改善，发现异常及时处理。

（3）遵医嘱给予抗生素治疗，促进气体交换。

2. 保持呼吸道通畅　及时清除患儿口鼻分泌物；经常变换体位，以减少肺部淤血，促进炎症吸收。根据病情采用相应的体位，以利于肺的扩张及呼吸道分泌物的排除。指导患儿进行有效的咳嗽，排痰前协助转换体位，帮助清除呼吸道分泌物。必要时，可进行雾化吸入使痰液变稀薄利于咳出。用上述方法不能有效咳出痰液者，可用吸痰器吸出痰液。但吸痰不能过频，否则可刺激黏液产生过多。密切监测生命体征和呼吸窘迫程度以帮助了解疾病的发展情况。

3. 降低体温　密切监测体温变化，采取相应的护理措施。参见本章急性上呼吸道感染。

4. 补充营养及水分　给予足量的维生素和蛋白质，少量多餐。婴儿哺喂时应耐心，每次喂食须将头部抬高或抱起，以免呛入气管发生窒息。进食确有困难者，可按医嘱静脉补充营养。鼓励患儿多饮水使呼吸道黏膜湿润，以利于痰液的咳出，并助于黏膜病变的修复，同时防止发热导致的脱水。对重症患儿应准确记录24小时出入量。要严格控制静脉点滴速度，最好使用输液泵，保持液体均匀输入，以免发生心力衰竭。

5. 密切观察病情

（1）注意观察患儿神志、面色、呼吸、心音、心率等变化。当患儿出现烦躁不安、面色苍白、呼吸加快 >60 次 / 分、心率 >180 次 / 分、心音低钝、奔马律、肝在短时间内急剧增大时，是心力衰竭的表现，应及时报告医师，并减慢输液速度，准备强心剂、利尿剂，做好抢救的准备；若患儿咳粉红色泡沫样痰为肺水肿的表现，可给患儿吸入经 20%~30% 乙醇湿化的氧气，但每次吸入不宜超过 20 分钟。

（2）密切观察意识、瞳孔、囟门及肌张力等变化，若有烦躁或嗜睡、惊厥、昏迷、呼吸不规则、肌张力增高等颅内高压表现时，应立即报告医师，并共同抢救。

（3）观察有无腹胀、肠鸣音是否减弱或消失、呕吐的性质、是否有便血等，以便及时发现中毒性肠麻痹及胃肠道出血。

（4）如患儿病情突然加重，出现剧烈咳嗽、呼吸困难、烦躁不安、面色青紫、胸痛及一侧呼吸运动受限等，提示出现了脓胸、脓气胸，应及时报告医师并配合胸穿或胸腔闭式引流。

6. 健康教育　指导家长加强患儿的营养，培养良好的饮食和卫生习惯。从小养成锻炼身体的好习惯，经常户外活动，增强体质，改善呼吸功能。婴幼儿应少去人多的公共场所，尽可能避免接触呼吸道感染患者。有营养不良、佝偻病、贫血及先天性心脏病的患儿应积极治疗，增强抵抗力，减少呼吸道感染的发生。教会家长处理呼吸道感染的方法，使患儿在疾病早期能得到及时控制。定期健康检查，按时预防接种。

（十一）护理评价

评价患儿是否能顺利有效地咳出痰液，呼吸道是否通畅；气促、发绀症状是否逐渐改善以至消失，呼吸平稳；住院期间体温及其他生命体征是否恢复正常；能否得到充足的营养。

三、几种不同病原体所致肺炎的特点

1. 呼吸道合胞病毒肺炎（respiratory syncytial virus pneumonia）　呼吸道合胞病毒（RSV）感染所致，是造成 5 岁以下儿童急性下呼吸感染的最常见的病因。其发病机制一般认为是 RSV 直接侵害肺引起肺间质炎症。本病多见于 3 岁以下婴幼儿，尤以 1 岁以内的婴儿多见，重症患儿主要见于 6 个月以下。主要症状为咳嗽、喘息、气促。轻者发热及呼吸困难等症状不显著，中重症患儿有明显的呼吸困难、喘憋、口周发绀、鼻翼扇动、三凹征及不同程度的发热（低、中或高热）。肺部听诊多有细小或粗、中湿啰音，约 2/3 患儿有喘鸣音。叩诊一般无浊音。X 线表现为两肺可见小点片状、斑片状阴影，部分患儿有不同程度的肺气肿。白细胞总数大多正常。

2. 腺病毒肺炎（adenovirus pneumonia）　腺病毒（ADV）感染引起，多见于 6 个月 ~2 岁婴幼儿，冬、春季多发，病死率较高，是婴幼儿肺炎中最严重的类型之一。临床主要特点为急骤发热，高热持续时间长，中毒症状重。多呈稽留热，体温在 1~2 天之内即可达到 39℃以上，可持续 2~3 周。起病时即有咳嗽，咳嗽较剧，频咳或阵咳，第 3~6 日逐渐出现呼吸困难、发绀等表现。本病早期出现精神萎靡、嗜睡、烦躁、面色苍白等全身中毒症状。肺部啰音出现较晚，在发病 3~4 日后才开始出现，并经常有肺气肿征象。肺部 X 线改变较肺部体征早，可见大小不等的片状阴影或融合成大病灶。病灶吸收较缓慢，需数周至数月。

3. 金黄色葡萄球菌肺炎（staphylococcal pneumonia）　多见于新生儿及婴幼儿，冬、春季多发，本病大多并发于葡萄球菌败血症，病原体可由呼吸道侵入成经血行播散入肺。新生儿免疫功能不全是金黄色葡萄球菌感染的重要易感因素。金葡菌能产生多种毒素与酶，使肺部发生广泛性出血、坏死和多发性小脓肿，并可引起迁徙化脓性病变。本病临床起病急，病情重，进展快，中毒症状明显。多呈弛张热。患儿烦躁不安，咳嗽、呻吟、呼吸困难，面色苍白，时有呕吐、腹胀，皮肤可见猩红热样皮疹或荨麻疹样皮疹，严重者出现惊厥甚至休克。肺部体征出现较早，早期呼吸音减低，双肺可闻及散在中、细湿啰音，在发展过程中迅速出现肺脓肿，脓胸和脓气胸是本病的特点。外周血白细胞数明显增高，一般超过（15~30）$\times 10^9$/L，中性粒细胞增高，有核左移并有中毒颗粒。小婴儿及体弱儿白细胞数可正常或偏低，但中性粒细胞的比例仍高。胸部 X 线表现依病变不同，可出现小片浸润影、小脓肿、肺大疱或胸腔积液等。

4. 流感嗜血杆菌肺炎（hemophilus influenza pneumonia） 由流感嗜血杆菌引起，4岁以下儿童多见，常并发于流感病毒或葡萄球菌感染时。近年，由于大量使用广谱抗生素、免疫抑制剂及院内感染等原因，发病有上升趋势。临床起病较缓慢，病程呈亚急性，但全身中毒症状明显，表现为发热、精神萎靡、面色苍白、痉挛性咳嗽、呼吸困难、发绀、鼻翼扇动和三凹症等。肺部有湿啰音或实变体征。易并发脓胸、脑膜炎、败血症、心包炎、化脓性关节炎、中耳炎等。外周血白细胞数明显增高。胸部X线表现多种多样，可为支气管肺炎征象或大叶性肺炎阴影，常伴胸腔积液。

5. 肺炎支原体肺炎（mycoplasma pneumoniae pneumonia） 又称原发性非典型肺炎，是学龄儿童和青少年常见的一种肺炎，由肺炎支原体（MP）感染所致。本病全年均可发生，各年龄段的儿童均可发病，占儿童肺炎的20%左右。起病缓慢，潜伏期约2~3周。大多起病不甚急，病初有全身不适、乏力、头痛等症状，2~3天后出现发热，体温常达39℃左右，可持续1~3周。常伴有咽痛和肌肉酸痛。

初期刺激性干咳为突出表现，有的类似百日咳样咳嗽，咳出黏稠痰，甚至带血丝。一般无呼吸困难的表现。有些患儿有胸痛、食欲缺乏、恶心、呕吐、腹泻等症状。肺部体征常不明显，少数可听到干、湿啰音。婴幼儿起病急，病程长、病情重，以呼吸困难、喘憋和双肺哮鸣音较突出，可闻湿啰音。部分患儿可出现多系统的损害，如心肌炎、肝炎、脑膜炎、肾炎等。胸部X线改变大体分为4种：①肺门阴影增浓为突出表现；②支气管肺炎改变；③间质性肺炎改变；④均一的片状影。X线阴影消失缓慢，比症状消失晚2~3周。体征轻微而胸片阴影显著是本病特征之一。支原体肺炎首选大环内酯类抗生素，目前临床上以阿奇霉素为首选药物，剂量5~10mg/(kg·d)，每日一次，疗程10~14天。

6. 衣原体肺炎（chlamydial pneumonia） 衣原体引起。①沙眼衣原体肺炎：沙眼衣原体是引起6个月以下婴儿肺炎的重要病因，主要通过母婴垂直传播。起病缓慢，多不发热或仅有低热。开始可有鼻塞、流涕等上感症状，后出现气促和频繁咳嗽，有的类似百日咳样阵咳，但无回声。偶见呼吸暂停或呼气喘鸣。肺部有湿啰音。胸部X线可见弥漫性间质或小片状浸润，双肺过度充气。②肺炎衣原体肺炎：多见于5岁以上儿童，多为轻症，发病隐匿，无特异性临床表现。早期为上感症状，1~2周后上感症状逐渐消退，而咳嗽逐渐加重，可持续1~2个月。两肺部可闻干湿啰音。胸部X线可见肺炎病灶，多为单侧肺下叶浸润，少数呈广泛单侧或双侧性病灶。衣原体肺炎首先大环内酯类抗生素。

第二节 支气管哮喘护理

支气管哮喘（bronchial asthma）简称哮喘，是由嗜酸性粒细胞、肥大细胞和T淋巴细胞等多种细胞参与的气道慢性炎症性疾病。这种慢性炎症导致易感个体气道高反应性，当接触物理、化学、生物等刺激因素时，发生广泛多变的可逆性气流受限，从而引起反复发作的喘息、咳嗽、气促、胸闷等症状，常在夜间和（或）清晨发作或加剧，多数患儿可经治疗缓解或自行缓解。GINA2014版对哮喘的定义进行了重要更新，将哮喘定义为一种以慢性气道炎症为特征的异质性疾病；具有喘息、气促、胸闷和咳嗽的呼吸道症状病史，伴有可变的呼气气流受限，呼吸道症状和强度可随时间而变化。2010年调查显示我国儿童哮喘平均累积患病率为3.02%。学龄前及学龄儿童近年来患病率明显上升。

一、病因

尚未完全清楚。遗传过敏体质（特异反应性体质，atopy）与本病有密切的关系，多数患儿有婴儿湿疹、过敏性鼻炎或和食物（药物）过敏史，部分患儿伴有轻度免疫缺陷。本病为多基因遗传病，80%~90%患儿发病于5岁以前，25%~50%的患儿有家族史，同时哮喘的形成和反复发作又受环境因素的综合作用。常见的致病因子有以下几种：

1. 室内变应原 包括尘螨、动物变应原、蟑螂变应原和真菌。室内地毯、空调及或加湿器等成为变应原的理想栖息地。

2. 室外变应原 主要包括花粉和真菌。其中蒿草为我国强致敏花粉，可引起较重的季节性过敏性鼻炎和哮喘发作。

3. 食入过敏原　异体蛋白的摄入，如鱼、虾、蛋、奶和花生等。

4. 药物和食品添加剂　阿司匹林和其他非甾体类抗炎药物是引起哮喘的危险因素。

5. 呼吸道感染病原体　呼吸道病毒感染是诱发儿童反复哮喘的重要病因。其次肺炎支原体和肺炎衣原体感染也与哮喘发作密切相关。

6. 运动和过度通气　运动可引起哮喘儿童气流受限而有哮喘症状的短暂发作，是哮喘最常见的触发因素。

7. 过度情绪激动　大哭、大笑、生气或惊恐等极度情绪表达可引起过度通气，是哮喘发作的触发因素。

8. 其他　空气寒冷，干燥，强烈气味（被动吸烟），化学制剂、职业粉尘和气体，呼吸道疾病（鼻窦炎、鼻息肉）等，都与哮喘发作有关。

二、发病机制

哮喘的发病机制复杂，主要为慢性气道炎症、气流受限及气道高反应性。气道的慢性炎症是哮喘的本质，以肥大细胞的激活、嗜酸细胞与活化 T 淋巴细胞浸润、许多炎性介质产生为特点。哮喘发作时有 4 种原因致气流受限，即急性支气管痉挛、气道壁肿胀、慢性黏液栓形成、气道壁重塑。

有过敏体质的人接触抗原后，在 B 细胞介导下，浆细胞产生 IgE，后者附着在肥大细胞上。当再次接触抗原时，钙离子进入肥大细胞内，细胞释放组胺、嗜酸性粒细胞趋化因子（ECF）等，使平滑肌立即发生痉挛，此为速发性哮喘反应。更常见的是不少患儿在接触抗原数小时乃至数 10 小时后方始发作哮喘，称为迟发性哮喘反应，是气道变应性炎症的结果。此时，支气管壁内（以及支气管肺泡灌洗液内）有大量炎性细胞（巨噬细胞、嗜酸性粒细胞、中性粒细胞等），释放出多种炎性介质，如白三烯、前列腺素、血栓素及血小板活化因子等，引起微小血管渗漏、支气管黏膜水肿、腺体分泌增加，以及渗出物阻塞气道，有的甚至形成黏液栓，导致通气障碍和气道高反应性。气道变应性炎症还表现在气道上皮损伤，神经末梢暴露，受炎性因子作用后，释放神经肽、P 物质等，进一步加重黏膜水肿、腺体分泌和支气管平滑肌痉挛。

气道高反应性是哮喘的基本特征之一，指气道对多种刺激因素，如过敏原、理化因素、运动和药物等呈现高度敏感状态，在一定程度上反映了气道炎症的严重性。气道炎症通过气道上皮损伤、细胞因子和炎症介质的作用引起气道高反应性。

三、临床表现

哮喘的典型症状是反复喘息、气促、胸闷或咳嗽，呈阵发性反复发作，以夜间和（或）晨起为重。婴幼儿起病较缓，发病前 1~2 天常有上呼吸道感染；年长儿大多起病较急，且多在夜间发作。发作前常有刺激性干咳、喷嚏、流泪、胸闷等先兆症状，随后出现咳嗽、喘息，接着咳大量白色黏痰，伴有呼气性呼吸困难和喘鸣声。重者烦躁不安，面色苍白，鼻翼扇动，口唇及指甲发绀，呼吸困难，甚至大汗淋漓，被迫采取端坐位。体检可见桶状胸、三凹征，同时颈静脉显著怒张。叩诊如呈鼓音，并有膈肌下移，心浊音界缩小，提示已发生肺气肿；听诊呼吸音减弱，全肺可闻哮鸣音及干性啰音。发作间歇期多数患儿可无任何症状和体征。

不典型症状可表现为运动或体力劳动时乏力、气促或胸闷。婴幼儿在哭闹或玩闹后出现喘息或喘鸣音，或仅有夜间和清晨的咳嗽。儿童慢性或反复咳嗽有时可能是支气管哮喘的唯一症状，即咳嗽变异性哮喘（cough variant asthma，CVA），常在夜间和清晨发作，运动可加重咳嗽。

哮喘发作一般可自行或用平喘药物后缓解。若哮喘严重发作，经合理应用缓解药物后仍有严重或进行性呼吸困难者，称作哮喘危重状态（哮喘持续状态）。此时，由于通气量减少，两肺几乎听不到呼吸音，称“闭锁肺”，是支气管哮喘最危险的体征。随着病情变化，患儿由呼吸严重困难的挣扎状态转为软弱无力，甚至死于急性呼吸衰竭。反复发作者，常伴营养障碍和生长发育落后。

四、预后

本病预后较好，到成年期后，约 70%~80% 病例症状体征完全消失，部分可留有轻度肺功能障碍。

五、辅助检查

1. 外周血　嗜酸性粒细胞可增高在 6% 以上，直接计数在（0.40~0.60）$\times 10^9$/L。

2. 肺功能测定　适用于 5 岁以上患儿。一秒用力呼气容积占用力肺活量（FEV_1/FVC）比值及呼气峰流速（PEF）值均降低。FEV_1/FVC 正常值：成人 >75%，儿童 >85%。FEV_1/FVC<70%~75% 提示气流受限，比值越低受限程度越重。若 FEV_1/FVC 测定有气流受限，吸入支气管扩张剂 15~20 分钟后 FEV_1/FVC 增加 12% 或更多，表明可逆性气流受限，是诊断支气管哮喘的有利依据。

3. 胸部 X 线检查　无并发症的患儿 X 线大多无特殊表现。重症哮喘或婴幼儿哮喘急性发作时，可见两肺透亮度增加或肺气肿表现。

4. 特异性过敏原诊断　用变应原做皮肤试验有助于明确过敏原，是诊断变态反应的首要手段。血清特异性 IgE 测定可了解患儿过敏状态。痰或鼻分泌物查找嗜酸细胞可作为哮喘气道炎症指标。

六、诊断标准

1. 儿童哮喘诊断标准　中华医学会儿科分会呼吸学组 2008 年修订的儿童哮喘诊断标准：

（1）反复发作喘息、咳嗽、气促、胸闷，多与接触变应原、冷空气、物理、化学性刺激、呼吸道感染以及运动等有关，常在夜间和（或）清晨发作或加剧。

（2）发作时在双肺可闻及散在性或弥漫性，以呼吸相为主的哮鸣音，呼气相延长。

（3）上述症状和体征经抗哮喘治疗有效或自行缓解。

（4）除外其他疾病所致的喘息、咳嗽、气促和胸闷。

（5）临床表现不典型者（如无明显喘息或哮鸣音），应至少具备以下 1 项。

1）支气管激发试验或运动激发试验阳性。

2）证实存在可逆性气流受限：①支气管舒张试验阳性：吸入速效 β_2 受体激动剂 [如沙丁胺醇（salbutamol）] 后 15 分钟第一秒用力呼气量（FEV_1）增加 ≥ 12%；②抗哮喘治疗有效：使用支气管舒张剂和口服（或吸入）糖皮质激素治疗 1~2 周后，FEV_1 增加 ≥ 12%；③最大呼气流量（PEF）每日变异率（连续监测 1~2 周）≥ 20%。

符合第（1）~（4）条或第（4）、（5）条者，可以诊断为哮喘。

2. 咳嗽变异性哮喘诊断标准　咳嗽变异性哮喘（CVA）是儿童慢性咳嗽最常见原因之一，以咳嗽为唯一或主要表现，不伴有明显喘息。诊断依据为：

（1）咳嗽持续 >4 周，常在夜间和（或）清晨发作或加重，以干咳为主。

（2）临床上无感染征象，或经较长时间抗生素治疗无效。

（3）抗哮喘药物诊断性治疗有效。

（4）除外其他原因引起的慢性咳嗽。

（5）支气管激发试验阳性和（或）PEF 每日变异率（连续监测 1~2 周）≥ 20%。

（6）个人或一、二级亲属特应性疾病史，或变应原检测阳性。

以上（1）~（4）项为诊断基本条件。

七、分期

哮喘可分为急性发作期、慢性持续期和临床缓解期三期。急性发作期是指突然发生喘息、咳嗽、气促、胸闷等症状，或原有症状急剧加重；慢性持续期是指近 3 个月内不同频度和（或）不同程度地出现过喘息、咳嗽、气促、胸闷等症状；临床缓解期系指经过治疗或未经治疗症状、体征消失，肺功能恢复到急性发作前水平，并维持 3 个月以上。

八、治疗要点

治疗原则：坚持长期、持续、规范、个体化的治疗原则。急性发作期：重点是抗炎、平喘，以便快速缓解症状；慢性持续期和临床缓解期：防止症状加重和预防复发，如避免触发因素、抗炎、降低气道高反应性、防止气道重塑，并做好自我管理。注重药物治疗和非药物治疗相结合，应重视哮喘防治教育、避免接触变应原、患儿心理问题的处理、生命质量的提高、药物经济学等方面在哮喘长期管理中的作用。

治疗目标：①达到并维持症状的控制；②维持正常活动，包括运动能力；③使肺功能水平尽量接近正常；④预防哮喘急性发作；⑤避免因哮喘药物治疗导致的不良反应；⑥预防哮喘导致的死亡。

（一）去除病因

避免接触过敏原，去除各种诱发因素，积极治疗和清除感染病灶。

（二）急性发作期治疗

主要是解痉和抗炎治疗。用药物缓解支气管痉挛，减轻气道黏膜水肿和炎症，减少黏痰分泌。

1. β_2受体激动剂　β_2受体激动剂是目前最有效、临床应用最广的支气管舒张剂。根据维持时间长短可分为短效和长效两大类。吸入型速效 β_2受体激动剂可维持 4~6 小时，是缓解哮喘急性症状的首选药物。严重发作时可第 1 小时每 20 分钟吸入 1 次，以后每 2~4 小时重复吸入。常用药物有沙丁胺醇（salbutamol，舒喘灵）、特布他林（terbutaline，喘康速）等。

2. 糖皮质激素　病情较重的急性病例应给予口服泼尼松短程治疗 1~7 天。严重哮喘发作时，可静脉应用琥珀酸氢化可的松或氢化可的松，或甲泼尼龙。极严重病例需在短期内（3~5 天）使用较大剂量糖皮质激素，最好应用琥珀酸氢化可的松或甲泼尼龙。一般不主张长期口服糖皮质激素治疗儿童哮喘。

3. 茶碱类药物　可舒张支气管平滑肌，并可强心、利尿、扩张冠状动脉。静脉滴注氨茶碱可作为缓解药物用于哮喘急性发作的治疗，而不单独用于治疗哮喘。务须注意药物浓度不能过高，滴注速度不能太快，以免引起心律失常、血压下降等不良反应。

4. 抗胆碱药物　抑制迷走神经释放乙酰胆碱，使呼吸道平滑肌松弛。常用的吸入型抗胆碱药如溴化异丙托品，其不良反应少，长期使用不易产生耐药，但比 β_2受体激动剂的作用弱，起效慢。可与 β_2受体激动剂联合吸入。

（三）哮喘慢性持续期治疗

1. 吸入型糖皮质激素　局部吸入糖皮质激素是目前哮喘长期控制的首选药，也是最有效的抗炎药物。通过吸入，药物直接作用于气道黏膜，局部抗炎作用强，不良反应少。通常需长期规范吸入 1~3 年甚至更长的时间才能起到治疗作用。临床常用的有布地奈德、丙酸倍氯米松、丙酸氟替卡松。每 3 个月应评估病情对治疗方案进行调整。

2. 白三烯调节剂　具有舒张支气管平滑肌，预防和减轻黏膜炎性细胞浸润等作用。常用的有孟鲁司特和扎鲁司特。该药耐受性好，不良反应少，服用方便。

3. 缓释茶碱　主要是协助吸入型糖皮质激素抗炎。口服茶碱与糖皮质激素、抗胆碱药有协同作用，但须慎与口服 β_2受体激动剂联合应用，因易诱发心律失常，如欲两药合用应减少剂量。

4. 长效 β_2受体激动剂　常用的有福莫特罗、沙美特罗、班布特罗等。

5. 肥大细胞膜稳定剂　常用的药物是色甘酸钠，用于预防运动及其他刺激诱发的哮喘，不良反应少。

6. 全身性糖皮质激素　仅在哮喘慢性持续期分级为重度持续患儿、长期综合治疗效果不佳的情况下短期使用。

（四）哮喘持续状态的治疗

给氧、补液、纠正酸中毒。早期、较大剂量全身应用糖皮质激素可在 2~3 天内控制气道炎症。亦可静脉滴注氨茶碱、吸入 β_2受体激动剂、肾上腺素皮下注射，以缓解支气管痉挛。严重的持续性呼吸困难者可给予机械呼吸。

（五）预防复发

应避免接触过敏原，积极治疗和清除感染灶，去除各种诱发因素。吸入维持量糖皮质激素，控制气道反应性炎症，是预防复发的关键。此外，特异性的免疫治疗，可使机体对过敏原产生耐受性。

九、常见护理诊断 / 问题

1. 低效性呼吸型态　与支气管痉挛、气道阻力增加有关。
2. 清理呼吸道无效　与呼吸道分泌物黏稠、体弱无力排痰有关。
3. 焦虑　与哮喘反复发作有关。
4. 知识缺乏　缺乏有关哮喘的防护知识。

十、护理措施

慢性持续期主要是教育患儿及家长掌握哮喘的基本防治知识，提高用药的依从性，避免各诱发因素，巩固治疗效果。急性期的护理措施如下。

1. 环境与休息　保持室内空气清新，温湿度适宜，避免有害气味及强光的刺激。给患儿提供一个安静、舒适的环境以利于休息，护理操作应尽可能集中进行。

2. 维持气道通畅，缓解呼吸困难

（1）使患儿采取坐位或半卧位，以利于呼吸；给予鼻导管或面罩吸氧，定时进行血气分析，及时调整氧流量，保持 PaO_2 在 70~90mmHg（9.3~12.0kPa）。

（2）遵医嘱给予支气管扩张剂和糖皮质激素，观察其效果和不良反应。

（3）给予雾化吸入，以促进分泌物的排出；对痰液多而无力咳出者，及时吸痰。

（4）保证患儿摄入足够的水分，以降低分泌物的黏稠度，防止痰栓形成。

（5）有感染者，遵医嘱给予抗生素。

（6）教会并鼓励患儿作深而慢的呼吸运动。

3. 密切观察病情变化　监测生命体征，注意呼吸困难的表现及病情变化。若出现意识障碍、呼吸衰竭等及时给予机械呼吸。若患儿出现发绀、大汗、心率增快、血压下降、呼吸音减弱等表现，应及时报告医生并共同抢救。

4. 做好心理护理　哮喘发作时，守护并安抚患儿，鼓励患儿将不适及时告诉医护人员，尽量满足患儿合理的要求。允许患儿及家长表达感情；向患儿家长解释哮喘的诱因、治疗过程及预后，指导他们以正确的态度对待患儿，并发挥患儿的主观能动性。采取措施缓解患儿的恐惧心理。

5. 健康教育

（1）指导呼吸运动，以加强呼吸肌的功能：在执行呼吸运动前，应先清除呼吸道分泌物。①腹部呼吸运动方法：平躺，双手平放在身体两侧，膝弯曲，脚平放；用鼻连续吸气并放松上腹部，但胸部不扩张；缩紧双唇，慢慢吐气直到吐完；重复以上动作 10 次。②向前弯曲运动方法：坐在椅上，背伸直，头向前向下低至膝部，使腹肌收缩；慢慢上升躯干并由鼻吸气，扩张上腹部；胸部保持直立不动，由口将气慢慢吹出。③胸部扩张运动：坐在椅上，将手掌放在左右两侧的最下肋骨上；吸气，扩张下肋骨，然后由口吐气，收缩上胸部和下胸部；用手掌下压肋骨，可将肺底部的空气排出；重复以上动作 10 次。

（2）介绍用药方法及预防知识：指导家长给患儿增加营养，多进行户外活动，多晒太阳，增强体质，预防呼吸道感染；指导患儿及家长确认哮喘发作的诱因，避免接触可能的过敏原，去除各种诱发因素（如避免寒冷刺激、避免食入鱼虾等易致过敏的蛋白质等）；教会患儿及家长对病情进行监测，辨认哮喘发作的早期征象、发作表现及掌握适当的处理方法；教会患儿及家长选用长期预防与快速缓解的药物，正确、安全用药（特别是吸入技术），掌握不良反应的预防和处理对策；在适当时候及时就医，以控制哮喘严重发作。

哮喘对患者、患者家庭及社会有很大的影响。但通过有效的哮喘防治教育与管理，建立医患之间的伙伴关系，可以实现哮喘临床控制。哮喘防治教育是达到哮喘良好控制目标最基本的环节。

第三节　先天性肾盂积水护理

由于先天性肾盂、输尿管连接部梗阻（congenital ureteropelvic junction obstruction，PUJO），尿液从肾盂排出受阻，肾内压增高，肾盂、肾盏逐渐扩张，肾实质受压萎缩，肾分泌功能减退这种情况称为肾积水。常见原因为：肾盂、输尿管连接部狭窄；肾盂、输尿管连接部瓣膜；异位血管压迫。

一、临床特点

1. 腹部包块　大多在患侧能触及肿块，位于一侧腰腹部，呈囊性、界限清楚、表面光滑且有压痛。
2. 腰腹部疼痛　见于较大儿童，多以钝痛为主。由于肾脏扩大，肾包膜被牵拉，出现钝痛。
3. 消化道功能紊乱　厌食、体重不增、发育迟缓。腹痛发作时可出现恶心、呕吐等。
4. 尿路感染　脓尿或发热，婴幼儿多见。
5. 血尿　一般为镜下血尿，见于20%~30%病例。
6. 辅助检查

（1）B超：可见肾盂扩大，肾皮质变薄。

（2）静脉肾盂造影（IVP）：大多数能显示出肾盂及肾盏扩张影像。

（3）MRI: 显示肾盂、肾盏积水扩张，肾盂与输尿管移行部变细，肾皮质变薄。

（4）核素肾图（ECT）：可显示肾功能不同程度受损。

（5）尿常规：可有尿路感染征象。

二、护理评估

1. 健康史　了解住院前患儿的健康状况，有无反复发作的腹痛、剧烈的绞痛、恶心、呕吐、尿量减少。

2. 症状、体征　评估患儿有无腰痛、腹痛及腹部包块大小及全身状况，有无尿路感染和消化道功能紊乱的表现。

3. 社会－心理　了解患儿及家长对手术治疗的承受能力、对手术方式是否理解，特别是对暂时性尿流改道和排尿方式改变的心理准备。患儿及家长是否得到肾盂积水疾病的健康指导。

4. 辅助检查　了解各种辅助检查尤其是肾功能检查的结果及尿常规白细胞数。以明确肾积水的原因和分型。

三、常见护理问题

1. 焦虑　与陌生的环境、手术的危险性、预后未知有关。
2. 疼痛　与手术切口、引流管牵拉有关。
3. 有感染的危险　与术前排尿不畅、术后手术切口及引流管留置有关。
4. 引流管脱出的危险　与多根引流管留置、患儿年幼好动、家长知识缺乏有关。
5. 合作性问题　急性尿闭、吻合口狭窄、吻合口瘘、出血。

四、护理措施

（一）术前

（1）预防泌尿系统感染，适量饮水，勤换内裤，保持外阴清洁。

（2）注意休息，活动适度，避免肾区受碰撞导致肾损伤。

（3）术前常规备皮，普鲁卡因皮试，禁食，术晨更换手术衣服。

（二）术后

1. 休息　术后患儿麻醉清醒前取去枕平卧位，防止呕吐物窒息。约束四肢，限制活动量，防止翻身时引流管过度牵拉。

2. 监测生命体征　观察切口敷料有无渗血、渗液情况，术后监测血压3d。

3. 饮食护理　给高热量、高蛋白、高维生素饮食，肾功能正常者鼓励多饮水，每日饮水500~1 000mL，限制各种碳酸饮料摄入，防止尿酸结晶堵塞引流管。

4. 皮肤护理　勤擦洗，定时更换体位，臀部可垫质软毛巾。

5. 引流管的护理　确保引流管通畅，妥善固定。观察引流液的性质、颜色，记录管内引流量及尿量，定期监测血生化、肾功能。管理好三根引流管，使之不滑脱、不堵塞、不被过度牵拉。

（1）肾盂引流管：在肾盂中起引流尿液、减轻肾盂压力、促进肾修复的作用。引流液开始为血性液体，3~5d后颜色转清，有大量尿液排出，术后10~12d拔管。

（2）输尿管支撑管：在肾盂、输尿管吻合处，使吻合口通畅，利于吻合口生长，防止狭窄，一般无尿液或少量血性尿液排出，术后7~10d拔管。

（3）肾周引流管：利于少量渗血、渗液排出，一般不超过100mL，术后2~3d拔管。

（4）引流液如浑浊，协助做尿培养及药敏试验。

（5）肾盂引流管拔管前先夹管，观察患儿有无发热、呕吐、腰腹胀痛等反应。经肾盂引流管注入亚甲蓝者，鼓励多饮水以促进亚甲蓝排出，并注意观察小便是否为蓝色，记录排出时间。

（三）健康教育

1. 术前

（1）告诉家长因引起肾积水的原因较多，术前须进行多项检查，完善这些检查对明确诊断很重要，需要耐心等待。

（2）告诉患儿及家长不要一次大量饮水，以免引起腹痛甚至肾绞痛。消化道症状明显者可暂禁食。

2. 术后

（1）饮食护理：应强调让患儿多饮水对疾病康复的意义，鼓励多饮水，可多食西瓜、梨等水分多的水果，限制各种碳酸饮料摄入，如雪碧、可乐等，防止尿酸结晶堵塞引流管。因卧床，大便容易干结，可食用新鲜的水果、蔬菜保持大便通畅。

（2）耐心解释三根引流管的重要性，为防止孩子误拔引流管和活动过多可能引起出血，约束四肢是必要的。可以让患儿多喝水，强调多饮水对疾病康复的意义，要求患儿及家长密切配合。

五、出院指导

（1）按医嘱继续口服抗生素，指导家长及时给患儿服药。

（2）注意休息，保持会阴部清洁，勤换内裤，防止逆行性尿路感染。

（3）出院后注意尿常规监测，一般出院后每3d化验尿常规一次，常需监测4周，正常后经医生同意停止监测。

（4）出院后分别于术后1个月、3个月、半年、1年复查B超，了解患侧肾脏情况，中、重度肾积水术后肾盂很难恢复正常大小和形态，以后每年复查一次B超了解肾脏发育情况，早期发现并发症。

（5）双肾积水患儿需要定期肾功能检查。

（6）注意血压监测，特别是成年后的血压。

第四节　泌尿道感染护理

泌尿道感染是小儿常见的感染性疾病，指病原体侵入泌尿系统而引起的尿路炎症，感染可累及尿道、膀胱、肾盂和肾实质，临床以脓性尿液或菌尿为特征，可有尿路刺激症状、发热、腰痛等全身症状。本病可累计各年龄组儿童，新生儿期泌尿道感染发病率为1.0%~1.4%，男女比例为（2.8~5.4）：1.0，男多于女；学龄前男女比例无显著差异；学龄期，一般女性多于男性，男女比例1：3。

一、病因与发病机制

1．病原体　主要为细菌感染，常见的致病菌为革兰阴性菌，主要是大肠埃希菌，占首次泌尿道感染 80%，其次为变形杆菌、克雷伯杆菌及副大肠埃希菌等，少数为粪链球菌和金黄色葡萄球菌，偶见病毒、支原体、真菌。

2．易感因素　小儿易患泌尿系感染与其解剖生理特点有关：①由于婴幼儿肾盂和输尿管较宽，管壁肌层发育不全，弯曲度较大，容易压扁，出现扭转，引起尿潴留和上行性感染。②新生儿、小婴儿的免疫功能差，感染多为血行播散。③小儿再发性和慢性泌尿系感染常与先天畸形和膀胱输尿管尿液反流有关，小儿肾盂输尿管连接处狭窄，后尿道瓣膜较成人多见，易引起尿路梗阻。婴幼儿时期由于在膀胱壁内行走的输尿管短，排尿时关闭不完全而致反流，细菌随反流上行导致感染。

3．感染途径　①上行感染：致病菌由尿道口至膀胱，经输尿管上行至肾盂、肾实质，而发生感染。粪便污染尿道口，是小儿泌尿道感染的主要途径。女婴多于男婴。②血行感染：多发生于新生儿及小婴儿败血症或体内化脓性病灶所致，以金黄色葡萄球菌多见。③其他：少数可由淋巴通路及邻近器官或组织直接扩散所致，尿路检查和器械操作也可引起。

小儿时期的泌尿道感染易引起肾瘢痕形成，瘢痕形成不仅影响肾的正常发育，而且其后 10% 发生高血压，少数患儿还将发展为肾功能不全。

二、临床表现

泌尿道感染根据临床病程长短而分为急性泌尿道感染（病程 <6 个月者）或慢性泌尿道感染（病程 >6 个月者）。

1．急性泌尿道感染　患儿的年龄不同，症状亦有差异。小儿泌尿道感染若无症状，仅在普查时发现，称之无症状菌尿。

（1）新生儿期：多为血行感染所致。症状轻重不等，以全身症状为主，如发热、食欲缺乏、呕吐、腹泻、烦躁或嗜睡、体重不增、发灰等，部分患儿可有惊厥或黄疸，尿常规检查和尿培养检查阳性。

（2）婴幼儿期：以全身症状为主，如发热、轻咳、腹泻、腹痛、腹胀、生长发育迟缓、尿臭、嗜睡、惊厥等。部分患儿排尿时出现哭闹、排尿中断或夜间遗尿。

（3）儿童期：下尿路感染时多仅表现为尿频、尿急、尿痛等膀胱刺激症状，少数可伴有终末血尿及遗尿。上泌尿道感染时，全身症状较为突出，表现为发热、寒战、腰痛、呕吐全身症状明显。下尿道感染以膀胱刺激症状为主，表现为尿频、尿急、尿痛。

2．慢性泌尿道感染　病情迁延或复急性发作达 6 个月以上，症状轻重不一，患儿常有间歇性发热、腰酸、进行性贫血，可有脓尿及细菌尿。

三、实验室检查

1．尿常规　清洁的中段尿，离心沉淀后白细胞 >5 个 /HP 应考虑泌尿道感染，若白细胞聚集成堆或见白细胞管型则可诊断。

2．尿培养及菌落计数　菌落计数 >10 万 /mL，提示真性血尿；若菌落计数为 1 万 ~10 万 /mL，男童有诊断价值，女童可疑；但若有明显症状或 2 次培养为同一细菌，仍有诊断价值。

3．尿液直接涂片找菌　若在油镜下每个视野都能找到 1 个以上细菌，则提示可能有尿路感染。

4．B 型超声检查和静脉肾盂造影　了解肾受损程度和有无畸形、梗阻等。

5．核素扫描　肾动态扫描有助于了解肾功能，判断尿路梗阻；二巯基琥珀酸扫描了解肾瘢痕形成有诊断价值。

6．肾实质损伤指标　可通过血尿素氮、肌酐和内生肌酐清除率，了解肾小球滤过功能；尿浓缩试验，了解肾远端小管功能；肾小管近端重吸收功能则可通过尿 β_2- 微球蛋白、α_1- 微球蛋白来判断。

四、治疗要点

治疗要积极控制感染，消灭致病菌，防止复发，保护肾。

1. 一般治疗　休息、多饮水、注意外阴清洁。

2. 用药原则　选择广谱、强效杀菌，在血、尿及肾组织浓度高且毒性小、不易产生抗药性的药物，如氨苄西林、头孢类，或根据尿培养及药敏试验结果选择抗生素。对上尿路感染的患儿常采用血药浓度高的广谱抗生素，下尿路感染选用尿浓度高的抗生素；治疗有效时，24h 菌尿消失，2~3d 症状好转。若 2~3d 症状无改善或菌尿持续存在，则应调整药物，也提示患儿存在尿路畸形的可能，及时调整药物。

3. 用药方案　急性上尿路感染可选择一种抗生素静脉给药，或同时加用口服药物，疗程 7~14d。新生儿及有全身症状的婴幼儿均可按上尿路感染治疗。下尿路感染的患儿，可选择一种口服敏感药物口服给药，疗程 5~7d。慢性感染或频复发者，急性症状应足量用药，疗程相对延长 2~4 周；尿培养正常后，采用小剂量长疗程预防治疗。

4. 常用抗生素　青霉素类、头孢菌素类、磺胺类、呋喃妥因、奎诺酮类。

五、护理措施

1. 一般护理　急性期卧床休息。高热时应给予清淡、易消化的半流食；无发热者给予富含营养的普通饭。大量饮水，必要时静脉输液以增加尿量，减少细菌在尿道的停留时间，促进细菌毒素及炎性分泌物排出。保持外阴清洁，勤换内裤，婴幼儿勤换尿布，3% 硼酸坐浴每日 2 次。保持皮肤清洁，避免汗腺阻塞，可用温热水擦浴，并及时更换被汗液浸泡的衣被。幼儿不穿开裆裤，便后清洗臀部，保持清洁。女婴清洗外阴时从前向后擦，避免污染机会。

2. 体温过高的护理　包括：①每 4 小时测体温 1 次，并准确记录。②6 个月以下患儿以物理降温为主。体温 >38℃时，给予物理或药物降温。降温 30~60min 测体温 1 次，并记录。

3. 感染的护理　遵医嘱给予抗生素药物治疗：①呋喃妥因剂量为 8~10mg/（kg·d），分 3 次口服。可引起胃肠反应，宜在饭后服用。②磺胺药常用制剂为复方磺胺甲噁唑，其剂量为 50mg/（kg·d），分 2 次口服，一般疗程 1~2 周。因在尿中形成结晶故应多饮水，并注意有无血尿、尿闭、药物疹等。还可选用氨苄西林、阿莫西林、头孢类等抗生素。

4. 采集尿标本送检　尿标本必须新鲜清洁，使用抗生素前做尿培养。

5. 健康教育　注意个人卫生，尤其是会阴部清洁。小婴儿勤更换尿布，指导幼儿不穿开裆裤，大便后清洗臀部，保持局部皮肤清洁。清洗外阴时，女婴自前向后擦洗，防止肠道细菌污染尿道，引起上行性感染。男性婴儿，注意清洗包皮，防止污垢引起感染发生。保持常饮水，不憋尿，保持大便通畅的好习惯；如患有蛲虫症，一定要根治。预防脓疱病、肺炎、败血症等疾病，以免细菌通过血液侵入泌尿道引起感染。

六、预后

急性感染患儿经合理应用抗生素治疗，绝大多数者可迅速恢复。50% 的泌尿道感染的患儿可复发或再次感染，尤其是并发尿路畸形或尿路梗阻的患儿，如不及时纠正，最终可发展为肾功能不全，预后不良。

第五节　急性肾小球肾炎护理

急性肾小球肾炎，简称急性肾炎，是一组不同病因所致的感染后免疫反应引起的急性弥漫性肾小球炎性病变，以急性起病、血尿（常伴蛋白尿）、水肿和高血压症状为主要临床表现。本病多见于 5~14 岁儿童，男女比例为 2 ∶ 1。

一、病因与发病机制

肾小球肾炎最常见的细菌是 A 组 B 溶血性链球菌引起的上呼吸道感染或皮肤感染后的一种免疫反

应。根据菌体细胞壁的 M 蛋白，将其分为若干型。呼吸道感染引起的肾炎，常见的致病型为 12 型，4 型，1 型，3 型，25 型，49 型。细菌感染后，多数通过抗原刺激机体产生相应的抗体，形成抗原抗体复合物，沉积在肾小球毛细血管并激活补体，释放出多种生物活性产物，引起免疫反应和炎症反应；使肾小球毛细血管从产生病理和功能变化，导致肾小球毛细血管腔狭窄，甚至阻塞；使肾小球血流量减少，滤过率下降，体内水钠潴留，出现一系列临床表现。

二、临床表现

每年冬、秋季为急性肾炎发病高峰期，可呈局部流行。发病年龄以 5~10 岁小儿多见，<2 岁者少见。本病常有前驱感染史，呼吸道感染潜伏期 6~21d，平均 10d，皮肤感染者，则相对较长，一般为 14~28d。临床表现，轻重不一，起病初期，可有乏力、厌食、恶心、呕吐、头晕及腰部钝痛等非特异性症状。

首先表现为水肿，由眼睑及面部开始，晨起明显，可波及全身，多为轻、中度水肿，指压凹陷不明显。表现少尿、血尿，30%~50% 患儿表现为肉眼血尿；尿色多为洗肉水样或茶色，镜检可见大量红细胞。轻者仅为镜下血尿。肉眼血尿在 1~2 周消失，镜下血尿可持续 3~6 个月，个别更长。蛋白尿一般不重，持续时间较短。发病后第 1 周高血压比较多见，可有头晕、眼花、恶心等感觉，第 2 周随着尿量增多后降至正常。个别可持续 3~4 周。

严重病例：少数患儿在起病的 2 周内出现严重循环充血及心力衰竭、高血压脑病、急性肾衰竭、病情可急剧恶化甚至危及生命。

三、实验室检查

1. 尿常规　尿蛋白阳性（+）~（+++），为非选择性的蛋白尿。镜下可见大量红细胞，可见透明、颗粒、红细胞管型。尿常规一般在 6~8 周后转为正常。

2. 血液检查　可见轻、中度贫血，血沉轻度增快，多在 2~3 个月恢复正常。血清总补体 C_2 及 C_3 均降低，多在 4~8 周恢复正常。其下降程度与病情的严重程度及预后无关。

3. 抗链球菌溶血素“0”大多数增高　可持续 6 个月左右，抗脱氧核糖核酸 B 浓度均可增高。

4. 肾功能及血生化检查　发现一过性氮质血症，尿素氮及肌酐可轻度增高。低钠、高钾血症，高氯性代谢性酸中毒。

四、治疗要点

本病属于自限性疾病，目前治疗主要为彻底清除感染灶，对症治疗，防治急性期严重表现。

1. 清除感染病灶、彻底消灭抗原　根据咽拭子培养 + 药物敏感试验，选择有效的抗生素。一般应用青霉素 7~10d。

2. 休息　早期绝对卧床休息，待病情好转后逐渐增加活动量。

3. 饮食　给予低盐、高糖、高维生素，含适量蛋白质和脂肪的饮食。

4. 对症治疗　利尿，常用噻嗪类、襻利尿药物，如氢氯噻嗪、呋塞米等。降压，可用钙通道阻断药或血管紧张素转换酶抑制药，如硝苯地平、卡托普利。严重循环充血时，可应用硝普钠静脉治疗，减轻心脏的前后负荷，也可通过血滤治疗，达到迅速脱水的目的。

五、护理措施

1. 疾病护理

（1）休息：起病 2 周内卧床休息，增加肾血流量，原尿滤出增多。同时，减轻心肌耗氧量，减轻心脏负荷，防止严重并发症发生。出现高血压和心力衰竭者，则要绝对卧床休息，护理人员应协助一切生活护理。患者水肿消退、血压正常、肉眼血尿消失，可在室内轻度活动。病后 2~3 个月尿液检查高倍视野红细胞 10 个以下，血沉正常后可以上学，但要避免体育活动。患者 Addis 计数正常后，可恢复正常活动。

（2）饮食管理：给予高糖、高维生素、适量蛋白质和脂肪的低盐饮食。高糖饮食，可防止体内蛋白质分解，加重氮质血症。急性期 1~2 周，应控制食物中的氯化钠摄入量，1~2g/d。水肿消退后为 3~5g/d。水肿严重尿少、氮质血症者，应限制水及蛋白的摄入。用简单易懂的语言向患儿及家长讲解饮食治疗的重要性，避免食用含钠食品。水肿消退、血压恢复正常后，逐渐由低盐饮食过渡到普通饮食。因小儿生长发育快，对盐及蛋白质的需要较高，不宜过久的限制。

（3）观察病情：①尿量：每周测体重 2 次，水肿严重者，每天测体重 1 次，观察水肿变化的程度。每周留晨尿 2 次，进行尿常规检查。准确记录 24h 的液体出入量。②血压：每 30~60 分钟巡视病房，观察患儿有无头痛、呕吐、眼花等症状，发现问题及时通知医生。

2. 预防并发症的护理　密切观察患儿生命体征的变化，水肿严重者如出现烦躁不安、呼吸困难、心率增快、不能平卧、肺底可闻湿性啰音、肝增大等，要立即报告医生，立即让患儿半卧位，给予吸氧、遵医嘱给予利尿药，还可静脉滴注硝普钠或酚妥拉明，降低循环血量，减轻心脏负荷，必要时给予洋地黄制剂，剂量宜偏小，症状好转后停药。通过休息、利尿，血压仍不能控制者可给予降压药，如钙通道阻滞药、肾素－血管紧张素转换酶抑制药等药物进行治疗，如效果不好，可静脉输入硝普钠，其作用是使血管平滑肌舒展，迅速达到降压效果，同时还可扩张肾血管、改善肾血流，并有减轻心脏前后负荷的作用，故对高血压脑病尤其是伴肺水肿者适宜。此药滴入 0.5~1.0min 即起作用，临床应用需监测血压的变化，视血压情况调整速度，此药物滴注过程中应避光（常以黑纸包裹）。配制后 12h 或液体变色，不能再用。应用降压药物时，应定时测量血压，检查降压效果，并防止药物的不良反应的发生。

3. 健康指导　医护人员要充满信心，态度和蔼、亲切地关心体贴患儿，使患儿消除紧张心理。讲解有关肾炎知识，增强患儿和家长战胜疾病的信心。创造一个良好的休养环境，解除活动受限带来的紧张情绪。对恢复期患儿要组织一起讲故事、看电视、下棋、补习文化课学习，丰富住院生活，使患儿精神愉快地接受治疗。

六、预后

急性链球菌感染后肾炎，属自限性疾病，预后良好。通过 2 周内治疗，大部分患儿可消肿、血压恢复正常。肾功能异常者也多于 2 周内恢复。血尿消失可达数月或 1 年左右。少部分患儿留有高血压或肾功能受损，应定期随访。

第六节　急性肾衰竭护理

急性肾衰竭（acute renal failure，ARF）是指各种原因引起肾脏泌尿功能急剧障碍，以致机体不能排泄代谢产物，迅速出现氮质血症，水、电解质及酸碱平衡紊乱并产生一系列各系统功能变化的临床综合征。

一、临床特点

急性肾衰竭除少数为非少尿型外，大多都经过少尿期、多尿期、恢复期 3 个阶段，尤以急性肾小管坏死的临床表现较典型。

1. 少尿期或无尿期

（1）少尿或无尿：少尿指 24h 尿量年长儿 <400mL；学龄儿童 <300mL；婴儿 <200mL，或 <1mL/（kg・h）。无尿指 24h 尿量 <50ml。少尿持续 10d 左右，如不采取积极措施，大部分患儿死于少尿期。重症者可出现昏迷、惊厥、出血、贫血等。

（2）水肿：程度不等，严重者可有胸、腹腔积液及脑水肿、肺水肿、心力衰竭。

（3）电解质紊乱：出现三高（高钾、高磷、高镁）、三低（低钠、低钙、低氯），其中以高钾最多见，处理不及时可引起死亡。

（4）代谢性酸中毒：精神萎靡、乏力，常有恶心、呕吐、厌食。

（5）氮质血症：消化系统可出现恶心、呕吐、食欲减退等症状，神经系统可出现意识障碍、躁动、抽搐、昏迷等。

（6）高血压：轻到中度高血压，严重者可出现高血压脑病。

2. 多尿期　少尿期过后，肾血流量和肾小球滤过率增加，开始出现多尿，此时氮质血症仍存在，肾小管浓缩功能未恢复，仍存在水、电解质紊乱的问题。多尿期持续时间为 7~14d。多尿期表示肾功能开始恢复，随着尿量的增加，易出现脱水、低血钾、低血钠，同时由于长期消耗，患儿抵抗力下降，易并发感染。

3. 恢复期　多尿期之后进入恢复期，一般为 3~12 个月。此期常存在肾小管功能障碍，大多数可以完全恢复正常，仅少数可因残余肾功能不全而发展为慢性。

4. 辅助检查

（1）尿常规：尿色深、浑浊，有时呈暗红色或酱油色；尿蛋白（+）~（++）；尿比重低于 1.010；尿渗透压下降，常小于 350mmol/L。

（2）血生化：常见有高镁、高磷、低钙，血清肌酐≥ 175 μ mol/L（2mg/dl），尿素氮≥ 15 mmol/L（40mg/dl）。内生肌酐清除率下降。

（3）血气、电解质：有高钾、低钠、低氯血症，代谢性酸中毒。

二、护理评估

1. 健康史　询问患儿既往有无肾脏病病史，有无少尿、无尿，有无肾毒性药物服用史、毒物中毒史。

2. 症状、体征　评估患儿的精神状态，有无恶心、呕吐、厌食等；尿量是否减少、是否无尿；有无水肿及水肿的部位、性质和程度；血压是否正常。

3. 社会、心理　评估患儿及家长的心态、对本病的了解程度、家庭经济状况及对治疗护理的需求。

4. 辅助检查　注意有无蛋白尿与血尿，有无尿渗透压降低，血清肌酐和尿素氮是否升高，有无高钾、低钠等电解质紊乱和代谢性酸中毒。

三、常见护理问题

1. 组织灌注改变　与低血容量、肾缺血有关。

2. 营养失调　与摄入不足及丢失过多有关。

3. 活动无耐力　与水肿、病重有关。

4. 皮肤完整性受损可能　与水肿、长时间卧床有关。

5. 有感染的危险　与抵抗力低下有关。

6. 焦虑　与病情严重、预后不确定有关。

7. 合作性问题　电解质紊乱、心律失常、心力衰竭。

四、护理措施

（一）急救处理

（1）密切观察患儿生命体征及精神状态的改变，监测血电解质，及早发现高钾血症导致的心律失常，一旦发现血钾过高，应立即遵医嘱用 5% 的碳酸氢钠注射液或 10% 的葡萄糖酸钙注射液拮抗钾离子对心肌的毒性作用；高渗葡萄糖和胰岛素一起使用，可促进钾离子进入细胞内。

（2）少尿期严格控制水、钠摄入，坚持量出为入的原则，准确执行输液计划，根据病情调节输液速度。

（3）准确记录 24h 出入液量，包括口服和静脉输入的液体量、尿量和异常丢失量，如呕吐物、胃肠引流液、腹泻时大便内水分等都需要准确测量。每日清晨定时测空腹体重以检查水肿有无加重。

（4）有高血压、心力衰竭及肺水肿时，应按医嘱正确给扩血管、利尿药物。

（5）如需急症进行腹膜透析、血液透析、血浆滤过和连续性肾脏替代疗法等治疗时，按相应的常规进行护理。

（二）一般护理

1. 休息　一般少尿期、多尿期均应绝对卧床休息，恢复期可逐渐增加适当的活动。

2. 饮食供给原则　高热量、高维生素、低钾、低钠、适量蛋白质。少尿期应限制水、钠、钾、磷和蛋白质的摄入量，给足够的热能，以减少组织蛋白的分解。透析治疗时，不需要限制蛋白质入量。多尿期应嘱患儿多饮水，给予含钾丰富的食物，蛋白质可逐日加量，以保证组织的需要；恢复期给予高热量、高蛋白饮食。

（三）病情观察

1. 少尿期　严密观察病情变化，监测水、电解质平衡，正确记录出入液量，包括静脉和口服进入的液量、尿量及异常丢失量，每日称体重，严重者应测腹围。按病情做好各种护理记录。观察患儿有无嗜睡、肌张力低下、心律不齐、恶心、呕吐等高钾血症症状，及时发现高血压及心力衰竭等并发症。血压异常应严密监测，及时处理，防止高血压脑病的发生。

2. 多尿期　注意观察血钾、血钠及血压的变化。

3. 恢复期　注意观察用不良反应，定期复查肾功能。

（四）预防感染

加强皮肤及口腔护理，保持皮肤清洁干燥，定时翻身、拍背，保持呼吸道通畅。做好病室的清洁和空气净化。限制病室的探视人数、次数和时间。

（五）心理支持与健康教育

认真听取家长和患儿的诉说，让他们减轻焦虑不安的心情。耐心做好病情的解答工作，使他们树立战胜疾病的信心。告知患儿早期卧床休息，严格控制进液量、记录出入液量、适当饮食的重要性。如系明确的药物导致的急性肾衰竭，要告知家长，避免再次使用。

五、出院指导

（1）休息：出院后应加强休息，无水肿、高血压者可适当进行室内活动，3~6个月后，如病情稳定，可逐渐恢复体力活动。

（2）饮食：宜清淡、少刺激、易消化、高热量、低蛋白饮食，多吃新鲜蔬菜、水果。如无水肿、高血压，可不必忌盐。

（3）每周化验尿常规1次，直至正常，以后每2~4周化验1次，尿标本以留取晨起第一次尿较好。血常规、肾功能一般1~2个月复查1次，直至正常。

（4）患儿居室应保持空气新鲜，加强生活护理，预防呼吸道及皮肤感染。注意饮食卫生，预防消化道感染。

第五章

PICC 护理

第一节　PICC 置管后护理

中心静脉导管能否安全、长期使用，关键在于置管后的日常维护护理，在中心静脉导管置管后的日常维护护理中要注意以下问题，包括：局部皮肤清洁、消毒彻底，做好皮肤保护并及时处理皮肤问题；做好预防导管相关感染的工作，尽量减少导管接头的操作（输液器连续输液可 96h 更换、不超过 1 周）、严格消毒、保护接头、使用特殊敷料如银离子敷料、CHG 敷料等预防局部感染，使用合适的敷料及导管固定装置保证良好的导管固定，避免导管的移动（脱出及进入），根据风险利益评估选择使用接头，导管拔除后局部封闭 24h，并让患者参与中心静脉导管维护护理的全过程。

（1）做好心理护理：向患者说明注意事项。

（2）观察。

1）PICC 穿刺点的观察：至少每天观察有无红、肿、热、痛、液体渗出或硬结。

2）输液过程观察：注意输液时是否出现局部疼痛、渗漏、输液速度减慢、输液停顿或其他不适。

3）上臂围的观察：出现局部不适时测量。

4）全身情况观察：例如，是否有冲管、输液后寒战、发热等与导管相关感染的症状，警惕导管相关感染的发生。

（3）更换敷料：敷料有透明贴膜及纱布，导管置入后第一个 24h 要更换敷料，纱布敷料至少每 48 小时更换，透明贴膜每周常规更换敷料 1~2 次，敷料被污染、潮湿、脱落随时更换。为保证穿刺部位皮肤清洁干燥、节省时间和便于观察，PICC 一般使用无菌透明贴膜固定，更换敷料时严格无菌操作并注意不要损伤导管。撕敷贴时应顺着导管的方向水平往上撕脱或水平拉伸撕脱，以免带出导管及损伤敷料粘贴的表皮。置管后立即化疗的患者，建议第一次更换敷料时局部使用明胶海绵等止血材料，避免因患者凝血机制问题局部出血导致反复更换敷料。

（4）一般情况下肝素帽应每周更换 1 次；肝素帽损伤、12 号针头穿刺后、有血迹、污染、抽血后或任何情况取下肝素帽要更换；输血、输注 TPN 每 24 小时更换。

（5）输液管道更换（可根据医院条例有所不同），一般 24h 更换 1 次。

（6）静脉推药时，普通 PICC（不耐高压注射）不能使用小于 10mL 的注射器或高压注射泵推注，且速度不能过快。

（7）为保证管道通畅，注意正压脉冲冲管和正压封管：药物间有配伍禁忌、输注黏稠药液中和（或）后要进行脉冲冲管；输液停止或导管维护时要进行脉冲冲管和正压封管。

（8）PICC 的冲封管溶液及用量：成年人或不限制水盐的患者用 15~20mL 生理盐水正压脉冲冲管，儿童患者或限水盐患者可用 2 倍管腔加辅助延长管容量的生理盐水正压脉冲冲管；必要时（末端开口 PICC 导管或易回血的患者）成年患者无水盐限制者，用 15~20mL 生理盐水正压脉冲冲管后，用稀释的肝素液（肝素 10~50U/mL 生理盐水），每次 2~5mL，正压封管。封管时，手臂放直、放平；封管的速度稍慢。

1）正确的冲管与封管技术能保证导管通畅和导管的完整性。

2）<5mL 的注射器可产生较大的压力，如遇导管阻塞可致导管破裂，在测定导管压力前，严禁使用小规格注射器推注药物或冲封管。

3）封管液浓度：可据医院的规定有所不同，一般每毫升生理盐水中含肝素 10~50U。

4）冲封管方式（SASH）：生理盐水（S）、药物（A）、生理盐水（S）、肝素溶液（H）。SASH 就是在给予肝素、不相容药物 / 液体前后，均使用生理盐水冲洗，以避免药物配伍禁忌产生不良反应或发生药物沉淀，最后用肝素溶液封管。最好的冲管方式是螺旋式冲管及正压脉冲式冲管方式（冲 – 停 – 冲 – 且压力持续）（图 5–1，图 5–2）。

5）封管方法——正压封管：在封管时必须使用正压封管技术，以防止血液回流入导管尖端，导致导管阻塞。在注射器内还有最后 0.5mL 封管液时，以边推注药液边退针的方法，拔出针头。在封管后夹闭长管系统以保证管内压力。

（9）导管的拔除：导管的留置时间应根据生产厂商的建议，在没有出现并发症征兆且在有效使用时间范围内。穿刺局部消毒，戴无菌手套，从穿刺点缓慢拔出导管后，用无菌小纱布立即按压局部并用透明敷料封闭局部 24h（按压局部 10min 止血）。测量导管长度，观察导管是否有缺损、损伤或断裂。

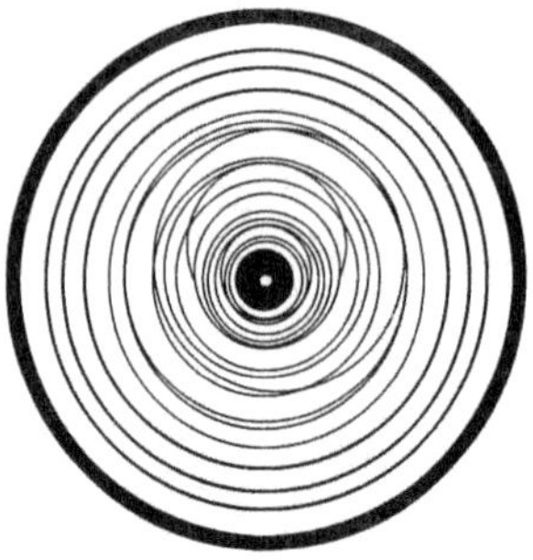

图 5–1　螺旋式冲管

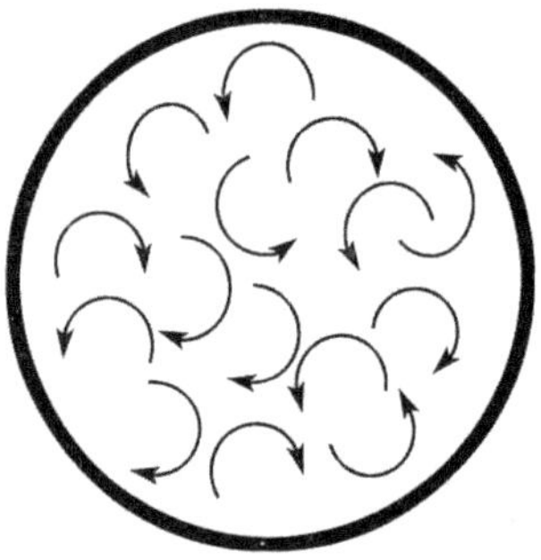

图 5–2　脉冲式冲管

第二节　PICC 的维护护理

（一）三向瓣膜式 PICC 维护护理

1. 评估穿刺局部及导管情况

（1）穿刺点有无发红、肿胀、渗血及渗液。

（2）导管有无移动，是否脱出或进入体内。

（3）敷料有无潮湿、脱落、污染，是否到期（至少每 7 天冲封管一次）。

2. 用物准备

（1）无菌物品：一次性治疗巾、无菌生理盐水、20mL 注射器 1 支、无菌手套 1 副、10cm × 12cm 透明敷料、无菌胶布、肝素帽、7 号头皮针。

（2）PICC 换药包：弯盘 1 个、治疗巾 1 块、无菌镊 2 把、纱布 4 块、小药杯 2 个（各装 6 个大棉球）。

（3）基础治疗盘：皮肤消毒剂、胶带、免洗手消毒液。

3. 操作步骤

（1）洗手，戴口罩。

（2）备齐用物，携用物至患者床旁，核对床号、姓名。

（3）测量臂围并记录。

（4）患者臂下铺一次性治疗巾隔湿，暴露导管穿刺部位，自下而上去除敷料，注意切忌将导管引出体外。查看导管刻度，观察穿刺点有无红、肿或渗出物。

（5）免洗手消毒液洗手，打开 PICC 换药包。

（6）按无菌原则投递透明敷料、无菌胶布、肝素帽、20mL 注射器等无菌物品于换药包内。

（7）右手先戴一只无菌手套，持无菌 20mL 注射器，左手持生理盐水瓶（袋），抽吸 20mL 生理盐水；然后右手持小药杯，左手持碘伏、乙醇，按无菌原则分别倒于小药杯内；左手再戴无菌手套。

（8）在患者臂下铺无菌巾，建立无菌区，并将用物移至无菌区内。

（9）取下白色固定翼，用乙醇棉球清洁消毒，放置无菌区内待干备用。

（10）以穿刺点为中心环形消毒，上下各 10cm，两侧至臂缘。具体方法如下。

1）乙醇消毒：用无菌纱布包裹导管外露接头部分轻轻将导管拉直提起，用乙醇棉球消毒距穿刺点 1cm 以外皮肤 3 遍（第一遍顺时针，第二遍逆时针，第三遍顺时针）。

2）碘伏消毒：碘伏消毒方法及范围同乙醇，待干，纱布弃置。取第二块无菌纱布叠小按压穿刺点，用碘伏棉球正反着力消毒导管、连接器及肝素帽 3 遍。

（11）用纱布取下原有肝素帽，弃置；用乙醇棉片或乙醇棉球（不可过湿），包裹连接器螺旋部分用力正反摩擦消毒 7~12 次以上，放置在第三块无菌纱布上，新的肝素帽排气并旋紧。

（12）装有 20mL 生理盐水注射器连接头皮针排气，刺入肝素帽内以脉冲方式冲洗导管并正压封管。

（13）固定导管。

1）白色固定翼法见前所述。

2）思乐扣固定法：用洗必泰、乙醇清洁穿刺点及周围皮肤，待干；用皮肤保护剂擦拭固定部位，完全待干 10~15s；按思乐扣上箭头所示方向（箭头应指向近心端）摆放思乐扣；将导管固定翼上的缝合孔安装在思乐扣的支柱上；固定好思乐扣及导管，将锁扣锁死；依次撕除思乐扣的背胶纸，将思乐扣贴放在皮肤上；10cm × 12cm 透明敷料无张力粘贴，透明敷料中央对准穿刺点；应完全覆盖住思乐扣，排净贴膜下空气，皮肤、导管、贴膜三者合一；抗过敏胶布横向固定延长管；抗过敏胶布横向固定肝素帽或正压接头。

（14）整理用物，脱手套。

（15）注明换药者姓名、日期和时间。

（16）交代注意事项，洗手。

（17）填写维护记录单。

（二）末端开口式 PICC 维护

1. 评估

（1）穿刺点有无发红、肿胀、渗血及渗液。

（2）导管有无移动，是否脱出或进入体内。

（3）敷料有无潮湿、脱落、污染，是否到期（至少每 3 天冲封管 1 次）。

2. 用物准备

（1）无菌物品：一次性治疗巾、无菌生理盐水、20mL 注射器 1 支、10mL 注射器 1 支、无菌手套 1 副、10cm × 12cm 透明敷料、无菌胶布、肝素帽、7 号头皮针、配好肝素盐水。最好使用配套的 PICC 换药包，独立包装的 75% 乙醇消毒棉棒 3 支，独立包装的含 1% 有效碘消毒棉棒 3 支，无菌治疗巾，无菌手套，透明敷料，3M 无菌免缝胶带，乙醇消毒棉片。

（2）基础治疗盘：皮肤消毒剂、胶带。

3. 操作步骤

（1）洗手，戴口罩。

（2）备齐用物，携用物至患者床旁，核对床号、姓名。

（3）测量臂围并记录。

（4）患者臂下铺一次性治疗巾，暴露导管穿刺部位，自下而上去除敷料，注意切忌将导管引出体外。查看导管刻度，观察穿刺点有无红、肿或渗出物。

（5）免洗手消毒液洗手，打开 PICC 换药包。

（6）乙醇棉棒清洁 PICC 导管及周边皮肤。

（7）戴无菌手套。

（8）用含1%有效碘的棉棒消毒穿刺部位周边皮肤3遍。方法：以穿刺点为中心环形消毒，上下各10cm，两侧至臂缘。

（9）待干，用无菌透明敷料及三条无菌胶带稳妥固定导管。

1）无菌胶带固定导管网盘部位，并使体外导管部分呈“C”形。

2）粘贴无菌透明敷料。①原则：粘贴部位无菌干燥；透明敷料中央对准穿刺点；无张力粘贴（建议单手持膜）。②粘贴步骤：捏合导管部分（敷料稳妥固定导管）；抚平整快敷料，排出空气；边撕边框边按压（防止卷边的发生）。

3）无菌胶带交叉加强固定。

4）无菌胶带横向再次加强固定。

（10）肝素帽需更换者，按无菌操作原则更换肝素帽。20mL注射器生理盐水连接头皮针排气，刺入肝素帽内以脉冲方式冲洗导管，换10注射器肝素盐水正压封管；或以脉冲方式冲洗导管后连接输液。

（11）肝素帽不需更换者，用乙醇棉片摩擦消毒肝素帽12s，20mL注射器连接头皮针排气，刺入肝素帽内以脉冲方式冲洗导管并正压封管；或以脉冲方式冲洗导管后连接输液。

（12）整理用物，脱手套。免洗手消毒液洗手。

（13）注明换药者姓名、日期和时间。

（14）交待注意事项。

（15）填写维护记录单。

第三节　PICC穿刺置管的并发症及处理

（一）导管推进困难

1. 原因

（1）静脉解剖因素：血管的静脉瓣较多、血管痉挛、静脉曲屈，静脉分支，结构变异；血管管径过细等。

（2）穿刺置管血管有静脉置管、静脉手术或静脉损伤史（如使用刺激性药物）导致的瘢痕或管腔缩窄。

（3）其他因素：疼痛、过度紧张导致静脉痉挛；穿刺鞘脱出静脉，患者体位不当，置管前长度测量有误等。

（4）已经存在的胸腔内或血管内留置器材的影响（心脏起搏器）、肿瘤压迫等。

2. 临床表现　置管过程中患者可出现不适表现；导管未推进到所需位置可没有临床表现；导丝不易撤回或撤回后发现有导丝打折或弯曲；不能抽到回血或不能冲洗导管；输注刺激性药物患者有疼痛、不适表现，冲洗导管时有发胀/发凉感觉等。

3. 预防和处理

（1）插管前先了解清楚患者的有关信息：如胸腔内是否有肿瘤或肿块、已有的血管内留置器材、使用器材的既往史、并发症发生的既往史，手臂、肩膀、胸部的手术、外伤史。

（2）选定血管后止血带再向上结扎一下可以了解更多血管情况；有条件或怀疑血管问题者可先进行穿刺血管的B超检查。

（3）在可能的情况下尽量选择贵要静脉穿刺。

（4）固定好穿刺鞘，使之不脱出血管。

（5）协助患者摆好体位。

（6）边推进导管边冲管，推进时动作必须轻柔；推进过程遇阻力时可先后退，再向前推进导管，因导管可能进入侧支血管。

（7）耐心，并帮助患者保持舒适和放松；适当使用局麻药物。

（8）热敷穿刺肢体。

（9）借用血管扩张器、超声、放射显影等方法置管。

（10）置管后摄胸片可以确认导管是否推进到所需位置，并帮助减少相关并发症。

（二）导管异位

1. 原因　患者体位不当，患者血管变异，在头静脉穿刺置管，导管置入过浅。置入后有 3%~12% 的患者可自发易位，置入后导管自发易位原因有：固定不佳、解剖因素、胸腔内压力增加、血管穿透伤等。

2. 预防

（1）置管时患者体位正确，穿刺侧肢体与身体成 90° 角。

（2）强化导管固定，使用胶布、免缝胶带、固定翼、缝合固定等方法，减少导管移动。

（3）尽量减少可能导致胸腔内压力增加的活动，如用力大便、提重物等。

（4）最初即推送导管到达最佳位置。

（5）注意观察有没有导管异位的临床症状，如输注刺激性药物会出现某个局部的疼痛等，包括全手臂、肩膀、腋下、颈部、后背、胸部、颌面部、耳周等。

（6）监测体外部分导管的长度是否发生改变：注意每次测量时的起始点要有效并且固定。

（7）定期做胸片检查。

3. 处理

（1）摆好患者的体位再行穿刺，当送管至肩部时，患者头转向穿刺侧并使下巴尽量贴近胸部。

（2）发生导管异位，可在导管室影像监测下将导管置入准确位置，但不能在无菌区已被破坏的情况下向患者体内推送导管；通过调整患者体位或活动、快速冲洗导管等方法，血流可能会将导管冲击到正确位置，如导管异位入颈静脉，患者取坐位并用生理盐水冲管可帮助导管复位。

（3）避免在头静脉穿刺置管，头静脉由于解剖原因，容易发生异位。

（4）导管置入足够深，使导管尖端达上腔静脉与心房交界处，避免导管置入后发生自发异位。

（5）导管异位不能纠正时，更换穿刺肢体或穿刺血管。

（三）误穿动脉、损伤神经

因穿刺过深，或在同一部位反复穿刺所致。

预防及处理：避免穿刺过深或在同一部位反复穿刺；穿刺到动脉时立即拔针并局部加压 10~15min 止血，必要时加压包扎止血；穿刺过程注意患者的感觉，如患者出现肢体触电感、麻木或感觉障碍患者突然肢体抽动等刺中神经的表现，立即更换穿刺进血管位置或更换穿刺部位，避免损伤神经；B 超下置管可通过 B 超下观察并避开神经组织；神经损伤可给予神经营养药物并进行物理治疗。

（四）心律失常

因导管置入过深刺激心脏传导系统所致。

预防及处理：准确测量置管长度，避免置管过深；使用带心电监测的导管，及时纠正置管过深；使用导管尖端显示装置，置管时准确定位导管尖端。如果出现导管置入过深的心律失常，根据 X 线显示结果拔出导管使导管尖端至上腔静脉与心房交界处。

第四节　PICC 置管后的并发症及处理

（一）静脉炎

静脉炎分为机械性静脉炎、化学性静脉炎、细菌性静脉炎、血栓性静脉炎。PICC 置管导致的静脉炎多为机械性静脉炎。

1. 机械性静脉炎　通常发生于置管后 72h 内，由于 PICC 导管刺激或损伤血管内膜所致。

（1）临床表现：在穿刺点上方沿静脉走行的红、肿、疼痛，有时可以表现成局限症状，出现穿刺点上方局部的红、肿、疼痛及硬结，患者不敢活动肢体。

（2）原因：选择的导管过粗；送管速度过快，操作不熟练；穿刺侧肢体过度活动或不活动；导管材质过硬；在肢体的关节部位置管；原有血管损伤，如曾经使用化疗等刺激性药物等。

（3）预防。

1）及早选择并使用合适的血管通路器材，如需中长期化疗的患者及早留置 PICC 导管。

2）选择合适的导管，材质好的导管组织相容性好，机械性静脉炎发生的概率小，避免选择材质过硬的导管。

3）选择合适的血管留置，尽量选择贵要静脉置管；置入导管时匀速缓慢送管。

4）穿刺部位以上肢体热湿敷：每次 30min，每次 3 次，共 3~5d。

5）沿血管走向涂厚层喜辽妥软膏或如意黄金散。

6）沿血管走向粘贴水胶体敷料至其自行松脱。

7）抬高患肢，第 1 天应减少穿刺肢体活动，有利于穿刺点愈合，第 2 天鼓励患者活动（握拳松拳）并完成自我日常生活活动，避免大幅度活动，活动量因人而异。

8）B 超下置管：B 超下置管可减轻血管损伤，减少机械性静脉炎的发生。

9）肘上置管不限制弯肘动作，肘下置管适当减少弯肘动作，躺卧时尽量避免压迫穿刺肢体。

（4）处理。

1）静脉炎症状发生后，要抬高患肢，前臂置管患者避免肘关节活动，适当增加手指的精细、灵巧活动或握拳松拳动作。

2）沿血管走向粘贴水胶体敷料。

3）继续热湿敷、涂厚层喜辽妥软膏或如意黄金散等。

4）机械性静脉炎经处理 3d 不缓解，可考虑拔除导管。

2. 化学性静脉炎

（1）原因：导管尖端位置不在上腔静脉内，输注刺激性药液损伤血管内膜所致；手套上的滑石粉黏附在导管上带入血管内刺激所致。

（2）预防及处理：保证导管尖端位置在上腔静脉中下段；冲洗干净手套滑石粉或使用无粉手套。其他处理与机械性静静脉炎相同。

3. 血栓性静脉炎　由于血栓生成导致的静脉炎。

（1）原因：血栓性静脉炎的原因多种多样且相互作用，包括静脉内膜的损伤、血液流速减慢、血液高凝状态、导管材质过硬、管径过粗、患者自体免疫反应、导管头端易位、留置时间长、患者脱水等。

（2）临床表现：包括置管肢体穿刺点上下的肿胀，穿刺点渗液，经导管不能抽回血或不能冲管，输液速度变慢或停顿，发生在颈静脉的血栓性静脉炎患者头颈部出现不适，穿刺侧肢体可有麻或刺痛感，可出现心动过速等表现。

（3）预防。

1）做好患者教育工作，尽早使用适合的血管通道器材，以免化疗药物对深部血管造成损伤。

2）选择材质较软的导管；送管时动作需轻柔，以免损伤血管内膜。

3）穿刺前先以生理盐水冲洗干净无菌手套上的滑石粉，以免送管时将滑石粉颗粒带入血管而引起血栓。

4）正确指导带管肢体的活动，勿揉搓导管所在静脉的局部皮肤，避免摩擦损伤静脉内膜。

5）确保导管头端在上腔静脉。

6）有血栓史的患者，可遵医嘱使用低剂量抗凝血药进行预防，如口服华法林。

7）选择肘上置管、B 超导引下置管可减轻导管对血管内膜的损伤。

（4）处理：明确诊断后按置管后血栓及静脉炎处理方法进行处理。

1）不要急于拔管，以免产生活动栓子。

2）遵医嘱使用抗凝药或溶栓剂，如低分子肝素等。

4. 细菌性静脉炎和导管相关性感染　中心静脉通道器材相关感染的发生率在普通住院患者中达 3%~20%，在重症患者中的发生率比普通患者高 2~5 倍，与使用 PICC 相关的感染率为 0~5.2%。导管相关性感染的微生物主要有革兰阴性葡萄球菌、金黄色葡萄球菌、肠球菌、真菌等。

（1）原因：导管穿刺置管过程及导管使用、维护过程中无菌操作不严或任何环节被细菌污染均可发生导管相关感染。原因包括置管过程穿刺点污染、导管污染、导管接头污染、静脉滴注的药物被污染、血行扩散、导管的纤维蛋白鞘形成或血栓形等。

（2）导管相关性感染的甄别。

①留置中心静脉导管 48h 后且正在使用血管内留置器材。

②出现导管相关性感染的临床表现：寒战 / 发抖、发热；低血压、休克；换气过度 / 呼吸衰竭；腹部疼痛、恶心、呕吐；突发性意识不清等。

③存在提示导管相关性感染的症状特点而没有其他明确的局部感染。

④穿刺点局部炎症表现甚至化脓。

⑤细菌培养为革兰阴性葡萄球菌、金黄色葡萄球菌、肠球菌、假丝酵母等。

⑥冲洗导管后立即发生发热或寒战。

⑦常规抗生素较难控制感染。

⑧一旦拔除导管，症状显著改善。

（3）导管相关性感染的诊断。

①导管相关血流感染（CRBSI）诊断：导管定量细菌培养和其他静脉抽取的血液培养分离到相同病原体，并且患者有血流感染的临床表现，如发热、寒战和（或）低血压，而无明显的其他感染来源。

患者导管培养不能取得实验室证据，但如果拔取导管全身感染征象好转，可认为是 CRBSI 的间接证据。

② CRBSI 病原学诊断（表 5–1）：导管管尖培养，接种方法（半定量培养）为取导管尖端 5cm，在血平板表面往返滚动一次，培养 24h，细菌菌数≥ 15cfu/ 平板即为阳性。但要注意，因半定量培养在导管拔出时导管尖端可受到皮肤细菌污染影响其准确性。

从导管抽血定量培养，细菌菌数≥ 100cfu/mL，或细菌菌数相当于对侧同时取血培养的 5 倍；或对侧同时取血培养出同种细菌为阳性。

表 5–1　CRBSI 病原学诊断

导管	外周静脉	条件	结果判断
+	+		可能 CRBSI
+	+	导管较外周报阳早 120min 导管细菌浓度较外周高 5 倍	提示 CRBSI
+	–		不能确定
–	–		不是 CRBSI

（4）预防：实施预防导管感染措施群集较单独实施各个措施更有效。因此，在实施导管感染管理中，要实施所有的预防措施并保证措施的有效性。

①降低细菌沿导管生长的概率非常重要，因此，要固定好导管，必要时使用适当的缝合固定技术，防止导管在穿刺口自由进出并保持穿刺点及局部的无菌。

②置管、维护及导管使用中最大限度地做好无菌操作。

③妥善选择置管部位：如肘上穿刺置管较其他部位优。

④保持导管尖端适宜的位置、预防性应用抗凝药或给予溶栓治疗以降低血栓形成的危险可减少导管相关感染的发生。

⑤必要时使用含预防感染设计或含抗菌物质的导管。

⑥选用高通透性的透明敷料贴，避免贴膜松脱或积汗，保证局部皮肤的无菌状态。

⑦限制使用输注 TPN 的导管输注其他药物，输注 TPN 或血制品的输液器要及时更换，至少每 24 小时更换。

⑧做好手卫生，减少对已留置器材的无谓触动，减少污染。

⑨有观点建议采用抗生素封管；常规局部应用广谱抗菌药膏可使假丝酵母等真菌的生长机会增加。

⑩选择合适的导管：满足治疗需要的前提下，选择管腔少、管径细的导管进行留置。

（5）拔除感染导管的管理。

①有观点认为，白细胞升高和（或）发热，即使没有局部发红、肿胀、疼痛或分泌物也应拔管。

②抽血送培养：外周取血和经由导管取血定量培养，阳性者拔除导管。

③血培养呈阳性，且找不到其他感染源，而患者感染症状持续，拔除导管。

④虽无全身症状，但穿刺点有发红，变硬，疼痛，渗出物，经局部处理无效者拔除导管。

⑤有发生蜂窝织炎或菌血症的趋势，拔除导管。

（6）计算导管相关感染率的方法：（感染导管数 ×1 000）/ 所有患者留置所有导管的总天数 = 每 1 000 个患者导管留置日内感染率

（二）静脉血栓形成

血凝块影响到血液循环时称为血栓形成。血凝块的形成与脓血症有密切关系。与导管相关的血栓形成发生率为 3%~70%，通过造影检查证明 28%~54% 的患者有部分或完全的中心静脉内血栓形成，血栓形成高达 70% 的患者伴有导管易位，血栓形成对患者的影响差别很大，从丝毫没有影响到威胁患者生命。PICC 导致静脉血栓的主要并发症包括：肺栓塞、导管相关性感染、可能加重凝血功能异常或血小板减少、反复发作并形成后遗症等。

1. 原因　病理学家 Virchow 关于血栓形成的三个病理因素包括：血管壁受损或炎症、血流速度减慢和血液高凝状态。PICC 置管后血栓形成的原因比较复杂，可能与下列因素有关。①血管内膜受损，促进血栓形成因子的释放，并导致凝血因子的集结；②导管固定不良；③导管易位；④导管末端位置不理想等有关。

2. 临床表现

（1）表浅静脉血栓形成可出现疼痛、发红、肿胀、静脉条索状改变等临床症状。

（2）大静脉内血栓在未完全堵塞前通常无临床症状，故较难诊断。

（3）大约 6% 的病例会最终彻底堵塞血管。

（4）血栓部位的整个手臂、腋部、肩膀、颈部、胸部、后背、耳周、颌面部可出现下列症状：疼痛、颜色改变、肢体肿胀、皮肤温度改变、侧支静脉扩张、液体自穿刺点处回漏、麻痹或刺麻感；颈内静脉血栓形成可出现神经学方面的表现或症状：如头痛、视觉紊乱、视盘水肿、恶心、呕吐、癫痫发作等。

（5）血管 B 超或血管造影检查可发现血栓形成，通过血管造影检查可确诊。

3. 预防

（1）根据血管粗细，选择能满足治疗需要的最细规格的导管。

（2）选择由不易生成血栓的材质做成的导管。

（3）穿刺过程中尽量减少对血管内膜的损伤，避免在同一血管反复穿刺。

（4）对易于生成血栓的患者考虑预防性的应用抗凝药。

（5）保持导管末端在合适的位置。

（6）经常的评估患者情况对早期发现血栓形成很有必要。

（7）非药物预防：包括适当的肢体活动（日常生活尽量自己完成）、锻炼（握拳、松拳）、补充充足水分等。

4. 处理　血栓生成的处理应根据临床症状和患者的全身状况，评估导管是否能继续使用，可进行溶栓治疗、抗凝血治疗或拔除导管。

5. 抗凝血治疗的原则

（1）对出血的风险进行充分的评估，不建议预防性进行抗凝血治疗。

（2）使用药物：急性上肢深静脉血栓（DVT）累及腋静脉或更近端静脉者，需要马上使用低分子肝素针、磺达肝素针、普通肝素等非口服抗凝血药物治疗；急性 UEDVT 累及腋静脉或更近端静脉者，使用低分子肝素或磺达肝素效果比普通肝素好；急性上肢深静脉血栓累及腋静脉或更近端静脉时，单独抗凝治疗优于溶栓治疗。PICC 相关的 UEDVT 患者如果没有拔除 PICC，抗凝血治疗需要持续到 PICC 拔除时。

（3）如果明确静脉血栓与 PICC 相关，PICC 还有作用且需要继续使用，则无须立即拔除，可进行溶栓治疗并继续使用 PICC 导管，定期检查溶栓治疗的结果，及时调整治疗的方案。

（三）纤维蛋白鞘形成（图 5-3）

置管后几小时内就可能出现一种不能溶解的蛋白质紧紧贴附于导管表面的现象。发生纤维蛋白鞘的概率高达 55%~100%，漂浮在导管末端的尾状纤维蛋白可致导管回抽困难；纤维蛋白鞘可阻碍输液，致所输注液体回流，穿刺点渗液；纤维蛋白鞘可成为细菌生长的培养基而引发感染。

1. 原因　导管置入深度不足是其中的一个主要原因。

2. 预防及处理　适当增加导管冲洗的频率和速度，使用肝素生理盐水封管，使用尿激酶溶解附于导管开口处的纤维，穿刺点渗液严重时考虑拔除导管。

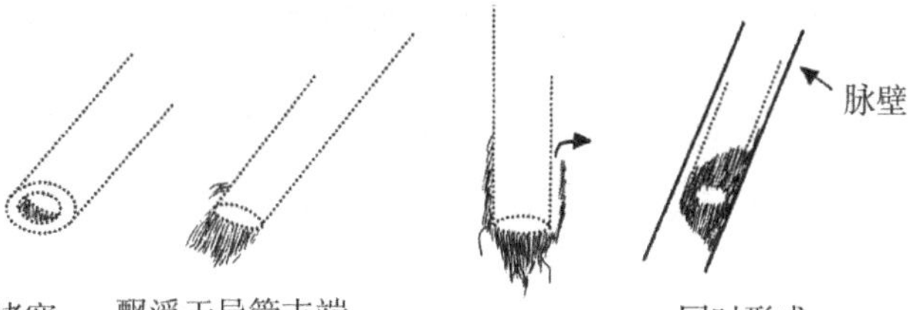

图 5-3　血凝块生成图示

（四）导管断裂或破损

1. 原因　导管置入前需要用生理盐水进行预冲，没有预冲导管，撤导丝时可划伤导管；普通胶带直接黏贴在导管上；非耐高压 PICC 导管用高压泵推注或使用 10mL 以下注射器快速注射致导管损伤；用镊子送导管时损伤导管；损伤的导丝划破导管；导管固定不当，弯肘时使导管打折导致导管体外端破损；置入前被针、刀、剪等锐器损伤；使用频谱治疗仪照射穿刺局部时热损伤导管体外端；置管后固定纱布胶带切割导管等均可损伤导管。

2. 预防与处理　避免引起导管断裂或破损的所有原因。后修剪导管体外部分破损或断裂可进行导管修复；体内部分发生断裂时，立即用手指按压导管远端的血管或立即于上臂腋部扎止血带，患者制动，即行静脉切开术，取出导管；导管体内部分破损发生渗液可根据具体情况修复导管、原位更换导管或拔除导管。

（五）穿刺点感染

穿刺点感染表现为局部红肿、疼痛、脓性分泌物等。

1. 原因　包括无菌操作不严、局部出血或潮湿后不及时更换敷料、未按规定时间更换敷料或患者免疫力低下。

2. 预防及处理

（1）置管及维护要严格无菌技术操作。

（2）每天观察穿刺局部并按要求及时更换敷料，夏天适当缩短敷料更换间隔时间。

（3）出现穿刺点局部感染时，要及时就诊，局部有脓性分泌物要把分泌物尽量挤出，局部用碘伏湿敷 15min 后，穿刺局部用银离子敷料（优拓）覆盖，再视渗出多少选择纱布敷料或透明敷料覆盖。

（4）局部热敷促进吸收及炎症消退。

（5）导管良好固定，防止导管移动导致的感染。

（6）必要时遵医嘱给予抗生素治疗，加强局部换药并使用抗菌敷料，取局部分泌物细菌培养并使用敏感抗生素。

（六）疼痛

1. 原因 静脉炎、静脉血栓形成、感染等均可导致局部或穿刺侧肢体疼痛，置管后肢体不活动、僵直也可以引起肢体疼痛、肿胀。

2. 预防及处理 避免静脉炎、静脉血栓形成、感染等原因，做好患者宣教，教会患者置管后如何活动，置管后立即让患者示范肢体活动的动作，如穿衣、扣扣子等，消除患者不敢活动的心理。

（七）导管堵塞

导管失去功能中超过 40% 发生于导管堵塞。导管堵塞分为血凝性堵塞或非血凝性堵塞，血凝性堵塞可通过溶栓治疗再通导管，非血凝性堵塞一般由于药物配伍禁忌药物沉积所致，很难再通导管，所以更要注意防范。

1. 导管阻塞的表现

（1）非血凝性堵塞：在输入不相容药物后突然发生的堵塞或阻力增加，缓慢加重的堵塞通常提示脂类物质沉积，注射泵总是高压报警，导管堵塞症状与溶栓治疗无关或对溶栓治疗没有反应，拔除的导管腔内可以看到有沉淀物。

（2）血凝性堵塞：部分或全部回抽或注入困难；部分或全部堵塞，伴有疼痛、水肿和（或）静脉扩张，提示需行造影检查确认有无导管腔外的血凝（血栓形成）；输液泵持续高压报警；堵塞可以突然发生，也可能是持续加重。

2. 原因

（1）血凝性堵塞原因：静脉血管内膜损伤、导管末端位置不正确、导管易位导致血栓；导管维护不当，冲洗导管不充分；患者高凝状态；胸腔内压力增加等。

（2）非血凝性堵塞原因：导管维护不当，未按要求正确冲封管；导管输注的药物配伍禁忌，导致药物沉积；输注黏稠药液，如脂肪乳剂而未及时冲管引起管腔阻塞等。

（3）纤维蛋白鞘形成。

（4）导管打折等。

3. 预防 根据病情需要选择合适的静脉穿刺置管（如需要长期使用拐杖的患者可选择置入输液港或头静脉置管）；选择适宜的 PICC 导管，如三向瓣膜式导管有助于预防血液回流管腔内；置管后常规做 X 线胸片检查，确定导管尖端位置正确；没有禁忌证的患者可预防性使用华法林等抗凝血药；尽量减少穿刺时静脉内膜的损伤；采用正确的冲封管技术及正确的冲管频率（冲管间隔时间以保持导管通畅为前提，可以 24h、12h 或 8h 冲管一次）；注意药物间配伍禁忌，输注两瓶药液间要用生理盐水冲管；如果发现输液滴速减慢，可用，5% 乙醇 2mL 注入导管内，停留 20~30min 后抽出至见回血弃去，立即用 20mL 生理盐水冲管，可以帮助清除导管内沉积的脂肪乳；输注脂肪乳剂要定时冲管；定期复查胸片，确定是否发生导管易位；尽量减少可能导致胸腔内压力增加的活动。

4. 处理

（1）检查导管是否打折，患者体位是否恰当，确认导管尖端位置正确。

（2）用 10mL 注射器缓慢回抽，抽出血凝块，不可用暴力推注，以免导管破裂造成导管性栓塞。

（3）根据堵塞程度进行处理。①不完全堵塞：速度减慢的初期，及时用生理盐水脉冲式冲管；脉冲冲管无法缓解，用 5 000U/mL 尿激酶，注入 1mL，保留 30min，回抽后弃去，立即用 20mL 以上生理盐水脉冲冲管。②完全堵塞：进行负压再通。

（4）通过 B 超或血管造影确定是否存在导管易位、导管损伤、导管外的血管堵塞（血栓或纤维蛋白鞘形成）等，以确定后续的处理。

（5）利用负压注射技术冲洗导管使导管再通。

（6）导管再通失败时拔管或重新置管。

（7）碳酸氢钠、盐酸可分别用于酸性或碱性药物导致的导管内半堵塞或堵塞。

附录 A: 导管溶栓负压再通技术（图 5-4）

三通管分别连接导管、20mL 空注射器、装有尿激酶注射器，开通空注射器与导管连接（尿激酶注射器端关闭）通路，回抽后关闭该通路，使导管内形成负压，开放三通使尿激酶注射器与导管相通，尿激酶进入导管内，保留 0.5~1h 后用 20mL 空注射器回抽通畅，再用 20mL 生理盐水脉冲冲管，如果回抽不畅，再重复以上步骤数次直至再通，如果不能溶栓再通，多为非血凝堵塞，可考虑拔除导管。

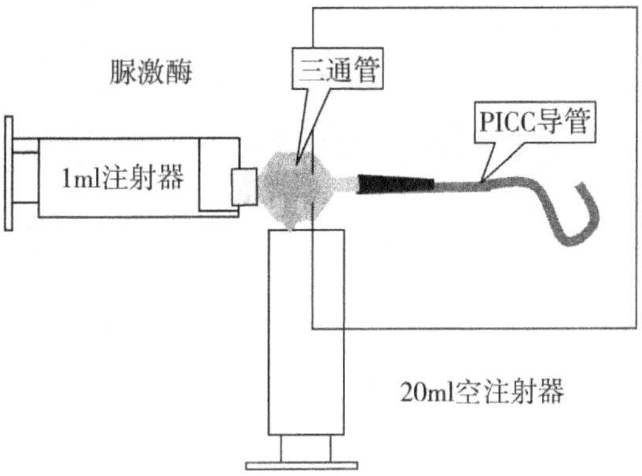

图 5-4 导管溶栓负压再通

（八）导管脱出、移位

导管脱出、移位可造成导管尖端位置不正确，导管感染等并发症。

1. 原因 导管固定不牢，更换敷料时带出导管，穿刺点在关节部位。

2. 预防及处理 正确固定导管，可使用固定翼或 stalock（思乐扣）加强导管固定；使用透明敷料固定导管，导管必须完全固定在透明敷料内，敷料发生松脱及时更换；更换敷料使用正确的方法，防止导管带出体内；告知患者避免做易导致导管脱出的动作，如用力甩臂、开摩托车等，发现导管固定敷料松脱立即回医院处理。

（九）穿刺点渗血

1. 原因 包括穿刺损伤；患者有出血倾向；抗凝血治疗的患者；穿刺点选择不当，如靠近关节部位穿刺；穿刺部位活动过度，穿刺针直刺血管等。

2. 预防及处理 选用合适大小的穿刺针，穿刺点避开关节部位，穿刺时避免直刺血管，最好在皮下潜行一段再进血管，肘上置管患者置管后 24h 内减少屈肘活动；穿刺点可用明胶海绵或凝血酶原覆盖并用弹力绷带加压包扎 6h，但要注意不要太紧，以免影响穿刺肢体血液循环，穿刺后第一个 24h 用纱布加透明敷料固定导管；第一次更换敷料时用明胶海绵固定针眼加透明敷料固定，牢固固定导管等。

（十）穿刺点渗液

1. 原因 纤维蛋白鞘形成或静脉血栓形成、导管体内部分破损、穿刺损伤淋巴管或患者对导管产生排斥反应。

2. 预防及处理 通过 B 超或血管造影明确渗液原因，纤维蛋白鞘形成或静脉血栓形成可进行溶栓处理；导管体内部分破损可根据情况修复导管或拔除导管，其他原因引起的可根据输液多少选择纱布敷料、纱布加透明敷料或藻酸盐敷料加透明敷料固定导管。

（十一）皮肤问题

穿刺局部接触性皮炎、皮炎或过敏。

1. 原因 表皮损伤，患者皮肤对敷料、消毒液过敏或化疗药引起的全身性皮炎。

2. 预防及处理 ①及早处理皮肤问题非常重要，告知患者皮肤出现痒、皮疹时要及时就诊、及时处理；②选择刺激性小的消毒剂进行皮肤消毒，待干消毒液再粘贴透明敷料；③对易于过敏的皮肤使用皮肤保护剂保护皮肤，选择通透性高的透明敷料或水胶体敷料；④出现皮疹的皮肤在消毒皮肤后用无菌生理盐水清除消毒液，再选择局部外涂抗过敏药膏（药膏尽量避免涂在穿刺口上），并用纱布敷料固定或纱布加透明敷料固定，每 48 小时更换直到皮疹消退，单纯纱布固定时注意避免导管脱出；⑤严重者可缝合固定导管并用纱布覆盖，每 48 小时更换纱布敷料。

（十二）导管拔除困难

7%~12% 的 PICC 导管拔除困难是由于静脉收缩所致。所以，当拔管遇到阻力时，应立即停止，不可强行拔管，可通过局部热敷、给予热饮料等帮助扩张血管或暂停一段时间再行拔管。拔管困难还可能由于血栓形成，所以遇拔管困难且怀疑静脉血栓形成者，不可按摩置管血管，以免血栓脱落造成栓塞，最好对置管血管进行 B 超检查或造影检查，以确定是否存在静脉血栓。

1. 原因　以下原因均可导致导管拔除困难。

（1）导管置入时间过长和静脉壁发生黏附。

（2）静脉炎、血栓性静脉炎、静脉痉挛、化学药物对静脉的刺激等可导致静脉血管狭窄而致导管拔除困难。

（3）感染、静脉蜂窝织炎，由于软组织炎症引起肿胀导致拔管受阻。

（4）输注冷注射液导致血管收缩痉挛。

（5）患者的情绪变化如害怕、紧张可导致血管痉挛。

（6）导管壁与血管壁移动方向相反。

2. 预防及处理

（1）血管痉挛导致的拔管困难可先消除相关原因再拔，典型的痉挛是由于静脉壁受某种因素激惹引起，这种痉挛不会持续很久，最终会松弛下来。

（2）在拔除有阻力的导管之前或患者感到拔管时有尖锐的疼痛，应用 X 线探知导管目前位置。

（3）拔管时应稍用力但用力要均匀。

（4）对静脉部位进行 20~30min 的热敷解除痉挛后再尝试拔管。

（5）如果第二次拔管还有阻力，应将导管固定好 12~24h 后再次尝试拔管或对置管血管进行 B 超检查，以排除相关血栓。

（6）有文章报道成功地拔出遇到阻力的导管可采用注射温热盐水后 5~15min 拔管的方法（热盐水可使静脉松弛，增加静脉直径，从而增加导管周围的静脉血流）。

（7）导管拔出困难禁忌按摩穿刺肢体，防止血栓性导管拔除困难致血栓脱落造成栓塞。

（8）试图强行拔除导管可能加重血管收缩和（或）导致导管断裂，形成导管栓塞。

（9）必要时考虑手术取出。

第五节　PICC 置管患者的健康教育

由于 PICC 留置时间一般较长，患者参与对导管的安全使用非常重要，因此要对患者进行相关的反复的健康教育，并为患者提供教育内容的文字资料或相关网页，直到患者完全掌握。健康教育要达到以下目标：导管留置期间不脱出、不潮湿、按时到具备相应技术条件的医疗机构进行维护护理、出现相关并发症能及时到医疗机构进行处理。

1. 关于洗澡　PICC 置管后可以洗澡，须在敷料上先裹上小毛巾，再用保鲜膜包裹，水不能直接冲淋穿刺局部，敷料潮湿及时到医院更换。

2. 避免导管外滑和受伤

（1）为了避免导管外滑，敷料固定一定要牢靠，当敷料松动、脱落时要及时更换，同时避免外力牵拉管道，穿衣时先穿穿刺侧手臂，脱衣时相反，平时可用弹力网套保护。儿童患者要教育其不要玩弄或牵拉导管。

（2）为了避免管道受伤，要特别注意线头的切割，告知患者护士在更换敷料的时候会把管道全部包裹在敷料中。

3. 患者活动知识的介绍

（1）肘上置管后 24h 内减少穿刺侧手臂的屈肘活动，避免穿刺侧手臂用力过度，可握拳（至少每天 3 次，每次 100 次）和进行日常生活活动，以促进穿刺侧上肢血液循环。有出血倾向患者，伤口停止出血前减少活动，以后正常活动。肢体正常活动，如不动反而会增加静脉炎的发生率。睡眠时避免压迫穿刺肢体，可用软枕垫高。

（2）避免提重、举高、用力甩膀活动，避免游泳、泡澡。

（3）日常生活、工作不受影响。

4. 出现以下情况须立即告知护士

（1）置管后 24h 内，为了减少伤口的出血，局部加压包扎，出现伤口出血较多、手臂手指发胀、麻木、皮肤颜色发紫、苍白等异常情况。

（2）伤口、手臂：红、肿、热、痛、活动障碍。

（3）敷料：污染、潮湿、松动、脱落。

（4）导管：漏水、脱出、折断等。

5. 如有不适　请及时到医院处理；在医疗机构进行导管维护。

6. 减少伤口感染　保持穿刺局部清洁干燥，按要求定时维护导管，一般每周 1~2 次。当出汗多、穿刺局部发红时要增加换药次数，敷料松动脱落时要及时更换。

7. 避免导管堵塞　按要求定时维护导管，避免增加胸内压的活动，如提较重的物体等；在起床或上厕所时，要注意使输液抬高，如发现有回血或输液减慢，及时通知护士处理；输注完黏稠的物质如营养液、蛋白、血制品后，如输液速度减慢，及时通知护士处理。

第六节　PICC 使用的注意事项

1. 护理重点

（1）使用前先注入 10mL 生理盐水确认导管通畅，如无特殊需要，可不抽回血，以免发生导管堵塞。

（2）每次输液后用 20mL 生理盐水以脉冲方式冲洗导管，并正压封管。

（3）输血、抽血、输注脂肪乳等高黏滞性的药物后立即用 20mL 生理盐水以脉冲方式冲洗导管后再接其他输液。

（4）冲管必须用脉冲方式，并做正压封管，不应用静脉点滴或普通推注方式。

（5）禁止使用 <10mL 的注射器冲管、给药，不可用暴力冲管，以免造成导管的损坏。

（6）可以使用此导管进行常规的加压输液或输液泵给药，但不应用于高压注射泵推注造影剂。

（7）换药过程严格无菌操作，将透明贴膜贴到连接器翼形部分的一半处固定导管，使导管体外部分完全包于贴膜的无菌的保护下，禁止将胶布直接贴于导管体上。

（8）换药时应严格观察并记录导管刻度，自下而上小心拆除原有贴膜，避免牵动导管，严禁将导管体外部分移入体内。

（9）应经常观察输液速度，如发现流速减慢应及时查明原因并妥善处理。

（10）PICC 为一次性医疗产品，严禁重复使用。

2. 携管注意事项

（1）保持局部清洁干燥，不要擅自撕下贴膜。贴膜有卷曲、松动、贴膜下有汗液时，及时请护士遵照标准程序更换。

（2）带 PICC 患者可以从事一般性日常工作、家务劳动、体育锻炼，但需避免使用这一侧手臂提过重的物体，不用这一侧手臂做引体向上。托举哑铃等持重锻炼。并避免游泳等会浸泡到无菌区的活动。

（3）携带此导管的患者可以淋浴，但应避免盆浴、泡治。淋浴前用塑料保鲜膜在肘弯处缠绕 2~3 圈，上下边缘用胶布贴紧，淋浴后检查贴膜下有无进水，如有进水应请护士按操作规程更换贴膜。

（4）携带三向瓣膜式 PICC 患者治疗间歇期每 7 天对 PICC 导管进行冲管、换贴膜、换肝素帽等维护，携带末端开口式 PICC 患者需每 3 天冲管，注意不要遗忘。

（5）注意观察针眼周围有无发红、疼痛、肿胀，有无渗出，如有异常及时联络医生或护士。

（6）如因为对透明贴膜过敏等原因而必须使用纱布敷料时，应每 48 小时更换。
（7）家长应嘱咐儿童患者不要玩弄导管的体外部分，以免损伤导管或把导管拉出体外。
（8）出院后若不能回置管医院进行维护、治疗时，请于当地的正规医院内指定专业护士维护、治疗。
3. 如有意外，及时就医
（1）伤口、手臂：出现红、肿、热、痛、活动障碍。
（2）穿刺口处有渗液、分泌物、化脓等。
（3）敷料：出现污染、潮湿、翘起、脱落等。
（4）导管：出现漏气、漏水、脱出、折断等。
（5）输液时：听见“嗖嗖”声、注射时疼痛、输液停滴、缓慢等。
（6）注意观察体温变化，如持续高热，及时通知医生。

第六章

神经肿瘤护理

第一节 听神经瘤护理

听神经瘤（acoustic neuroma）是指起源于听神经鞘的肿瘤，为良性肿瘤，是常见的颅内肿瘤之一，占颅内肿瘤的8%~10%，约占桥小脑角区肿瘤的80%。肿瘤多数发生于听神经前庭段，少数发生于该神经的耳蜗部。随着肿瘤生长，可出现一些神经压迫症状。

一、病因与病理

（一）病因

从解剖角度看，听神经包括前庭神经和耳蜗神经，与面神经共同走行于内听道中；听神经颅内部分长17~19mm，从脑干到内听道口无神经鞘膜，仅为神经胶质细胞和软脑膜被覆，至内听道口穿过软脑膜后，由Schwann细胞被覆，故其多发生在内听道内的前庭神经鞘膜，并逐渐向颅内扩展。

前庭神经鞘瘤起源于外胚层，其前庭神经的鞘膜细胞增生瘤变，逐渐形成肿瘤。

（二）病理

听神经瘤是一具有完整包膜的良性肿瘤，表面光滑，有时可呈结节状。肿瘤大多从内听道内开始生长，逐渐突入颅腔。肿瘤小者局限在内听道内，直径仅数毫米，仅有内听道扩大，随着肿瘤的不断增大，大者可占据整个一侧后颅窝，可向上经小脑幕向幕上、幕下生长达枕骨大孔，内侧可越过脑桥的腹侧达对侧。相邻的脑神经、小脑和脑干等结构可遭受不同程度的推移，面神经、三叉神经可被压向前方或前上方，向下延伸至颈静脉孔可累及舌咽神经、迷走神经及副神经，向内可压迫脑干、小脑和第四脑室。

二、临床表现

一般听神经瘤病程较长，随着肿瘤的生长，临床症状和体征按一定顺序出现。

1. 早期耳部症状　肿瘤体积小时，出现一侧耳鸣、听力减退、眩晕和平衡障碍。听力障碍是最常见的症状，发生率为95%。耳鸣可伴有发作性眩晕或恶心、呕吐。

2. 中期面部症状　肿瘤继续增大，压迫同侧的面神经和三叉神经时，出现患侧面肌痉挛及泪腺分泌减少，或有轻度周围性面瘫。三叉神经损害表现为同侧面部麻木、疼痛、触觉减退、角膜反射减弱、颞肌和咀嚼肌肌力差或肌萎缩。

3. 晚期脑桥小脑角综合征及后组脑神经症状　肿瘤体积大时，压迫脑干、小脑及后组脑神经，引起交叉性偏瘫及偏身感觉障碍，小脑性共济失调、声音嘶哑、吞咽困难、饮食呛咳等，发生脑脊液循环梗阻则有头痛、呕吐、视力减退、视盘水肿或继发性视神经萎缩。

4. 其他　听神经瘤瘤内出血，可引起急性脑桥小脑角综合征，出现病情的急剧变化。患者突然出现听力下降，急性面肌痉挛或面瘫，面部感觉障碍，声音嘶哑，严重者可出现意识和呼吸障碍。

三、辅助检查

（1）X 线检查：岩骨平片见内耳道扩大、骨侵蚀或骨质吸收。

（2）CT 及 MRI:CT 表现为瘤体呈等密度或低密度，少数呈高密度影像。肿瘤多为类圆形或不规则形，位于内听道口区，多伴内听道扩张，增强效应明显。MRI T_1 加权像上呈略低或等信号，在 T_2 加权像上呈高信号。第四脑室受压变形，脑干及小脑变形移位。注射造影剂后瘤体实质部分明显强化，囊变区不强化。

（3）神经耳科检查：常进行听力检查及前庭神经功能检查。

（4）脑干听觉诱发电位或脑干电反应听力测定。

四、治疗要点

听神经瘤是良性肿瘤，治疗原则主要是手术治疗，尽可能安全、彻底地切除肿瘤，避免毗邻神经的损伤。多数学者认为肿瘤全切除后，可获得根治。如果手术残留，可以考虑辅助 γ 刀治疗。若为急性瘤内出血，肿瘤体积增大，出现颅内压升高和意识障碍，可先予激素和脱水治疗，然后进行急诊手术。

五、护理措施

（一）术前护理

1. 疾病指导　告知患者各项术前检查的目的和重要性，如何做好各项检查的配合，完善术前准备；了解患者对疾病和手术的认知程度，告知术后可能发生的脑神经损伤情况、并发症及需要配合的事项。

2. 预防枕骨大孔疝发生　观察患者意识状态、生命体征、肢体活动情况，避免一切诱发颅内压升高的因素。若出现剧烈头痛、频繁呕吐、颈强直、呼吸变慢，应及时通知医生。

3. 改善患者的营养状况　注意监测肝脏功能及水、电解质情况，保持水、电解质及酸碱平衡。对后组脑神经麻痹有饮水呛咳或吞咽困难的患者，行肠内、肠外营养支持，防止吸入性肺内感染。

4. 生活护理　患者存在小脑性共济失调，动作不协调。嘱患者卧床休息，指导患者练习床上大小便，给予生活护理，加强安全护理，防止意外发生。

5. 沟通障碍的护理　耐心与患者交谈，必要时辅助手势及文字或护患沟通图解进行沟通，以满足患者需求。

6. 心理护理　评估患者的文化程度及对疾病的认识程度，向患者讲解手术和麻醉的相关知识、手术的目的和意义，减轻患者的焦虑和恐惧。

（二）术后护理

1. 病情观察　观察患者意识状态、生命体征、瞳孔、肢体活动情况，密切观察患者呼吸、血氧饱和度的变化，给予吸氧、心电血氧监测。遵医嘱给予脱水剂及激素类药物。注意观察患者是否有头痛、呕吐及颈强直的情况。

2. 体位　麻醉未清醒者取仰卧位头偏向健侧，清醒后头部抬高 15°~30°，对肿瘤切除后残腔较大的患者，术后 24~48 小时内取头部健侧卧位，行轴位翻身，避免颈部扭曲或动作过猛，造成脑干摆动或移位，而导致呼吸骤停。

3. 呼吸道护理　第Ⅴ、Ⅶ、Ⅸ、Ⅹ、Ⅻ对脑神经损伤，可导致吞咽和呛咳反射异常；由于手术时间长，常采取侧卧位，气管插管的留置和摩擦也会导致咽后部水肿。患者可有不同程度的咳嗽无力，痰液不能排出，导致窒息和并发肺部感染。护理措施：①及时吸痰保持呼吸道通畅，充足给氧。②每 2 小时翻身、叩背 1 次，每 4~6 小时雾化吸入 1 次，防止呕吐物误吸引起窒息。③术后咳嗽无力不能排痰者，可用导管插入气管吸出分泌物，必要时协助医生通过支气管镜吸痰。发生呼吸困难、发绀，血氧饱和度低于 90% 应及时通知医生，必要时考虑行气管切开。

4. 并发症的预防和护理　如下所述。

（1）颅内继发出血：颅内血肿多发生在术后 24~48 小时内，由于后颅窝容积狭小，代偿容积相对较小，术区脑组织水肿或瘤腔渗血时病情变化较快。需监测患者生命体征，特别是血压、呼吸、动脉血氧饱和度，因此术后 24 小时内应严密观察有无剧烈头痛、频繁呕吐及血压升高、心率减慢、呼吸深慢或不规则、动脉血氧饱和度下降、烦躁不安、意识模糊等颅内压升高症状，如有变化应立即通知医生，并做好抢救的准备。

（2）颅内继发感染：颅内感染与脑室外引流、切口愈合不良、脑脊液漏有关。护理措施：①保持脑室外引流或腰大池引流装置通畅，管道勿受压、扭曲、脱落，倾倒时严格遵守无菌操作原则，防止逆流。②保持头部敷料清洁干燥，发现切口渗出，及时通知医生处理。③监测体温的变化，遵医嘱合理应用抗生素。

（3）暴露性角膜炎：患者肿瘤体积较大时，术前可出现周围性面瘫及三叉神经功能障碍，手术也可导致或加重脑神经的损伤，出现眼睑闭合不全、瞬目动作减少、球结膜干燥、面部感觉消失，口角向健侧歪斜等症状。护理措施：①给患者戴眼罩，形成湿房；②日间用眼药水滴眼 2~3 次，夜间涂眼膏；③保持眼部清洁，每日眼部护理 2 次，如果出现暴露性角膜炎，必要时需要行眼睑缝合术。

（4）吞咽困难：由于手术牵拉刺激可伴有舌咽和迷走神经的损伤，出现声音嘶哑、吞咽困难。①饮水试验：术后 6 小时需进行饮水试验，进食呛咳者，予以鼻饲流食，并行吞咽康复训练，待吞咽功能恢复后给予经口饮食；经口进食无呛咳者，给予流食，并逐渐改为半流食及软食。②进食时需注意：床头抬高 30°~ 45°，健侧卧位；温度在 38~40℃，避免过热造成烫伤；注意进食速度，将食物放在健侧舌上方，小口、细嚼慢咽，少量多餐，防误吸发生。③口腔清洁：进食后漱口或行口腔护理，以免食物残留发生口腔感染。④吞咽功能训练：临床上可应用日本洼田俊夫饮水试验评估，筛选患者吞咽障碍的程度，以便及时给予相应的干预。进行咽部冷刺激、空吞咽、屏气－发声运动及摄食训练，有助于吞咽功能的恢复。

（5）面部带状疱疹：与术中三叉神经受刺激有关，多在 2 周内消失。护理措施：①每日 2 次口腔护理，保持口唇周围清洁，并涂抗生素软膏；②根据医嘱给予抗病毒药物及 B 族维生素；③超短波治疗。

六、健康指导

1. 用药指导　根据医嘱服用药物，不可擅自停药或漏服药物。

2. 眼睑闭合不全　保持眼部清洁，指导患者禁止用不洁净的物品擦眼，白天滴眼药水，外出时戴太阳镜或眼罩，以防阳光和异物的伤害；睡前涂眼药膏，用干净的塑料薄膜覆盖，以形成湿房，防止发生暴露性角膜炎。

3. 面瘫　指导患者进行面部肌肉练习，对着镜子做皱眉、闭眼、吹口哨及呲齿等动作；避免进食过硬、不易嚼碎的食物，最好进食软食；每日 2 次进行患侧面部按摩，按摩时力度适宜、部位准确。

4. 活动指导　出院后注意休息，在身体尚未完全恢复前，减少去公共场所的机会，注意自我保护，防止感染其他疾病。逐渐增加活动量，3 个月后根据身体恢复情况可适当做些简单的家务，避免头部剧烈运动及重体力劳动。

5. 饮食指导　饮食合理，忌食辛辣等刺激性食物，给予高热量、高蛋白、丰富维生素及易消化的饮食，多吃富含维生素 A、维生素 C 的绿色蔬菜和水果。吞咽困难者应进软食，并遵循少量多餐、小口慢咽的原则。

6. 复诊　出院后 3 个月到门诊复查，若病情稳定，每 6 个月复查 1 次，持续 2 年，此后，改为每年复查 1 次。出现以下症状，应立即随诊：切口处出现漏液；头痛逐渐加重，恶心、呕吐；体温持续高于 38℃，颈部僵直；不稳步态加重等。

第二节　垂体瘤护理

垂体瘤（pituitary adenoma）是一组从腺垂体和神经垂体及颅咽管上皮残余细胞发生的肿瘤。此组肿瘤以腺垂体的腺瘤占大多数，来自神经垂体者少见。垂体瘤约占颅内肿瘤的 10%，大部分为良性腺瘤，极少数为恶性。

一、病因及分类

（一）病因

垂体瘤的发病机制是一个多种因素共同参与的复杂的多步骤过程，至今尚未明确。主要包括两种假说：一是下丘脑调控异常机制，二是垂体细胞自身缺陷机制。人们对下丘脑－垂体轴生理功能的不断研究，发现腺垂体可分泌如下激素：生长激素（growth hormone，GH）、泌乳素（prolactin，PRL）、促肾上腺皮质激素（adrenocorticotropic hormone，ACTH）、促甲状腺素（thyroid stimulating hormone，TSH）、促卵泡激素（follicle stimulating hormone，FSH）、黄体生成素（luteinizing hormone，LH）。

（二）分类

1. 根据肿瘤细胞染色的特性　分为嫌色性、嗜酸性、嗜碱性细胞腺瘤。

2. 根据肿瘤内分泌功能　分为泌乳素瘤（PRL 腺瘤）、生长激素瘤（GH 腺瘤）、促肾上腺皮质激素瘤（ACTH 腺瘤）、促甲状腺素瘤（TSH 腺瘤）、促性腺素瘤（FSH 和 LH 腺瘤）、混合性激素分泌瘤、无功能垂体腺瘤。

3. 按肿瘤大小　分为微腺瘤（直径≤ 1cm），大腺瘤（1cm< 直径≤ 3cm），巨腺瘤（直径 >3cm）。

二、临床表现

垂体瘤可有一种或几种垂体激素分泌亢进的临床表现。除此之外，还可因肿瘤周围的正常垂体组织受压和破坏引起不同程度的腺垂体功能减退的表现，以及肿瘤向鞍外扩展压迫邻近组织结构的表现。

（一）激素分泌过多综合征

1. PRL 腺瘤　女性多见，典型表现为闭经、溢乳、不育。男性则表现为性欲减退、阳痿、乳腺发育、不育等。

2. GH 腺瘤　未成年人可表现为生长过速、巨人症，成人表现为肢端肥大。

3. ACTH 腺瘤　临床表现为向心性肥胖、满月脸、水牛背、多血质、皮肤紫纹、毳毛增多等。重者闭经、性欲减退、全身乏力，有的患者伴有高血压、糖尿病、低血钾、骨质疏松等。

4. TSH 腺瘤　少见，由于垂体促甲状腺激素分泌过盛，多引起甲状腺功能亢进症状。

5. FSH 和 LH 瘤　非常少见，有性功能减退、闭经、不育、精子数目减少等。

（二）激素分泌减少

某种激素分泌过多干扰了其他激素的分泌，或肿瘤压迫正常垂体组织而使激素分泌减少．表现为继发性性腺功能减退（最为常见）、甲状腺功能减退（次之）、肾上腺皮质功能减退。

（三）垂体周围组织压迫征

1. 头痛　因为肿瘤造成鞍内压升高，垂体硬膜囊及鞍膈受压，多数患者出现头痛，主要位于前额、眶后和双颞部，程度轻重不同，间歇性发作。

2. 视力减退、视野缺损　肿瘤向前上方发展压迫视交叉，多数为颞侧偏盲或双颞侧上方偏盲。

3. 海绵窦综合征　肿瘤向侧方发展，压迫第Ⅲ、Ⅳ、Ⅵ对脑神经，引起上眼睑下垂、眼外肌麻痹和复视。

4. 下丘脑综合征　肿瘤向上方发展，影响下丘脑可导致尿崩症、睡眠异常、体温调节障碍、饮食异常、性格改变。

5. 脑脊液鼻漏　如肿瘤破坏鞍底可导致脑脊液鼻漏。

6. 垂体卒中　由瘤体内出血、坏死导致。起病急骤，剧烈头痛、恶心、呕吐，并迅速出现不同程度的视力减退，严重者可在数小时内双目失明，常伴眼外肌麻痹，可出现神志模糊、定向力障碍、颈项强直甚至突然昏迷。

三、辅助检查

1. 激素测定　包括 PRL、GH、ACTH、TSH、FSH、LH、MSH、T_3、T_4 等。

2. 影像学检查　包括 MRI、CT、X 线平片和放射性核素检查。

（1）MRI: 垂体瘤的影像学检查首选 MRI，因其敏感，能更好地显示肿瘤及其与周围组织的解剖关系，可以区分视交叉和蝶鞍隔膜，清楚显示脑血管及垂体肿瘤是否侵犯海绵窦和蝶窦、垂体柄是否受压等情况，MRI 比 CT 检查更容易发现小的病变。MRI 检查的不足是它不能像 CT 一样显示鞍底骨质破坏征象以及软组织钙化影。

（2）CT：常规 5mm 分层的 CT 扫描仅能发现较大的垂体占位病变。高分辨率多薄层（1.5mm）冠状位重建 CT 在增强扫描检查时可发现较小的垂体瘤。

（3）X 线平片：瘤体较大时平片可见蝶鞍扩大、鞍底呈双边，后床突及鞍背骨质吸收、变薄及向后竖起。

（4）放射性核素：应用于鞍区疾病的放射性核素成像技术也发展迅速，如正电子断层扫描（PET）已开始用于临床垂体瘤的诊断。

3. 其他检查　垂体瘤的特殊检查主要指眼科检查。包括视野检查、视力检查和眼球活动度检查。肿瘤压迫视交叉或视束、视神经时可引起视野缺损，或伴有视力下降。

四、治疗要点

垂体瘤的治疗方法有手术治疗、放射治疗、药物治疗及激素替代治疗。

1. 手术治疗　瘤体微小限于鞍内者可经鼻蝶入路显微手术切除。有鼻部感染、鼻窦炎、鼻中隔手术史（相对），巨大垂体瘤明显向侧方、向额叶底、向鞍背后方发展者（相对），有凝血机制障碍或其他严重疾病的患者禁忌经鼻蝶手术方式，需经颅垂体瘤切除术。手术方法如下。

（1）经颅垂体瘤切除术：包括经额叶、经颞叶和经蝶骨嵴外侧入路。

（2）经蝶垂体瘤切除术：包括经口鼻蝶入路、经鼻（单侧或双侧）蝶窦入路，经筛窦蝶窦入路和上颌窦蝶窦入路。

（3）立体定向手术（经颅或经蝶）：垂体内植入同位素 180，90Ir，放射外科（γ 刀和X刀）。

2. 放射治疗　放射治疗对无功能性垂体瘤有一定效果。适应证：①肿瘤体积较小，视力、视野未受影响。②患者全身情况差，年老体弱，有其他疾病，不能耐受手术者；③手术未能切除全部肿瘤，有残余肿瘤组织者，术后加放射治疗。

3. 药物治疗　常用药物为溴隐亭，可减少分泌性肿瘤过高的激素水平，改善临床症状及缩小肿瘤体积。

4. 激素替代治疗　有腺垂体功能减退者，应补充外源性激素，纠正内分泌紊乱。

五、护理措施

（一）术前护理

1. 心理护理　垂体瘤由于病程长，常伴有头晕、头痛、视力减退、肢端肥大、性功能障碍、闭经、泌乳等症状，使患者思想负担重，精神压力大，常有恐惧、焦虑、自卑、抑郁等心理障碍。入院后护士应准确评估患者心理，加强沟通和交流，做好心理疏导。

2. 术前准备　经蝶垂体瘤切除术做以下准备。①经口呼吸训练：术后患者由于鼻腔填塞碘仿纱条及手术创伤切口疼痛，需经口呼吸，因此术前应训练患者经口呼吸，让患者或他人将双鼻腔捏紧；②鼻腔准备：因手术经鼻腔蝶窦暴露鞍底，经过鼻腔黏膜，因此需保持口、鼻腔清洁，用生理盐水棉签清洗鼻腔或眼药水滴鼻，注意保暖，防止感冒，术前剃鼻毛。

3. 垂体卒中　应避免一切诱使颅内压升高的因素，防止感冒、咳嗽及保持排便通畅。如发生垂体卒中，应遵医嘱应用肾上腺皮质激素，并做好急诊手术的准备工作。

4. 垂体功能低下　晚期由于肿瘤的压迫，垂体萎缩，腺体组织内分泌功能障碍，致垂体功能下降。表现为面色苍白、嗜睡、低体温、低血压、食欲缺乏。如出现上诉症状立即通知医生，遵医嘱应用激素替代治疗。

（二）术后护理

1. 体位　麻醉完全清醒后取半卧位，床头抬高 30° ~ 60°，除有利于呼吸和颅内静脉回流，减轻脑水肿外，对经蝶垂体瘤切除的患者，还可减少创腔渗液，利于切口愈合。

2. 气道管理　经鼻蝶垂体手术术后早期易发生气道梗阻，危险因素与手术入路和患者的基础疾病有关。鼻腔、口腔积血和鼻腔填塞物均可造成堵塞。护理上需注意：①及时清除口腔及呼吸道内分泌物；②由于鼻腔用凡士林纱布条或膨胀海绵填塞，吸氧管应放于口腔或行面罩吸氧，指导患者用口呼吸；③对经蝶入路患者，禁忌经鼻腔安置气管插管、鼻胃管以及经面罩无创正压通气。

3. 视力、视野观察　密切观察患者视力、视野改变，若患者术后视力、视野同术前或较术前明显改善，但数小时后又出现视力、视野损害，甚至失明，应高度警惕继发鞍区血肿或水肿。

4. 鼻部护理　鼻内镜下术后鼻腔伤口一般经过肿胀期、结痂期、恢复期。术后肿胀最为明显，患者术后鼻腔用高分子膨胀海绵填塞止血，由于手术和海绵的刺激，鼻腔常有少量液体渗出，术后应注意观察渗出液的颜色、性质及量，保持鼻前庭周围及敷料清洁，避免打喷嚏、擤鼻等动作，当咽部有异物感或窒息感时，立即通知医生处理，直至 48 小时后拔出纱条。

5. 并发症的观察和护理　如下所述。

（1）出血：密切观察患者生命体征、意识状态，评估视力及视野变化以及有无剧烈头痛，如有异常，立即通知医生。

（2）水钠平衡失调：尿崩症是垂体瘤术后最常见的并发症之一，由于垂体柄和神经垂体受损，引起抗利尿激素分泌减少所致。多发生在术后 48 小时内，可出现烦渴、多饮多尿，每小时尿量大于 250mL，或 24 小时尿量在 4 000~10 000mL，尿比重 <1.005。护理：①及时发现尿崩症状，根据医嘱应用垂体后叶素。②排除引起多尿的因素，如脱水剂的应用、大量饮水、大量及过快地补液等，准确记录尿量、尿比重，严格记录 24 小时出入液体量。③遵医嘱术后 3 日内每日 2~3 次检测血电解质，及时纠正电解质紊乱。④评估患者脱水情况，指导患者饮水。⑤部分患者表现为低钠血症，需缓慢纠正，避免中枢脱髓鞘。

（3）脑脊液鼻漏：可出现拔出引流条后鼻腔有水样液体流出，患者坐起、低头时加重。

（4）消化道出血：由于下丘脑损伤使自主神经功能障碍所致。可出现呕吐或由胃管内抽出大量的咖啡色胃内容物，伴有呃逆、腹胀等症状。护理：①密切观察生命体征的变化。②保持静脉输液通畅。③出血期遵医嘱禁食，出血停止后给予温凉流质、半流质和易消化软食。④可遵医嘱给予预防消化道出血的药物。⑤出血后 3 天未排便者慎用泻药。

（5）高热：是由于下丘脑体温调节中枢受损所致。体温可高达 39~40℃，持续不降，肢体发凉。护理措施包括：①监测体温变化及观察周身情况。②给予物理降温，必要时应用药物降温。③及时更换潮湿的衣服、被褥、保持床单清洁干燥。④给予口腔护理，每日两次，鼓励患者多饮水。⑤给予清淡易消的高热量、高蛋白流质或半流质饮食。

（6）垂体功能低下：护理同术前。

（7）激素替代治疗的护理。①用药时间：选择早晨静脉滴注或口服激素治疗，使激素水平的波动神经肿瘤护理符合生理周期，减少不良反应。②预防应激性溃疡：应用抑酸剂预防应激性溃疡，增加优质蛋白的摄入，以减少激素的蛋白分解作用所致的营养不良。③监测生命体征：大剂量应用激素者需严格监测生命体征，激素在减量时注意观察患者的意识状态，若意识由清醒转为嗜睡、淡漠甚至昏迷需及时通知医师，同时监测血糖。

六、健康指导

1. 用药指导　指导患者用药方法和注意事项，自觉遵医嘱服用药物，若服用激素类药物，不可擅自减量，需经门诊检查后遵医嘱调整用量。

2. 活动指导　出院后注意休息，在体力允许的情况下逐渐增加活动量，避免劳累，少去公共场所注意自我保护，防止感冒。视力、视野障碍未恢复时，尽量不外出，如需外出应有家人陪伴。

3. 饮食　进食清淡易消化饮食，勿食辛辣食物，戒烟酒；术后有尿崩者，需及时补充水分，以保证出入液量的平衡；口渴时喝水要慢，以延长水分在体内停留的时间；血钠过低的患者，可在水中加少许盐，饮食宜偏咸，以补充丢失的盐分。

4. 复诊　出院后 3 个月到门诊复查。出现以下症状，应立即就诊：①鼻腔流出无色透明液体；②头痛逐渐加重；③视力、视野障碍加重；④精神萎靡不振、食欲差、面色苍白、无力等。

第三节　颅内动脉瘤护理

颅内动脉瘤（intracranial aneurysm）是颅内动脉壁的囊性膨出，是自发性蛛网膜下隙出血（subarachnoid hemorrhage，SAH）的首位病因。颅内动脉瘤破裂导致的蛛网膜下隙出血的发病率位于脑血管意外中的第 3 位，仅次于脑梗死和高血压脑出血，可以发生于任何年龄，但多在 40~60 岁之间，女性略多于男性。

一、病因与病理

（一）病因

颅内动脉瘤发病原因尚不十分清楚，动脉壁先天缺陷学说认为，颅内 Willis 环的动脉分叉处的动脉壁先天性平滑肌层缺乏；动脉壁后天退变性学说则认为，颅内动脉粥样硬化和高血压，造成动脉内弹力板破坏，渐渐形成囊性膨出，即动脉瘤。颅内动脉瘤发生在血管分叉处或 Wills 动脉环周围。颅内动脉瘤大致由瘤顶部、瘤体部及瘤颈部构成，其中瘤顶部最为薄弱，98% 的动脉瘤出血部位为瘤顶部。

（二）病理

组织学检查发现动脉瘤壁仅存一层内膜，缺乏中层平滑肌组织，弹性纤维断裂或消失，巨大动脉瘤内常有血栓形成，甚至钙化。颅内动脉瘤为囊性，呈圆形或椭圆形，外观紫红色，瘤壁很薄，瘤内可见血流旋涡。

二、分类

1. 按动脉瘤位置　①颈内动脉系统动脉瘤，约占颅内动脉瘤 90%，包括颈内动脉 – 后交通动脉瘤，前交通动脉瘤、大脑中动脉动脉瘤；②椎基底动脉系统动脉瘤，约占颅内动脉瘤 10%，包括椎动脉瘤、基底动脉瘤和大脑后动脉瘤等。

2. 按动脉瘤大小　分为微型（直径 ≤ 0.5cm）、一般型（0.5cm< 直径 ≤ 1.5cm）、大型（1.5cm< 直径 ≤ 2.5cm）、巨大型（直径 >2.5cm）。一般型动脉瘤出血概率大。

三、临床表现

（一）动脉瘤破裂出血症状

未破裂动脉瘤，临床可无任何症状。动脉瘤一旦破裂出血，表现为蛛网膜下隙出血，患者突然剧烈头痛、频繁呕吐、大汗淋漓、体温升高、颈项强直、克氏征阳性，重症者可出现意识障碍，甚至昏迷。部分患者出血前有劳累、情绪激动等诱因，亦有少部分患者无明显诱因或在睡眠中发病。约 1/3 的患者在动脉瘤破裂后病情进展迅速，且未及时恰当诊治导致呼吸循环衰竭而死亡。

多数动脉瘤破口周围会被凝血块封闭而暂时停止出血，病情逐渐稳定。随着动脉瘤破口周围血块溶解，动脉瘤可能再次破溃出血。再次出血多发生在第 1 次出血后 2 周内。血液破入蛛网膜下隙后，红细胞破坏分解可产生 5- 羟色胺、儿茶酚胺等多种血管活性物质，这些物质作用于其周围的脑血管，导致血管痉挛发生，发生率为 21%~62%，多发生在出血后的 3~15 天。

（二）局灶症状

取决于颅内动脉瘤的部位、解剖结构、动脉瘤大小及破裂出血后形成较大血肿对周围脑组织的压迫。颈内动脉 – 后交通动脉瘤和大脑后动脉的动脉瘤常见动眼神经麻痹，表现为单侧眼睑下垂、瞳孔散大，内收、上、下视不能，直、间接光反应消失。有时局灶症状出现在蛛网膜下隙出血之前，被视为动脉瘤出血的前兆症状，此时应警惕随之而来的蛛网膜下隙出血，如轻微偏头痛、眼眶痛，继之出现动眼神经麻痹等。大脑中动脉的动脉瘤出血如形成血肿，或其他部位动脉瘤出血后可发生脑血管痉挛，出现偏瘫、失语、视力视野障碍等症状。

（三）破裂动脉瘤患者的临床分级

为了便于判断病情、预后及有否手术适应证，国际常采用 Hunt 五级分类法。

Ⅰ级：无症状，或有轻微头痛和颈强直。

Ⅱ级：头痛较重，颈强直，除动眼神经等脑神经麻痹外，无其他神经症状。

Ⅲ级：轻度意识障碍，躁动不安和轻度脑症状。

Ⅳ级：半昏迷、偏瘫，早期去脑强直和自主神经障碍。

Ⅴ级：深昏迷、去脑强直，濒危状态。

四、辅助检查

1. CT 扫描　CT 可辅助判断出血部位，明确血肿大小、有无脑积水和脑血管痉挛后导致的脑梗死灶。前纵裂出血提示前交通动脉瘤，外侧裂出血提示大脑中动脉瘤，鞍上池出血提示颈内动脉 – 后交通动脉瘤，第四脑室出血提示后循环动脉瘤。

2. 数字减影血管造影（DSA）　这是确诊动脉瘤最为可靠的方法。能显示动脉瘤的位置、数目、形态、大小、瘤周正常穿支血管走行及有无血管痉挛，为手术方案提供依据。首次造影阴性，可能因脑血管痉挛而动脉瘤未能显影，高度怀疑者，3 个月后应重复造影。

3. MRI 成像扫描　MRI 优于 CT，动脉瘤可见流空效应。MRI 和 CT 脑血管造影（CTA）可提示不同部位动脉瘤，从不同角度了解动脉瘤与载瘤动脉关系。

4. 腰椎穿刺　怀疑蛛网膜下隙出血且 CT 扫描未见明显蛛网膜下隙出血时，可行腰椎穿刺检查，脑脊液多呈粉红色或血色。但腰椎穿刺可诱发动脉瘤破裂出血，不作为确诊 SAH 的首选检查法。

五、治疗要点

（一）治疗原则

颅内动脉瘤应进行手术治疗，采取保守治疗的患者约 70% 会死于动脉瘤二次出血。现代显微手术使颅内动脉瘤的手术死亡率已降至 2% 以下。

据 Hunt 五级分类法，病情在Ⅰ、Ⅱ级的患者应尽早进行造影和手术治疗，Ⅲ级以下患者出血 3~4 天内手术夹闭动脉瘤，可以防止动脉瘤再次出血，减少血管痉挛发生。椎 – 基底或巨大动脉瘤，病情Ⅲ级以上，提示出血严重或存在血管痉挛和脑积水，手术危险性大，应待病情好转后手术。

（二）手术治疗

1. 动脉瘤蒂夹闭术　开颅夹闭动脉瘤蒂是最理想的首选方法，它既不阻断载瘤动脉，又完全彻底清除动脉瘤，保持载瘤及供血动脉继续通畅，维持脑组织正常血运。

2. 动脉瘤孤立术　动脉瘤孤立术则是把载瘤动脉在瘤的远端及近端同时夹闭，使动脉瘤孤立于血液循环之外。但在未能证明脑的侧支供血良好时应慎用。

3. 动脉瘤包裹术　采用不同的材料加固动脉瘤壁，虽可减少破裂的机会，但疗效不肯定，应尽量少用。

4. 血管内介入治疗　利用股动脉、颈动脉、桡动脉穿刺，将纤细的微导管放置于动脉瘤腔内或瘤颈部位，再经过微导管将柔软的钛合金弹簧圈送入动脉瘤腔内并将其充满，使得动脉瘤腔内血流消失，从而消除再次破裂出血的风险。

六、护理措施

（一）术前护理

目的在于防止再出血和预防血管痉挛。

1. 卧床休息　绝对卧床休息，适当抬高头部，保持患者安静，对患者及其家属进行健康教育，为患者创造一个安静、清新、舒适的休养环境。

2. 减轻焦虑　评估患者焦虑的程度，给患者提供适当的环境，让患者能够表达自己的焦虑，并且加强患者对疾病知识，尤其是疾病治疗方法及预后的了解。保持患者情绪稳定，避免不良刺激，任何负性情绪都可能导致瘤体破裂，危及患者生命。

3. 控制血压　降低血压是减少再出血的重要措施之一。通常降低基础血压的10%~20%，高血压患者则可降低动脉收缩压的30%~50%。若出现头晕、意识障碍等缺血症状，应适当回升血压。

4. 对症护理　严密观察患者血压、脉搏、体温、呼吸、瞳孔、意识状态及神经功能变化，预防再次破裂出血。遵医嘱正确应用降血压、降颅压、镇痛、镇静、抗纤维蛋白溶解剂及钙离子拮抗剂。

5. 大小便管理　防止便秘，避免增加腹压而反射性增加颅内压导致的瘤体破裂。予营养丰富饮食，多食蔬菜和水果，避免辛辣食物，戒烟酒。遵医嘱应用缓泻剂。对不适应卧位小便者，予以指导进行排尿训练或留置导尿管。

6. 预防和治疗脑血管痉挛　遵医嘱应用钙离子拮抗剂，改善微循环。

（二）术后护理

1. 一般护理　全身麻醉后取去枕平卧位，头偏向健侧，保持呼吸道通畅；患者清醒后，血压平稳者床头抬高15°～30°；持续低流量吸氧，床旁心电监护，密切观察意识、瞳孔、生命体征、四肢活动及血氧饱和度情况；特别注意血压变化，根据医嘱控制血压在适当范围，防止术后发生出血；若患者出现头晕、头痛、呕吐、失语、肌力下降等症状，应立即报告医生，尽快采取紧急处理措施。

2. 平稳度过水肿期　由于手术创伤、牵拉致脑组织受刺激，术后2~4天可发生脑组织水肿，应准确记录液体出入量，控制入液量，正确应用脱水剂，维持水、电解质平衡。术后高热患者及时采取降温措施，如头部冰帽、间断酒精擦浴、温水擦浴等，因高热易造成脑组织相对低氧、水肿，加重脑损害。

3. 营养支持　营养治疗是临床治疗的重要组成部分，也是一种基本治疗手段。因此，必须及时有效地补充能量和蛋白质，以减轻机体损耗。评估患者营养状况，如体重、氮平衡、血浆蛋白、血糖、电解质等，以便及时调整营养素供给量和配方，做好饮食指导。便秘者应多食富含纤维素的食物和蔬菜，必要时服用缓泻剂。

4. 用药护理　及时观察药物治疗效果及发现不良反应。常规用药应掌握用药的方法及注意事项。①止血药物：用药期间注意肢体活动情况，抬高患肢，不在下肢静脉滴注此类药物，防止深静脉血栓形成。②防治脑血管痉挛药物：尼莫地平能优先作用于脑部小血管，改善脑供血，但在治疗过程中可出现头晕、血压下降、头痛、胃肠不适、皮肤发红、多汗、心动过缓等症状，应注意密切观察，防止低血压的发生；应静脉微量泵注入，避光使用，以3~5mL/h速度持续泵入，尼莫地平10mg静脉滴注需要10~12小时，如为紧张造成血压升高，可适当增加流速，维持在术前平均血压水平；因尼莫地平制剂中含有一定浓度的乙醇，若患者出现心率增快、面色潮红、头疼、头晕及胸闷等不适症状，应适当减慢流速。

5. 并发症的预防和护理　如下所述。

（1）脑血管痉挛：术后脑血管痉挛的发生率为41%~47%，由此引起的延迟性脑缺血及脑水肿，是颅内动脉瘤术后死亡或致残的主要原因。护理的重点是术后动态观察患者的意识状况，观察有无新增神经功能障碍表现或原有神经症状的恶化等。脑血管痉挛的预防措施有：①应用特异性解痉剂尼莫地平或法舒地尔；②提高脑血流的灌注压，提高血压和扩容；③改善血流变学，降低血液黏滞度；④调节控制吸氧浓度。

（2）再出血：术后搬运患者时，应注意保护头部，防止外力作用引起出血，头部引流管一般于术后24~48小时拔除，在此期间，应密切观察并记录引流液的颜色、性质、量及切口渗血情况。避免一切引起颅内压升高的因素，如用力咳嗽、排便、情绪激动等。注意观察患者有无突发的头痛、呕吐、意识障碍、脑膜刺激征等再出血征象。

（3）脑积水：遵医嘱准确应用脱水剂，并严密观察患者意识、瞳孔、生命体征，及时发现有无颅内压升高的症状。如果患者出现脑积水症状，如智力减退、记忆力减退、步态不稳及大小便失禁等，应及时通知医生，做好术前准备，配合医生尽早行“脑室－腹腔分流手术”治疗。

（4）颅内感染：保持伤口敷料清洁、干燥、无污染。观察患者体温、血象变化，有无脑膜刺激征。如果患者出现切口感染伴颅内感染，根据医嘱做皮下积液、脑脊液和血培养，根据培养结果选择有效抗生素，并按时、按量给药，保证血药浓度，同时观察疗效；高热患者给予物理降温；腰穿持续引流的患者，做好引流管的护理。

6. 介入治疗术后护理　如下所述。

（1）预防出血：介入术后穿刺侧下肢应伸直并制动24小时，穿刺点用压迫止血器或消毒纱布卷及弹性绷带加压包扎固定24小时，密切观察穿刺部位局部有无渗血及血肿，观察术侧足背动脉搏动、足部皮肤色泽、肢体温度、痛觉及末梢循环等情况，并与对侧肢体比较，如有异常应及时报告医师处理。

（2）饮食护理：根据患者情况嘱患者多饮水，每日在1 500mL以上，或遵医嘱给予利尿剂，促进造影剂的排出，术后6小时后嘱其进易消化饮食。

（3）过度灌注综合征：主要是由于颅内血管长期处于低血流灌注状态，一旦血管突然扩张，血流明显增多可发生脑过度灌注综合征。护理上需：观察患者有无头疼、头胀、恶心呕吐、癫痫和意识障碍等症状，监测血压、心率、呼吸、血氧饱和度的变化并记录，遵医嘱有效控制血压。

（4）急性脑梗死：栓塞术后脑梗死是严重的并发症之一，轻者发生偏瘫，重者导致死亡。其主要原因多由于导管在血管内停留时间过长，损伤内皮组织，还与球囊微导管弹簧圈过早脱离等因素有关。因此术后应严密观察患者的语言、运动、感觉功能的变化，病情有变化，及时通知医生。

（5）剧烈头痛：栓塞后第1天发生剧烈头痛是颅脑介入栓塞治疗术后常见的并发症，一般反应轻者1~2天即痊愈，严重者可达1周以上。患者突发头痛并加重，应特别给予重视，及时发现病情变化报告医生，正确遵医嘱应用20%甘露醇125~250mL静脉滴注或泵入血管解痉剂。

七、健康指导

1. 服药　指导患者用药方法和注意事项，遵医嘱服用药物，若服用降压药、抗癫痫类及抗血管痉挛类药物，不可擅自减量。服抗凝药期间注意观察出血情况，定期复查凝血三项及肝肾功能。

2. 饮食　指导患者多吃富含维生素A、维生素C的绿色蔬菜和水果，如胡萝卜、菠菜、白菜、番茄、苹果、杧果，常吃瘦肉、鸡蛋、新鲜的奶制品及深海鱼类等，低盐低脂饮食，少食胆固醇较高的食物，如蛋黄、动物内脏、猪油等，防止动脉硬化。

3. 运动　出院后注意休息，3个月后可做些简单的家务活，避免重体力劳动。适当锻炼，在体力允许的情况下逐渐增加活动量。出院后注意休息，在身体尚未恢复前，少去公共场所，注意自我保护，防止感染其他疾病。

4. 良好的生活习惯　注意戒烟，适当饮酒，保证充足的睡眠，保持愉快的心情。

5. 复诊　出院后遵医嘱到门诊复查。出现以下症状，应立即就诊：①头痛逐渐加重、恶心、呕吐；②癫痫、失语及肢体功能障碍加重；③精神萎靡不振，意识障碍等。

第七章

头颈部肿瘤护理

第一节 腮腺肿瘤

腮腺肿瘤中良性肿瘤发病率较高，以混合瘤最常见，其次为腺淋巴瘤和嗜酸性瘤。腮腺恶性肿瘤发病率位居涎腺恶性肿瘤首位，病因尚不十分清楚，以黏液表皮样瘤发病率最高，腺样囊性癌次之，恶性混合瘤较少见。

一、病理

腮腺肿瘤有多种组织病理类型。各个病理学工作者的工作方法也不完全一致，一般根据肿瘤的组织来源及良、恶性分类。腮腺恶性肿瘤较少，国外一些统计资料以粘液表皮样癌及恶性多形性腺瘤恶变。再其次为腺癌及未分化癌。

二、护理评估

（一）健康史

询问患者发病前的健康状况，有无家族史等。

（二）临床表现

1. 症状　耳垂周围出现无痛性包块，一般单侧发病，病程长短不一。患者可合并不同程度的面瘫。

2. 体征　触诊包块呈结节性或囊性。包块界限清楚，能活动或粘连、固定。

（三）辅助检查

（1）仔细触诊包块的大小、范围、软硬度、呈结节性或囊性。包块界限是否清楚、固定，能否活动或有无粘连。

（2）腮腺造影、核素扫描或 B 型超声检查可了解肿瘤侵犯的范围。

（3）一般术前不做活检，必要时作术中冰冻活检确定性质。

（四）心理 – 社会状况

一旦确诊，患者对放射治疗、化疗有不同程度的恐惧心理。因此，应注意评估患者的年龄、性别、文化层次、对疾病的认知程度、情绪状况、压力应对方式和经济状况等。

（五）治疗要点

1. 手术治疗　此为首选方式。腮腺所处的特殊颜面部位，神经分布异常复杂，血运也比较丰富，术中应注意保护重要的神经及血管，见图 7–1。

（1）腮腺良性肿瘤需作手术治疗。多形性腺瘤是最常见的良性肿瘤，其包膜常不完整，采用单纯沿包膜剥离的方法，即剜除术，常有复发，故手术原则应从包膜外正常组织进行，同时切除部分腺体。手术中应避免肿瘤破裂，以免发生瘤细胞种植。

（2）腮腺恶性肿瘤的治疗亦以手术为主。对于范围广泛、恶性程度高、易发生血行性转移的腮腺恶性肿瘤，尚需采用综合治疗，以提高肿瘤的控制率。对于年轻、职业要求高、强烈要求保留面神经的选择性病例，当面神经与肿瘤紧贴但尚可分离而不致肿瘤破裂，且肿瘤的病理类型为低度恶性时，可仔细分离并保留面神经，术中采用液氮冻融 3 次，术后给予放射性治疗，以杀灭可能残留的肿瘤细胞。

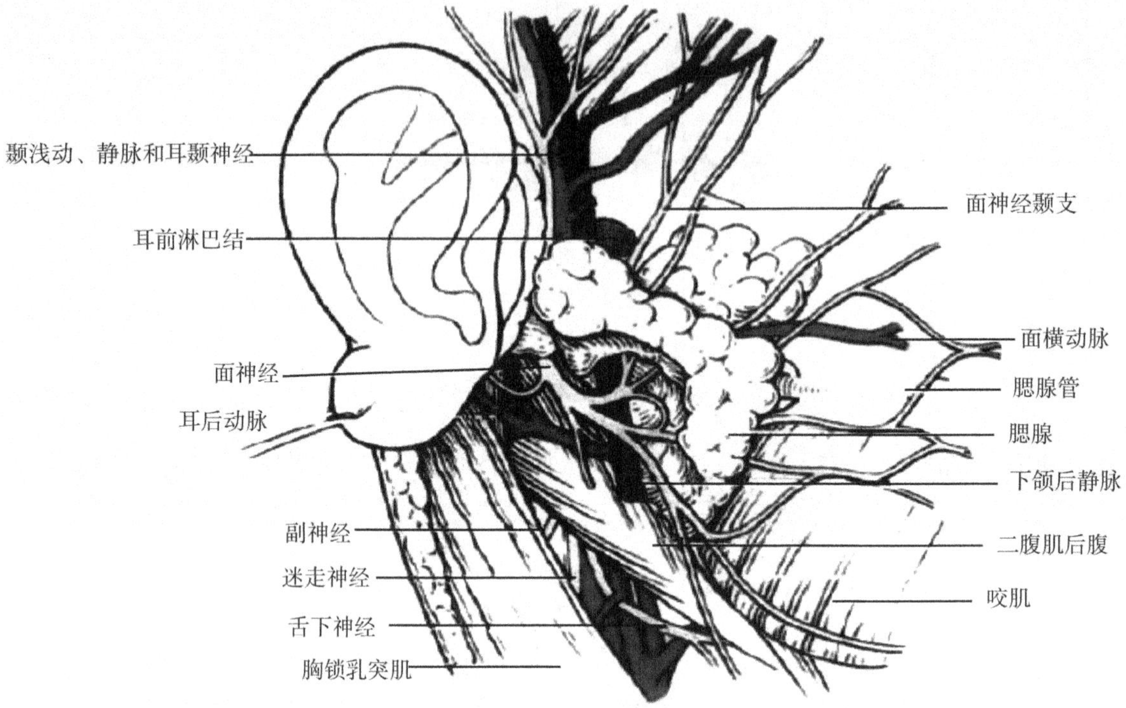

图 7-1　腮腺及穿经腮腺的神经、血管

2. 放射治疗　腮腺癌对放射线不敏感，采用传统的单纯放射治疗很难达到根治效果。术后辅助放射治疗可以有效控制肿瘤并提高生存率。高能射线对腮腺癌的控制更为有效。

3. 预防　腮腺癌有可能发生远处转移，特别是腺样囊性癌及腮腺导管癌远处转移率可达 30% 左右。因此，部分腮腺癌术后还需配合化疗加以预防。目前尚未发现非常有效的化疗药物。

三、常见的护理诊断 / 护理问题

1. 自我形象紊乱　与肿瘤发生多于面颊部，常引起面瘫有关。
2. 恐惧　与被诊断为恶性肿瘤，对手术治疗与化疗不了解有关。
3. 知识缺乏　缺乏疾病相关防治知识。

四、护理措施

1. 术前护理

（1）一般护理：测量生命体征，对于术前检查有异常情况者及时与医生沟通，及时对症处理以完善术前准备。

（2）口腔护理：腮腺导管开口于口腔，因此保持口腔清洁尤为重要，术前予漱口水含漱，有龋齿或口腔疾患者应及时治疗。

（3）皮肤准备：手术前做好术区备皮、剃发至患者耳后 4 横指。男患者剃胡须，女患者在术晨将头发梳到健侧，以充分暴露手术部位。

（4）遵医嘱留置胃管。

2. 术后护理

（1）卧位：全身麻醉未清醒者，应取去枕平卧位，偏向一侧，口角置弯盘。及时清除口腔分泌物或呕吐物，以免污染伤口或引起误吸、窒息。麻醉清醒后给予半卧位，以利于伤口分泌物引流并减轻头部充血、局部肿胀。

（2）保持呼吸道通畅：口腔手术范围广、时间长、创面大且靠近颅底及呼吸道，故术后应严密观察生命体征、面色、口唇颜色、有无烦躁不安等，及时吸出口腔分泌物。密切观察呼吸及血氧饱和度的变化、保持呼吸道通畅，必要时行气管切开。

（3）伤口观察：由于颌面颈部血管、淋巴管丰富，术后创口渗出液较多，多留置伤口引流管，术后应保持伤口引流通畅，确保有效负压吸引，避免引流管被挤迫、阻塞或脱出等。观察引流液及伤口敷料渗液性质及量，做好记录。

（4）疼痛护理：因手术创伤及加压包扎等因素，术后患者常出现伤口疼痛。可取半卧位，以减低伤口张力及减轻伤口水肿；若包扎太紧可适当放松；告知患者疼痛的原因及可能的持续时间，指导患者通过自我放松的方法减轻疼痛，如听音乐、转移注意力等。必要时遵医嘱给予止痛剂或镇静剂。

（5）饮食护理：手术后伤口加压包扎，导致患者伤口疼痛，张口、咀嚼困难，在此期间可鼓励其进食高热量、高蛋白、无渣、温凉流质或半流质饮食，勿食酸性食物，尽量减少咀嚼，少量多餐。

（6）加强口腔护理：保持口腔清洁。

3. 并发症的观察与护理

（1）涎腺瘘：多发生于术后 3 天，故术后应加压包扎 1 周，包扎期间观察患者面部有无瘀血肿胀；若出现涎腺瘘，则拆线后仍应加压包扎 1~2 周，遵医嘱予餐前口服阿托品，抑制涎液分泌。

（2）味觉出汗综合征：术后 3~6 月可出现。表现为当咀嚼饮食或刺激分泌唾液时，术侧局部出汗并伴有发红现象，可能与手术中刺激神经、术后局部肿胀压迫神经及瘢痕粘连等因素有关，肿胀消退即可恢复。应做好心理护理、饮食指导，忌食酸性或刺激性食物。

（3）面神经麻痹：腮腺与面神经在解剖上密切相连，手术常不可避免地导致面神经水肿或损伤。术后可使用丹参、维生素 B_1、维生素 B_{12} 注射液、烟酸等药物以增加面神经周围微血管的供血量，改善局部微循环，并辅以针灸、理疗、推拿、热敷等方法促进神经功能的恢复。

4. 心理护理　由于腮腺肿瘤患者面颊部有不同程度大小包块隆起，影响患者外观，及术后可能出现面瘫等，普遍存在紧张、焦虑、恐惧心理，所以应做好心理护理，指导其减压的方法。

第二节　颈部转移性淋巴结癌护理

颈部转移性淋巴结癌（cervical lymph node metastatic carcinoma）约占颈部恶性肿瘤总数的 3/4。原发癌灶绝大部分来源于头颈部，尤以鼻咽癌和甲状腺癌的转移最为多见。

一、病因病理

颈部淋巴是全身淋巴的汇总区，全身淋巴液均可经由此处引流。如鼻咽部淋巴引流经咽后外侧淋巴结汇入颈内静脉上组淋巴结，口底部淋巴管进入颏下淋巴结，然后汇入颌下淋巴结及颈深淋巴结等。因此颈部转移性淋巴结癌为其他部位的癌细胞转移所致，以头面颈部肿瘤为多数。

二、护理评估

（一）健康史

详细询问病史，了解患者有无原发病灶，以及原发病灶的发病时间、部位、症状及治疗情况等。

（二）临床表现

颈侧或锁骨上窝肿块进行性增大，质硬，无压痛，活动度差。由鼻咽癌引起者，肿块常位于颈深上组淋巴结即颈上段胸锁乳突肌之深部。喉咽部恶性肿瘤所致的常位于颈侧中段，颈动脉分叉处附近。锁骨上转移性淋巴结肿大，多来自食管和肺。晚期肿块可发生坏死，以致感染、溃破出血，外观呈菜花样，分泌物带有恶臭。

明确颈部转移性淋巴结癌的临床分期对于判断肿瘤恶性程度、拟定治疗方案及预后评估具有重要意义。

Nx：局部淋巴结无法确定。

N0：无局部淋巴结转移。

N1：同侧单个淋巴结转移，直径不超过3cm。

N2a：同侧单个淋巴结转移，直径大于3cm，不超过6cm。

N2b：同侧多个淋巴结转移，直径不超过6cm。

N2c：双侧或对侧淋巴结转移，直径不超过6cm。

N3：颈淋巴结转移，直径超过6cm。

（三）辅助检查

1. EB病毒（EBV）抗体检测　患者血清中EBV抗体呈阳性，特别是来自鼻咽癌的高发地区，应重点检查鼻咽部。

2. 淋巴结组织病理检查　常用方法有穿刺抽吸和活体组织检查两种。

（1）穿刺抽吸法：简单易行，创伤小，对诊断腺癌或鳞癌具有较大意义，临床较常采用。由于取得的组织少，诊断上有局限性。

（2）淋巴结切除活检：对疑为恶性病变、经穿刺检查失败或近期内诊断仍未明确时采用。对明确病理分类和分型具有重要的临床意义，特别是淋巴瘤的分型。

（3）可疑原发部位黏膜的随机活检：根据淋巴结转移部位和病理类型，可推测出潜在原发灶的部位，即使检查时看不到肿瘤，就进行随机活检。

3. CT检查　可以判断肿块的位置、大小以及和周围组织的关系。

（四）并发症

1. 切口出血　由于手术中止血不完善、不彻底，或因患者躁动、咳嗽时导致结扎线脱落所致。

2. 切口感染　由于术后死腔形成引起切口感染，咽瘘、负压引流不畅等因素也可诱发感染。

3. 神经损伤　在颈淋巴结清扫术中，有时为了彻底切除肿瘤，意外的损伤了神经。常容易损伤的神经包括面神经、舌下神经、膈神经、迷走神经、颈交感神经及副神经等。

4. 乳糜瘘或淋巴瘘　其多为手术中损伤胸导管或淋巴导管所致。

5. 空气栓塞　术中损伤颈部大静脉导致空气进入脉管内。

6. 皮瓣坏死　多为局部坏死，主要是由于放射治疗后手术、皮瓣薄、感染等使其血供不良所致。

（五）心理－社会状况

患者会因原恶性肿瘤出现转移病灶后，心理负担加重。应注意评估患者既往病情，治疗情况，以及患者的年龄、性别、文化层次、疾病应对方式、家庭支持系统等。

（六）治疗要点

颈部淋巴结转移性癌应根据原发病灶不同，采取不同的治疗措施。

（1）鼻咽癌、扁桃体癌所致的颈淋巴结转移癌主要行根治性放射治疗。

（2）喉癌或喉咽癌伴颈淋巴结转移时，切除原发病灶时要行根治性颈淋巴结清扫术，必要时术后行补充性放射治疗。

（3）食管癌、肺癌所致锁骨上淋巴结转移时，转胸外科治疗。

三、常见的护理诊断 / 护理问题

1. 焦虑　与对疾病的治疗、对手术的担心有关。

2. 知识缺乏　缺乏与疾病有关的知识和自我保健知识。

3. 有感染的危险　与手术损伤和放射治疗使机体免疫力低下有关。

4. 急性疼痛　与手术损伤有关。

5. 有皮肤完整性受损的危险　与放射治疗引起局部皮肤损伤有关。

6. 潜在并发症　切口出血、感染、神经损伤、胸导管损伤等。

四、护理措施

（一）术前护理

（1）心理护理：解释手术范围、目的。安慰患者，解除患者焦虑、紧张的心情，帮助患者树立战胜疾病的信心，配合治疗及护理。

（2）全身麻醉患者按全身麻醉术前护理常规，完善本病术前所需各项检查。

（3）做双侧颈淋巴结清扫术的患者，术前一周按医嘱用沙袋压迫患侧颈动脉处，每日数次，每次1小时。

（4）备皮：范围上自下颌骨下缘，下至锁骨下2cm，内侧至颈中线，外侧至斜方肌。注意头面部整洁，理发时后发际需往上推。

（二）术后护理

1. 麻醉术后护理　全身麻醉按全身麻醉术后常规护理。

2. 饮食　清醒者给予流质或半流质，以后酌情改为普食。鼓励患者多进食高蛋白、高热量、高维生素的低脂饮食，促进伤口愈合。

3. 体位和活动　患者未清醒时取平卧位，头偏一侧。清醒后可适当抬高床头取半卧位，以减轻伤口缝合张力。根据患者情况协助其多下床活动，防止便秘或肺部感染发生。

4. 疼痛的护理　给予心理安慰，疼痛严重者可给予止痛剂或镇痛泵止痛，观察止痛的效果并予舒适的体位。若有出血勿使用水杨酸类镇痛剂，以免加重出血。

5. 负压引流的护理　对于加行颈部淋巴结清扫术的患者，术后应保持引流装置呈负压状态，妥善固定。严密观察引流液的色、质、量。一般术后1小时内引流液约为10~20mL，如果短时间内引流量突然增加，超过100mL，颜色鲜红，应考虑为内出血，要迅速通知医生做紧急处理。若引流液为褐色，并呈水样液体，应考虑为乳糜漏。正常情况下，术后24小时内的引流液量约为30~120mL，颜色由深红逐渐变为淡红色。术后24~48小时，颜色由淡红逐渐变为淡黄色，引流量逐渐减少，当少于10mL时，即可考虑拔管。

6. 行补充性放射治疗的护理　①加强皮肤护理，避免局部皮肤受到冷热刺激；外出时避免阳光直接照射；不用刺激性的化学物品。保持局部皮肤的清洁干燥，尤其是皮肤皱褶部，如腋下、腹股沟、会阴等处，防止皮肤破损。局部皮肤有发红、痒感时，应及早涂油膏以保护皮肤。②观察放射治疗照射器官的反应，如头面部放射治疗照射后可有流涎、口腔不适、中耳积液；膀胱照射后会出现血尿；胸部照射后会出现放射性纤维变；胃肠道照射后可出现出血、溃疡、放射性肠炎等。如出现上述症状，遵医嘱对症治疗，有严重副反应时暂停放射治疗。

7. 术后并发症的观察和护理

（1）出血：术后密切观察切口敷料处有无渗血、渗液的情况以及负压引流的色、质、量，发现有活动性出血，应再次手术探查；引流量稍多，但颜色淡红，患者一般情况好，可重新加压包扎并密切观察。气管周围出血，可导致气管受压、痉挛，引起突发性呼吸困难，应特别注意患者的呼吸情况，如有异常及时通知医生处理。

（2）切口感染：全身应用抗生素及加强营养，严格无菌操作；若敷料污染应及时通知医生更换，防止伤口感染。观察患者的生命体征尤其是体温的变化，若患者体温持续升高，主诉伤口剧痛，提示可能为感染，及时通知医生处理。

（3）神经损伤：观察有无声嘶，舌肌萎缩、伸舌偏向患侧、Horner综合征等，若出现此类情况及时通知医生，给予处理。

（4）乳糜瘘或淋巴瘘：因术中损伤胸导管或淋巴导管所致。多数发生在左侧，其表现为术后2~3天颈部负压引流管和引流瓶内引流液呈乳白色，伴有锁骨上皮肤肿胀，明显凹陷压迹等现象，应警惕乳糜瘘的发生。应立即通知医生，停止负压吸引，局部加压包扎或沙袋压迫，1周后乳糜漏多可自愈。补充蛋白质、脂肪、碳水化合物、电解质等营养素，维持机体生理需要量。

（三）健康教育

（1）指导患者出院后用药，遵医嘱定期门诊随访。

（2）告知患者生活应有规律，劳逸结合，预防感冒，加强营养，禁烟酒。

（3）指导患者进行适当的锻炼，促进机体康复。

（4）教会患者进行上臂及肩部功能锻炼的方法。教会家属在协助运动时观察患者的表情，以便患者控制好力度。

上臂及肩部功能锻炼的方法如下。

颈部两侧锻炼：头部缓缓向两侧倾斜，尽可能触及肩部。

颈部前屈后仰锻炼：低头使下颌接触胸部，再抬头后仰。

肩部摆动锻炼：将对侧手放在椅或凳上，腰稍弯摆动术侧肩及臂，自左向右再恢复至原位；摆动肩及臂，由前向后；旋转肩及臂，向前再向后，旋转幅度逐渐加大，并抬高至尽可能舒适的高度。

肩关节旋转锻炼：在镜前进行，坐直放双手于胸前，肘关节成直角，肘向后外展，肩向后旋转并使肘恢复至原来的位置。

肩关节抬高锻炼：使全身放松，手臂在肘缘交叉，对侧手支持术侧肘，并缓缓耸肩，注意用手协助抬高肩及臂，对恢复力量很重要。

对于上臂外展受限，一般不超过 40°，手臂仅能抬高过头顶，影响患者生理和劳动能力的患者，可指导其站立时将患侧肘部用三角巾悬吊或用健侧手臂抬扶，坐时用枕垫高约 20cm 或放在椅子的扶手上，防止肩部牵拉，随时注意使患肘高于健侧，以矫正肩下垂的趋势。

第三节　嗅神经母细胞瘤护理

颅底的骨性支架及正常沟通之孔道，可因发育缺陷、外伤、炎症及肿瘤侵犯诸多因素导致变形、变性和结构破坏而罹患各种疾病。侵犯颅底的肿瘤性病变可能源于颅内如脑膜瘤、垂体瘤等，也可能源于骨性支架内如骨巨细胞瘤、脊索瘤等，或来源于耳部如中耳癌，鼻咽部如鼻咽癌、纤维血管瘤，鼻腔及鼻窦区的良、恶性肿瘤（表 7-1，表 7-2）。病变晚期常跨颅底骨性支架的内外，造成局部缺损与严重功能障碍。

表 7-1　颅底肿瘤解剖部位分类

解剖区分类	举例
前颅底肿瘤	侵犯前颅底的鼻腔及鼻窦肿瘤、鼻咽纤维血管瘤、嗅神经母细胞瘤、嗅沟脑膜瘤、眶部肿瘤以及原发和转移至该部位的恶性肿瘤等
中颅底肿瘤	垂体腺瘤、颅咽管瘤、视神经胶质细胞瘤、蝶窦肿瘤、中颅窝脑膜瘤、鞍上生殖细胞瘤、海绵窦脑膜瘤以及原发和转移至该部位的恶性肿瘤等
后颅底肿瘤	听神经瘤、小脑脑桥角脑膜瘤、三叉神经鞘瘤、斜坡肿瘤以及原发和转移至该部位的恶性肿瘤等
侧颅底肿瘤	颈静脉球体瘤、神经鞘膜瘤、颞下窝肿瘤、翼腭窝肿瘤、中耳癌、颞骨胆脂瘤以及原发和转移至该部位的恶性肿瘤等

表 7-2　颅底肿瘤来源分类

来源	举例
颅底	脊索瘤、颈静脉体瘤、嗅神经母细胞瘤、骨纤维异常增殖、鳞癌、肉瘤等
颅内	垂体腺瘤、颅咽管瘤、脑膜瘤、听神经瘤、胆脂瘤等

续　表

来源	举例
颅外	鼻窦癌、鼻咽癌、颞骨癌、鼻咽纤维血管瘤、眶肿瘤侵犯颅底等
其他器官	甲状腺癌、肾透明细胞癌等

嗅神经母细胞瘤（olfactory neuroblastoma，ONB），又称感觉神经细胞瘤（esthesioneuroblastoma，ENB），可见于任何年龄，但多发生于10~20岁或50~60岁，无明显性别差异。1993年，WHO肿瘤病理分类将嗅神经母细胞瘤归于神经源性恶性肿瘤，并加括号说明包括嗅神经上皮瘤。以往对本病认识不足，认为较为罕见，随着近年来超微病理和免疫组化诊断技术的提高，嗅神经母细胞瘤已显著增多，目前已不再认为它是一种罕见的恶性肿瘤。

一、病因及发病机制

嗅神经母细胞瘤是特殊类型的恶性嗅神经外胚叶肿瘤。目前病因及发病机制不清，可能起源于嗅膜的上皮成分或嗅基板的神经外胚叶成分，一般发生在筛骨筛板或鼻腔嗅区黏膜。

二、病理

光学显微镜下表现为高密度的小圆形细胞，大小一致，少数纤维状胞质，核深染，瘤细胞排列成小叶状、片状或条索状，绝大多数病例存在多少不一、典型及不典型的菊形团结构，为本病的组织学特征。免疫组化染色瘤细胞对波纹蛋白、S-100蛋白、神经丝和神经元特异性烯醇酶（NSE）呈阳性反应。

三、护理评估

（一）健康史

了解患者有无耳、鼻等部位的慢性炎症，有无糖尿病、高血压等其他全身性疾病。

（二）临床表现

嗅神经母细胞瘤一般发展缓慢，呈局部侵袭性生长，可侵及筛窦、上颌窦、蝶窦和额窦。早期症状不明显且较隐匿，症状出现时大多处于较晚期。

1. 鼻部症状　常为单侧鼻塞、鼻出血、双侧嗅觉减退。

2. 眼部症状　随着肿瘤生长可向眼眶侵犯，主要表现为视力障碍，可为轻度减退至完全失明，尚可出现复视、眼球活动受限、流泪及眶下肿物，后期可出现眼球突出，眼底可见视乳头水肿、苍白或萎缩等表现。现代肿瘤诊疗进展

3. 其他症状　肿瘤侵及上颌窦可出现面颊肿胀、面部麻木感。源于颅内或侵及颅内者会出现头痛、恶心、呕吐等颅内压增高症状。如发生转移可出现远处转移症状，以颈淋巴结肿大最常见，也可有肺、骨及内脏受累等相应表现。

嗅神经母细胞瘤的分期：目前临床上普遍采用Kadish分期法：

Ⅰ期：肿瘤局限于鼻腔。

Ⅱ期：肿瘤侵及鼻窦。

Ⅲ期：肿瘤超出鼻腔和鼻窦范围，可侵犯筛板、眼眶、颅内和颅底，有颈部淋巴结转移或远处转移。

（三）辅助检查

1. 耳鼻咽喉科检查　鼻镜检查可见鼻腔顶部、中鼻道或嗅区有淡红色肉芽状肿物，外观似息肉，但质脆、硬、触之易出血。

2. 眼部检查　了解患者的眼部症状，视力障碍的程度。

3. X线检查　平片可显示鼻腔顶部肿块，冠状位体层摄片可发现鼻中隔上方骨质破坏及筛窦、前颅底骨质破坏。

4. CT检查　可准确地了解肿瘤组织的浸润范围，显示鼻腔上部、前颅窝底软组织肿物，形态不规则，边缘较清楚，可见瘤内钙化，颅底骨质受侵犯。多数病例在作出诊断时已侵犯额窦、前颅底和眼眶。

5. MRI检查　表现为T1加权像呈等信号或稍低信号，T2加权像呈高信号且不均匀强化。MRI检查能清晰显示肿瘤组织向毗邻软组织，尤其是眼眶、颅底和颅内的浸润程度，对于病变的评估不可或缺。

6. 病理检查　嗅神经母细胞瘤的病程较长，临床表现无特异性，容易误诊为鼻息肉，确诊需依靠组织病理检查。

7. 免疫组织化学检测　神经元特异性烯醇化酶（NSE）阳性是本病的主要特征，阳性率可达100%。虽然其特异性不强，但是多数学者依然认为神经元特异性烯醇化酶（NSE）对于嗅神经母细胞瘤具有不可替代的诊断价值。

（四）心理－社会状况

患者因平时无明显症状，故多不予以重视，出现症状时常为中晚期，因此患者心理负担会比较重，容易因为遭受病痛的折磨而焦虑、恐惧，产生消极情绪，并对生活失去信心，甚至不配合治疗，家人情绪也容易紧张。因此，护士应注意多与患者沟通，及时发现其心理变化，给予相应的指导，加强健康宣教，使其消除恐惧心理，正视现实，增强患者战胜疾病的信心及生活的勇气，以积极的心态面对疾病，配合治疗和护理。同时注意与患者家属的交流，了解家属的顾虑，消除家属的焦虑情绪，使患者在最佳状态下接受治疗和手术。

（五）治疗要点

1. 手术治疗　本病主要采用以外科手术为主的综合治疗。常用的手术方法有：①经鼻内镜手术，适用于Ⅰ、Ⅱ期病变，创伤小。②经鼻外入路，包括鼻侧切开术，面中部掀翻术等，适用于Ⅲ期病变。③颅面联合入路，适用于肿瘤较大，颅内侵犯范围广的病例。

2. 放射治疗　嗅神经母细胞瘤对放射线较敏感。术前放射治疗可有效地缩小肿瘤体积，使较大的肿瘤能够在鼻内镜下完整切除。术后放射治疗可以降低肿瘤复发，提高疗效。由于大剂量的放射线对正常脑组织破坏较大，故单纯放射治疗仅适用于失去手术机会或肿瘤复发者。

四、常见的护理诊断／护理问题

1. 焦虑　与担心手术风险以及术后可能复发有关。
2. 急性疼痛　与手术创伤有关。
3. 知识缺乏　缺乏与疾病和手术有关的知识以及术后保健知识。
4. 自理能力下降　与视功能损伤有关。
5. 有出血的危险　与术中止血不彻底、术后用力咳嗽或打喷嚏等因素有关。
6. 有感染的危险　与机体抵抗力下降有关。
7. 潜在并发症　脑脊液漏、颅内高压。

五、护理措施

1. 心理护理　患者术后最担心的是自己的手术效果，加之术后不适也会引起患者焦虑、紧张的情绪。护士应及时安慰患者，讲解术后的治疗、护理情况以及术后可能会出现的不适，以解除其思想顾虑，积极配合治疗。

2. 体位　术后可取半卧位，以减少颅内和眼部的静脉回流，减轻脑水肿和眼部肿胀。

3. 病情观察　严密观察患者的神志、瞳孔、呼吸、脉搏、血压等生命体征的变化，有条件的者可给予心电监护。

（1）疼痛：患者术后常会感到头痛、头胀、切口处疼痛，多是由于鼻腔内填塞引起的局部黏膜反应性水肿而引发的。护士应给予患者恰当的心理指导，转移患者的注意力，以减轻疼痛。必要时可遵医嘱给予止痛药物，观察药物的疗效，有无不良反应。但未明原因的头痛不应使用止痛剂，以免掩盖病情。

（2）出血：观察患者口鼻腔内分泌物的情况，有敷料的还需观察敷料上的渗血、渗液情况。若患者口鼻腔内持续有鲜红色血性分泌物流出、眶周淤血肿胀逐渐扩大或短时间内敷料上的渗血迅速扩大，应考虑为术后出血，需及时通知医生，给予止血处理。

（3）视功能：观察患者有无复视、视力障碍、视神经损伤或眼球突出等症状，与术前相比是否有好转。观察患者眶周有无淤血肿胀、结膜充血等现象。

（4）感染：监测体温，热体温超过 38℃，通知医生给予处理。观察切口处有无剧烈疼痛和严重肿胀。严格无菌操作，以免引起医源性感染。遵医嘱合理使用抗生素，观察药物疗效。

（5）脑积液漏：注意观察有无脑脊液鼻漏、耳漏或伤口漏，表现为漏出或引流液为黄色澄清液体。

（6）颅内高压：经常巡视病房，密切观察患者头痛的部位、性质、持续时间、是否伴有喷射性呕吐。若患者出现严重头痛、有喷射性剧烈呕吐、视盘水肿，应考虑为颅内高压，行降颅压处理。观察瞳孔的变化，防止脑疝的形成。

4. 安全护理　对于有视力障碍的患者，护士应加强基础护理，给予生活上的照顾，防止跌倒、烫伤等意外事件的发生。

5. 健康教育及出院指导

（1）进食清淡易消化的高蛋白、高维生素、离纤维软食，饮食需温凉，避免过烫以防引起伤口出血。

（2）术后保持大便通畅，防止感冒，避免用力擤鼻、挖鼻、咳嗽、打喷嚏、排便等。

（3）鼻腔填塞时张口呼吸，随时将口鼻腔内分泌物吐出，切勿咽入胃内，以免造成胃部不适。

（4）保持轻松愉快的心情，注意休息，勿劳累，加强营养，增强体质。

第四节　前颅底脑膜瘤护理

脑膜瘤（meningioma）是中枢神经系统的常见原发肿瘤之一，约占颅内肿瘤的 15%。脑膜瘤原发于蛛网膜内皮细胞，颅内蛛网膜颗粒与蛛网膜绒毛是脑膜瘤的好发部位，基底部与颅前、中、后窝底附着的脑膜瘤统称为颅底脑膜瘤。约 50% 脑膜瘤位于颅底，颅底脑膜瘤有多种类型，如前颅底的嗅沟脑膜瘤、中颅底的鞍区脑膜瘤等。脑膜瘤通常为良性肿瘤，发病率女性多于男性，成年人多见，平均发病年龄 40 岁左右。

一、病因及发病机制

侵犯前颅底的脑膜瘤有如下两种情况：①原发于颅内的脑膜瘤，向下侵及鼻腔、鼻窦或眼眶；②原发于鼻部的脑膜瘤，来源于脑神经鞘膜的蛛网膜细胞或异位的蛛网膜细胞，肿瘤可以与颅内不沟通，也可以突入颅内。

二、病理

脑膜瘤起源于硬脑膜上的蛛网膜细胞，或颅外迷走的胚胎性融合线上的异位蛛网膜细胞。其依病理组织类型可分为：①内皮细胞型；②成纤维细胞型；③血管型；④砂样型；⑤骨 - 软骨细胞型。免疫组织化学染色所有类型的脑膜瘤对波纹蛋白和上皮膜抗原（EMA）均呈阳性反应，有时也可表达细胞角蛋白和 S-100 蛋白。

三、护理评估

（一）健康史

评估有无家族遗传病史，患者的既往史、用药史，有无全身慢性疾病史。

（二）临床表现

1. 嗅沟脑膜瘤（olfactory groove meningioma）　这是最常见的一种前颅底肿瘤，占颅内肿瘤的 2%~10%，来源于筛骨的嗅神经沟筛板，可生长于一侧，也可向两侧缓慢生长。嗅沟脑膜瘤较大时才会出现症状，根据肿瘤的部位不同，可出现相应的症状：①局部受压症状，如痴呆、头痛、尿失禁、

Foster–Kennedy综合征（嗅觉丧失，同侧视神经萎缩，对侧视盘水肿）。②精神改变，额叶症状（淡漠、意识缺失等）。③部位靠后的肿瘤可压迫视神经和视交叉导致眼球移位、视觉障碍、视野缺损等。④有些肿瘤会长入筛窦。⑤肿瘤位于额部的，患者通常有慢性头痛病史，疼痛可放射至眼窝后部。⑥脑膜瘤常可造成临近颅骨骨质的变化，表现为骨板受压变薄或被破坏，甚至穿破骨板侵蚀至帽状腱膜下，头皮局部可见隆起。有时肿瘤也可使颅骨内板增厚，增厚的颅骨内可含肿瘤组织。⑦位于额部或顶部等脑膜瘤可产生刺激症状，多见为局灶性癫痫发作，可继发全面性癫痫发作。

2. 原发于鼻部的脑膜瘤　发病年龄一般早于颅内脑膜瘤，20岁以下多见。肿瘤生长缓慢，病程较长，可出现鼻塞、鼻出血等症状，也可数年无症状。若肿瘤为颅内外沟通，则可导致颅内压增高、头痛、呕吐、甚至昏迷。部分病例鼻部检查可发现肿瘤呈圆形，光滑，色白灰或淡红。

（三）辅助检查

1. 耳鼻咽喉科检查　了解患者鼻部及鼻窦部的病变情况。

2. 眼部检查　了解患者眼部症状，视力障碍的程度。

3. 精神科检查　包括智力评估和记忆评估，有无神志淡漠或意识丧失等症状。

4. CT检查　是了解肿瘤范围、提供诊断依据的主要手段。肿瘤呈圆形或类圆形的等密度病变，边界清楚，基底附着在筛板和筛顶硬膜上，向后可以到达鞍结节区域，增强后为均匀的强化灶，周围脑组织水肿，并可重点观察颅底钙化、侵蚀和骨质增生等情况。

5. MRI检查　在获得软组织影像方面价值更大，可以显示肿瘤与嗅神经、视神经、大脑前动脉及其分支等周围重要结构的关系。表现为T1加权像呈等信号或稍低信号，T2加权像信号变化不定，增强扫描病灶明显均匀强化，有时可见瘤体周围脑膜增厚强化（脑膜尾征）。

6. 病理检查　原发于鼻部的脑膜瘤需与鼻息肉、鼻咽纤维血管瘤等鉴别，确诊依靠病理检查。

（四）心理－社会状况

患者会有不同程度的脑神经受累表现，严重的会影响到饮食、睡眠等日常生活。面对病情的不断加重，患者会表现出不同的焦虑心理。在护理中，护理人员要及时掌握焦虑情绪的识别方法和对焦虑的干预技巧，加强沟通，解释肿瘤属于良性，减轻或消除患者的恐惧及疑虑心理，调动积极情绪，产生心理正能量，提高配合手术的信心和能力。

（五）治疗要点

1. 手术治疗　外科手术切除是治疗脑膜瘤的首选方法，可采用颅面联合入路、经面中部入路、内镜经鼻入路等手术方式，行肿瘤全切除或次全切除术。原则上，所有增生的颅底骨质应视为肿瘤而全部切除，但过度切除增生的骨质会造成颅内外相交通，导致颅内感染，故术中需仔细进行颅底修复。

2. 放射治疗　脑膜瘤通常属于良性肿瘤，但对于肿瘤不能全部切除以及不宜手术或不愿意手术的患者，适合采用放射治疗。

3. 药物治疗　根据脑膜瘤的激素依赖性，可应用抗孕酮药物米非司酮（RU–486）进行治疗，对缩小瘤体有一定效果。

四、常见的护理诊断／护理问题

1. 急性疼痛　与手术创伤有关。

2. 焦虑　与担心手术风险以及术后恢复有关。

3. 知识缺乏　缺乏与疾病有关的知识、手术目的、配合方式及术后保健知识。

4. 有出血的危险　与术中止血不彻底、术后用力咳嗽或打喷嚏等因素有关。

5. 有感染的危险　与机体抵抗力下降有关。

6. 潜在并发症　脑脊液鼻漏、精神症状、癫痫发作。

五、护理措施

1. 心理护理　由于疾病对患者心理产生强烈的刺激而出现焦虑、紧张甚至愤怒的情绪，在护理中关心患者，多与患者进行语言沟通，了解其心态，及时掌握患者焦虑情绪的识别方法和对焦虑的干预技巧，给予适当的心理支持，使患者及家属能够面对现实，接受疾病的挑战，减轻失落感、挫折感，使患者积极配合，达到理想的手术效果。

2. 体位　清醒后取头高脚低位或半卧位，抬高床头 15°～30°，有利于颅内静脉回流，改善脑供血，缓解脑水肿、脑缺氧，从而降低颅内压。

3. 生命体征的观察　生命体征反映生命中枢的功能及颅内压的变化：血压升高提示有颅内压升高及脑水肿的可能，血压下降或不升则应考虑有循环不良、休克及低氧血症的危险。如呼吸缓慢而深，脉搏变慢而有力，血压进行性升高时，应警惕有颅内血肿或早期脑疝的形成；体温升高提示有体温调节中枢障碍或感染。

4. 意识的观察　意识是判断脑膜瘤术后病情发展变化转归的可靠指标。定时呼叫患者，及时了解病情，并对患者的各种反应进行分析，可以及早发现颅内继发性血肿及脑疝危象的发生。

5. 瞳孔的观察　观察中应仔细查看两侧瞳孔的大小、形态及对光反射是否灵敏，有利于判断有无颅内压升高及脑疝的形成。发现双侧瞳孔散大或不等大，或对光反射由迟钝变为消失时，应意识到是病情变化所致，及时通知医生采取积极有效的治疗措施，为抢救赢得时间。

6. 疼痛护理　患者术后可在头部或鼻部置冰袋冷敷，以减轻鼻部充血及肿胀。嘱患者避免剧烈咳嗽，勿打喷嚏，预防因瞬时的气流冲击力过大，而导致伤口疼痛加剧。对患者进行指导、传授一些放松的技巧，转移注意力。如患者对疼痛忍受性较差可遵医嘱使用镇痛剂，注意观察疗效。

7. 基础护理　由于鼻腔填塞后，患者只能张口呼吸，易造成口腔干燥，因此护士应给予患者多饮水；协助做好口腔护理，至少每日两次，根据患者的病情予以酌情增加口腔护理的次数。及时帮助患者擦拭面部及鼻部血迹，使患者感到舒适，为患者做好生活护理，满足患者需求。对于有视功能损伤的患者，护士除了协助患者的日常生活，还要防止烫伤、跌倒等意外事件的发生。

8. 并发症的观察和护理

（1）脑脊液鼻漏。

①原因：多因切除肿瘤基底部筛板的硬膜所致，也可因开颅时额窦开放而又处理不当所导致。

②判断标准：一般发生在术后 3~7 天，表现为鼻腔流出脑脊液。在急性期呈血性，恢复期逐渐转为无色透明液体。一般患者坐起或低头时漏液增加，平卧时减轻。血性脑脊液与血液的鉴别：将血性脑脊液滴在白色纱布或纸巾上可见血迹外有淡黄色的浸渍圈，单纯的血液无此种表现。

③护理要点。

a. 原则上是设法让其自行闭合。

b. 术后患者绝对卧床，取半卧位，借重力作用使脑组织与撕裂的脑膜处紧密贴附，以利闭合。

c. 任脑脊液流出，严禁堵塞鼻腔。

d. 保持鼻腔清洁，预防感染。

e. 嘱患者活动时要缓慢，避免活动过猛，禁做低头、弯腰等增加颅内压的动作，且避免屏气、咳嗽、打喷嚏、擤鼻等用力动作，保持大便通畅。

（2）精神症状。

①原因：因肿瘤压迫额叶引起。

②判断标准：患者表现为兴奋、多语、欣快、幻觉、注意力不集中、记忆力减退等。

③护理要点。

a. 加强对患者的心理护理，保持病区环境安静。护理治疗集中，操作轻柔娴熟。

b. 适当使用约束带约束肢体，避免患者拔除各种管道或有自伤性危险行为发生。使用约束带应注意松紧适度，可在易受伤的部位加棉垫保护。向家属说明约束的原因和目的，做好解释工作，取得家属的配合。

c. 症状严重者应遵医嘱酌情使用镇静制或抗焦虑药物，观察用药后的反应。如用氯丙嗪时应注意患者有无发生直立性低血压。

（3）癫痫发作。

①原因：由于肿瘤压迫或术后脑组织缺氧及皮层运动区受激惹所致。

②判断标准：癫痫小发作表现为短暂的意识丧失，言语及活动突然中断，两眼凝视，偶尔上翻，面色苍白。癫痫大发作表现为患者突然意识丧失，跌倒在地，全身肌肉强直性收缩，头后仰，双上肢屈曲强直，双下肢伸直性强直，口部先张后闭合。患者会出现痫叫，瞳孔散大，血压上升。起初皮肤结膜发红，继之由于呼吸肌强直收缩，出现呼吸暂停，口唇及全身皮肤青紫。

③护理要点。

a. 癫痫小发作时，应及时给予抗癫痫药物控制，吸氧，告知患者卧床休息，保证睡眠，避免精神激动。注意保护患者，加防护栏，避免意外受伤，观察发作时表现，详细记录。

b. 癫痫大发作时应将患者头偏向一侧，迅速清除患者口鼻腔内分泌物，保持呼吸道通畅，双齿之间放入牙垫以防舌咬伤。

c. 一旦出现癫痫大发作，遵医嘱立即使用地西泮，边用边观察抽搐是否停止。

d. 积极纠正水、盐、电解质及酸碱平衡紊乱。

9. 健康教育及出院指导

（1）术后进食低脂肪、高热量、高蛋白、多维生素、易消化的食物。

（2）避免用力挖鼻、咳嗽、打喷嚏、解便等。

（3）告知脑脊液鼻漏的患者禁忌鼻腔内用药，禁止堵塞鼻腔。

（4）张口呼吸，随时吐出口鼻腔内分泌物，切忌将分泌物咽入胃内，以免造成胃部不适。

（5）提高自身免疫力，保持心情舒畅，充足的睡眠，每晚持续睡眠应达到 6~8 小时。

（6）戒烟戒酒，坚持用药，定期随访。

（7）对需鼻腔用药的患者进行滴鼻方法的指导。

（8）指导需进一步放射治疗或化疗的患者克服不良反应，坚持治疗。

第八章

血液透析护理

第一节　低分子量肝素抗凝护理

一、作用机制及特点

低分子量肝素（LMWH）由标准肝素经化学或酶学方法降解后分离所得。肝素对凝血因子Xa的灭活仅需与抗凝血酶Ⅲ（AT-Ⅲ）结合即能达到，而对凝血酶（因子Ⅱa）的灭活则需与AT-Ⅲ及因子Ⅱa同时结合才能达到。随着肝素分子量的下降，分子中糖基数减少，与因子Ⅱa的结合力下降，而与AT-Ⅲ的结合力有所增加。肝素的抗栓作用主要与抑制因子Xa的活性有关，而抗凝作用（引起出血）则与抑制因子Ⅱa的活性有关。因此，低分子量肝素的抗栓作用保留而抗凝作用较弱，呈明显的抗栓/抗凝作用分离现象，这种现象可以用抗Xa抗Ⅱa比值作为数量上的衡量，标准肝素该比值为1∶1，而低分子量肝素为（2~4）∶1。低分子量肝素半衰期较长，约为标准肝素的2倍，主要经肾脏排泄，在肾衰竭时半衰期延长且不易被血液透析清除。低分子量肝素抗栓作用以抗Xa活性（aXaU）为指标。体外研究表明抗Xa活性需在0.5aXaU/mL以上才能有效抗栓，体内实际抗栓作用强于体外测定值。血液透析时维持血浆aXa活性在0.4~1.2aXaU/mL较为合适。

二、应用指征

（1）血液净化治疗时防止体外循环系统中发生凝血。

（2）适用于中、高危出血倾向患者进行血液净化治疗时所需的抗凝。

（3）血液净化治疗伴有高血压、糖尿病及心血管系统、神经系统等并发症。

（4）预防深部静脉血栓形成，治疗血栓栓塞性疾病，预防普通外科手术或骨科手术的血栓栓塞性疾病。

三、抗凝药物及方法

由于不同低分子量肝素产生的分子量、组成的纯度及对AT-Ⅲ的亲和力等不同，药效学和药动学特性存在较大差异。目前临床上应用的低分子量肝素分子量均在4 000~6 000。不同的低分子量肝素不可互相替代使用，并严禁肌内注射。在用于预防、治疗血栓栓塞性疾病时可皮下注射。下面介绍几种低分子量肝素。

（一）速碧林（低分子肝素钙注射液）

速碧林是低分子肝素，由普通肝素通过解聚而成，1mL注射液含低分子肝素钙9 500aXaU。它是一种糖胺聚糖，其平均分子量为4 300，速碧林具有较高的抗Xa和抗Ⅱa活性，具有快速和持续的抗血栓形成作用，在血液透析时预防血凝块形成。应考虑患者情况和血液透析技术条件选用最佳剂量，每次血液透析开始时应从静脉端给予单一剂量的速碧林。

1. 建议剂量

（1）没有出血危险的患者应根据体重使用下列起始量（表 8–1）。

表 8–1　体重与速碧林起始量

体重（kg）	速碧林剂量（mL）
≤ 60	0.3
61~69	0.4
≥ 70	0.6

（2）伴有出血危险的患者血液透析时，速碧林用量可以是推荐剂量的一半。若血液透析时间超过 4 小时，可再追加小剂量速碧林，随后血液透析所用剂量应根据初次血液透析观察到的效果进行调整。个体化的低分子肝素剂量是血液透析抗凝安全的保障。

2. 临床配制和使用　将速碧林 0.4mL + 生理盐水 3.6mL 配制成 4mL 溶液（含速碧林 4 100aXaU）。配制好的溶液每毫升含速碧林 1 025aXaU。血液透析患者如需注射速碧林 3 075aXaU，则将配制好的速碧林溶液注射患者体内 3mL 即可，这样剂量准确、安全。

3. 速碧林拮抗剂的使用方法　速碧林的拮抗剂为鱼精蛋白，鱼精蛋白主要中和速碧林的抗凝作用，仍保留一些抗凝血因子 Xa 活性。0.6mL 硫酸鱼精蛋白中和大约 0.1mL 速碧林。使用鱼精蛋白时应考虑注射速碧林后经过的时间，并适当减少注射剂量。

（二）法安明（达肝素钠注射液）

法安明是一种含有达肝素钠（低分子量肝素钠）的抗血栓剂。1 支单剂量注射器，有 2 500aXaU、5 000aXaU、7 500aX aU 3 种剂量。达肝素钠是从猪肠黏膜提取的低分子肝素钠，其平均分子量为 5 000。达肝素钠主要通过抗凝血酶（AT）而增加其对凝血因子 Xa 和因子Ⅱa 的抑制，从而发挥抗血栓形成的作用。达肝素钠抑制凝血因子 Xa 的能力，相对高于其延长活化部分凝血酶原时间（APTT）的能力。达肝素钠对血小板功能和血小板黏附性的影响比肝素小，因而对初级阶段止血只有很小的影响。尽管如此，达肝素钠的某些抗血栓特性仍被认为是通过对血管壁或纤维蛋白溶解系统的影响而形成的。

1. 建议剂量　若维持性血液透析患者无已知出血危险、治疗时间不超过 4 小时，静脉快速注射 4 000~5 000aXaU。如超过 4 小时，可适当追加剂量。正常情况下，长期血液透析应用本品时，需要调整剂量的次数很少，因而检测抗 Xa 浓度的次数也很少。给予的剂量通常使血浆浓度保持在 0.5~1.0aXaU/mL 的范围内。对有高度出血危险的急性肾衰竭患者，静脉快速注射 5~10aXaU/（kg・h），继以静脉输注 4~5aXaU/（kg・h）。进行急性血液透析的患者治疗间歇较短，应对抗 Xa 进行全面监测，使血浆抗 Xa 活性保持 0.2~0.4aXaU/mL 的水平。

2. 临床配制和使用　法安明 0.2mL+ 生理盐水 4.8mL 配制成 5mL 溶液（含法安明 5 000aXaU），这样配制好的溶液每毫升含法安明 1 000aXaU。如需注射法安明 4 000aXaU，则将配制好的法安明溶液静脉注射 4mL 即可。

3. 法安明拮抗剂的使用方法　法安明的拮抗剂为鱼精蛋白，鱼精蛋白可抑制达肝素钠引起的抗凝作用。法安明引起的凝血时间延长可被完全中和，但抗 Xa 活性只能被中和 25%~50%。1mg 鱼精蛋白可抑制 100aXaU 达肝素钠的抗 Xa 作用。鱼精蛋白本身对初级阶段止血有抑制作用，所以只能在紧急情况下应用。

（三）克塞（依诺肝素钠注射液）

克塞为具有高抗 Xa（100aXaU/mg）和较低抗Ⅱa 或抗凝血酶（28U/mg）活性的低分子量肝素。在不同适应证所需的剂量下，克塞并不延长出血时间。在预防剂量时，克塞对活化部分凝血酶原时间（APTT）没有明显影响，既不影响血小板聚集，也不影响纤维蛋白原与血小板的结合。

1. 建议剂量　在血液透析中，为防止体外循环中的血栓形成，克塞的推荐剂量为 1mg/kg。应于血液透析开始时，在静脉血管通路给予。通常 4 小时透析期间给药 1 次即可，但当透析装置出现丝状纤维蛋白时，应再给予 0.5~1mg/kg。

2. 临床配制和使用　临床所用剂量的配制方法是将克塞 0.4mL（含克赛 40mg）+ 生理盐水 3.6mL 配制成 4mL 溶液，这样配制的溶液每毫升含克塞 10mg。血液透析患者如需注射克塞 30mg，则将配制好的克塞溶液注射 3mL 即可。

3. 克塞拮抗剂的使用方法　大剂量皮下注射克塞可导致出血症状，缓慢静脉注射鱼精蛋白可中和以上症状。1mg 鱼精蛋白可中和 1mg 克塞产生的抗凝作用。

（四）吉派林（低分子量肝素钠注射液）

吉派林具有 AT- Ⅲ依赖性抗 Xa 因子活性，药效学研究表明吉派林对体内外动、静脉血栓的形成有抑制作用。吉派林能刺激内皮细胞释放组织因子凝血途径抑制物和纤溶酶原活化物，分子量 >6 000 的制剂影响凝血功能，使 APTT 略延长。吉派林不作为溶栓药，但对溶栓药有间接协同作用。产生抗栓作用时，出血可能性小。

1. 建议剂量　每支吉派林含抗 Xa 活性 2 500aXaU 或 5 000aXaU，加注射用水至 0.5mL，其平均分子量 <8 000。血液透析时该药能预防血凝块形成。每次透析开始时，从血管通道静脉端注入吉派林 5 000aXaU，透析中不再增加剂量或遵医嘱。

2. 临床配制和使用　将吉派林 0.5mL（含吉派林 5 000aXaU）+ 生理盐水 4.5mL 配制成 5mL 溶液，则每毫升溶液含吉派林 1 000aXaU。血液透析患者如需注射吉派林 4 000aXaU，则将配制好的吉派林溶液注射 4mL 即可。

3. 吉派林拮抗剂的使用方法　硫酸鱼精蛋白或盐酸鱼精蛋白可中和吉派林的作用，1mg 盐酸鱼精蛋白中和 1.6aXaU 吉派林。鱼精蛋白不能完全中和吉派林的抗 Xa 活性。

四、护理评估

（1）了解患者病史，评估患者抗凝方法和效果。

（2）血液净化前需对管路和滤器进行规范预冲，以防止凝血。

（3）正确配制低分子量肝素，严格执行两人核对制度，应用剂量正确，确保透析治疗安全进行。

五、护理措施

（1）透析治疗过程中，监测动脉压、静脉压、跨膜压以及管路有无血凝块、透析器有无发黑等。

（2）对易出现糖尿病、高血压并发症的血液透析患者，应首选低分子量肝素。糖尿病易并发心、脑、肾、四肢、血管病变，其动脉粥样硬化发生率高，主要引起冠心病、缺血性或出血性脑血管病。视网膜病变是糖尿病微血管病变的又一重要表现，可分为非增殖型和增殖型两大类，前者主要表现为视网膜出血、渗出和视网膜动、静脉病变；后者在视网膜上出现新生血管，极易破裂出血，血块机化后，纤维组织牵拉，造成视网膜剥离，是糖尿病失明的主要原因，而高血压患者最易出现脑血管意外。

（3）对原有出血可能的危重患者，应用低分子量肝素也可能引起出血。此类患者在应用低分子量肝素过程中要监测 ACT，一旦发现出血可能，立即停止透析，并使用拮抗剂。针对这些患者，为安全考虑，可使用小剂量低分子量肝素或无肝素透析。

（4）加强宣教：透析患者的凝血时间较正常人延长，术后易造成出血，指导患者透析结束后正确按压穿刺点（根据每个患者的不同情况选择按压时间的长短）；血压偏高患者下机后应予观察和监测，待血压平稳后才可回家；如血压持续较高，应及时治疗，严防并发症发生。告知患者如出现任何出血现象或不适（如头痛、呕吐、视物模糊、肢体活动障碍、口角歪斜等），应立即与医生取得联系并积极治疗。

（5）告知患者低分子肝素的保存方法。大多数透析中心让患者自行保管药物，应告知患者肝素冷藏保存的方法。

综上所述，低分子肝素与普通肝素相比，具有抗凝作用强、出血危险性小、生物利用度高、半衰期长、使用方便等优点。因此，低分子肝素是一种安全、有效、更适宜长期使用的抗凝剂。

第二节 局部枸橼酸钠抗凝护理

1961 年，Morita 等首先在血液透析中应用局部枸橼酸抗凝法（regional citrate anticoagulation，RCA）。1982 年，Pinnick 等将局部枸橼酸钠法应用于高危出血患者，并取得了满意的临床效果。枸橼酸钠作为一种局部抗凝剂，克服了肝素全身抗凝所致的出血并发症，无过敏反应及肝素诱导的血小板减少症，并可降低氧化应激水平，延长透析膜寿命，故引起了透析界对该项技术的极大兴趣。近年 RCA 临床应用日渐增多，技术也日趋完善和自动化，不仅应用于血液透析，也应用于连续性肾脏替代治疗中。

一、抗凝原理

枸橼酸钠与血中游离钙螯合生成难以解离的可溶性复合枸橼酸钙，使血中钙离子减少，阻止凝血酶原转化为凝血酶，从而起到抗凝作用。局部枸橼酸钠体外循环抗凝效果确切，而无全身抗凝作用，尤其适用于高危出血透析患者。

二、抗凝指征

（1）由于局部枸橼酸钠仅有抗凝作用，故可应用于活动性出血或高危出血患者。

（2）因使用肝素引起血小板减少症、过敏反应等严重不良反应者可使用此法。

（3）与无肝素比较，局部枸橼酸钠抗凝时，不需高血流量，因此血流动力学不稳定时也可应用此方法。

（4）局部枸橼酸钠抗凝广泛应用于连续性肾脏替代治疗（continuous renal replacement therapy，CRRT）和持续低效缓慢血液透析（sustained low efficiency dialysis，SLED），也可应用于间歇性血液透析（intermittent hemodialysis）。

（5）有文献认为，在滤器管路寿命、出血风险、改善氧化应激方面，局部枸橼酸钠抗凝优于传统的肝素 / 低分子肝素抗凝。

三、使用方法

达到理想抗凝效果的枸橼酸钠浓度是 3~4mmol/L，滤器后离子钙浓度一般维持在 0.25~0.35mmol/L，而外周血离子钙浓度则需要维持在生理浓度 1.0~1.2mmol/L。理想的枸橼酸钠抗凝方法旨在维持上述指标的预定范围。

1. 枸橼酸钠浓度 血液进入透析器时枸橼酸钠浓度维持在 2.5~5mmol/L，即可获得满意的体外抗凝效果。

2. 输入方法 枸橼酸钠从血液透析管路的动脉端输入，使用时可用输液泵调整和控制输入速度。局部枸橼酸钠抗凝时透析液可采用无钙透析液或普通含钙透析液。采用无钙透析液时，可从患者的外周静脉补充钙剂；采用普通含钙透析液时，不需要补充钙剂。

《牛津临床透析手册》列举的典型方案：4% 的枸橼酸钠自动脉端每小时输注 190mL，0.75% 的氯化钙自静脉端每小时输入约 60mL。

3. 抗凝过程中的参数监测 注意患者的个体情况并及时监测是保证抗凝有效和减少并发症的必要步骤。RCA 过程中的监测参数至少应包括以下 3 种。

①滤器后离子钙浓度：应为 0.25~0.35mmol/L。

②外周血离子钙浓度：应为 0.9~1.2mmol/L。

③血气分析、电解质：监测酸碱平衡和钠平衡。

四、操作技术及护理

（1）透析前做好患者的宣教及心理护理：解释 RCA 透析中可能的并发症及有效的处理措施，取得患者的理解与配合。

（2）枸橼酸钠盐水（生理盐水 500mL + 46.7% 枸橼酸钠 5mL，浓度为 0.66mmol/L）预冲透析器及透析管路，密闭循环 10 分钟。

（3）准备输液泵，透析前将枸橼酸钠连接在透析管路的动脉端泵前。

（4）内瘘穿刺针用生理盐水进行预处理，待穿刺成功后即刻连接血路管道。

（5）管路连接后启动血泵，使血流量逐渐上升，并同时启动枸橼酸钠输注泵，根据枸橼酸钠浓度调整输入速度。透析过程中应依据透析器及透析管路凝血情况、静脉压、活化凝血时间及患者临床情况调整枸橼酸钠的输注速度。

（6）机器因自检处于透析液隔离状态时，不需调整枸橼酸钠输注速度。如机器因透析液浓度、断水或其他原因进入旁路状态超过 5 分钟，则要减慢或停止枸橼酸钠输注，排除原因后恢复枸橼酸钠的输注，若一时难以解决，则采取无肝素透析法。

（7）透析过程中，应密切观察患者的血压、脉搏、心率、动脉压、静脉压、跨膜压，密切观察血路和透析器是否有凝血现象。一旦发现透析器或管路颜色变深，或静脉压较前大幅度升高，应立即采取防凝血措施，并行活化凝血时间检查，以调整枸橼酸钠输注速度。

（8）透析中，应密切观察、询问患者有无唇周、四肢发麻、肌肉痉挛、痉挛等低钙症状。一旦发生低血钙症状，迅速降低输注速度或停止枸橼酸钠的输注。

（9）透析前，准备好患者周围静脉通路，防止低钙血症的发生。如发生低钙血症，不可在透析管路的动、静脉端推注钙剂，因为这样可导致枸橼酸与钙离子结合而引起凝血。

（10）枸橼酸钠浓度较低时，所用枸橼酸容量增大，应适当增加脱水量，防止容量负荷增加。

五、并发症及防治

1. 高钠血症　1mmol 枸橼酸含 3mmol 钠。采用枸橼酸钠抗凝透析时，可适当调整钠浓度，防止高钠血症。

2. 代谢性碱中毒　枸橼酸钠进入体内后，参与三羧酸循环，最终生成 HCO_3^-。1mmol 枸橼酸代谢生成 3mmol HCO_3^-，透析中可适当降低透析液中碳酸盐浓度，避免代谢性碱中毒的发生。

3. 低钙血症　发生率为 5%~10%，常见于患者本身有低钙血症而使用无钙透析液，或患者有严重代谢性酸中毒，透析中因纠正酸中毒而降低了血钙等。采用枸橼酸钠透析前应了解患者的血钙及酸中毒情况。同时，在透析期间应有心电监护，随时测定血钙浓度并建立静脉通路，以防止低血钙的发生。

4. 凝血　枸橼酸钠透析时，应严密监测活化凝血时间（ACT）或观察体外凝血情况，防止凝血的发生。

六、局部枸橼酸钠抗凝的新进展

1. 枸橼酸的给药途径　对于连续性肾脏替代治疗中的 RCA，除传统的滤器前输入枸橼酸钠、静脉端输入钙剂外，某些医疗机构将枸橼酸钠预先配入置换液或透析液，获得了良好临床效果。

2. 自动化趋势　2010 年初，Szamosfalvi 等报告了自动在线计算钙剂和透析液 / 置换液输入量的 SLED RCA 系统，此系统可极大地减轻人工操作的负担。

第三节　血液滤过与血液透析滤过护理

一、血液滤过的发展史与现状

血液滤过（hemofiltration，HF）问世至今已有 80 多年的历史，这种治疗方法最早是在单纯超滤（ultrafiltration，UF）技术的基础上发展起来的。Brull 和 Geiger 首次用火棉胶膜对动物进行了超滤试验，并观察到超滤液中电解质、葡萄糖、非蛋白氮的浓度与血浆中的浓度是相同的。1955 年，Alwall 对水肿的患者使用单纯超滤方法进行了成功的治疗。现代 HF 治疗方法的研究始于 1967 年，1972 年首次应用于临床，1976 年 9 月在德国疗养胜地 Braunlage 召开的第一次 HF 讨论会上，一组德国专家介绍了这种疗法的优点，如能改善贫血、神经病变、脂质代谢及控制血压等。有学者所在的医院于 1979 年对 3 例顽固性高血压和皮肤瘙痒的患者应用了 HF 治疗，但由于当时尚没有可供做 HF 的专用机器，因此利用了那时仅有的设备：大面积的空心纤维透析器、林格液和一台普通的吸引器。血液循环依赖单泵维持，然后用一根硅胶管连接透析器与吸引器，调至一定的负压以尽可能地加大超滤量，同时从静脉回路补充相应量的林格液，一切监测均为手控，医生、护士寸步不离地监护在旁，这就是血液滤过在我国临床应用的雏形阶段，收到了一定的临床效果。今天，全自动的血液滤过机已能精确地控制出入量的平衡，使 HF 成为一项安全成熟的常规治疗模式，大量的临床报道证实了这一方法在清除中分子毒素和维持血流动力学稳定性方面的优越性能。随着对中分子毒素引起透析并发症的进一步认识，寻找更符合生理的治疗方式、开发新的滤过膜、增加治疗中的对流，成为肾脏替代治疗改良与发展的思路。

二、血液滤过原理

（一）血液滤过的基本概念

血液滤过是通过对流清除尿毒素，因此它较血液透析（hemodialysis，HD）更接近人体的生理过程。其工作原理是模拟肾小球的滤过和肾小管的重吸收作用。在血液滤过时，血浆、水和溶质的转运与人体肾小球滤过相似，当血液引入滤过器循环时，在滤过器膜内形成正压，而膜外又被施加一定的负压，由此形成了跨膜压（TMP），使水分依赖跨膜压而被超滤。当水通过膜大量移动时，会拖拉水中的溶质同时移动，这种伴有水流动的溶质转运（“溶质性拖曳”现象）称为对流，凡小于滤过膜截留分子量（通常为 4 万 ~6 万）的溶质均可随水分的超滤以对流的方式被清除，血液滤过同时模拟肾小管的重吸收过程将新鲜的含正常电解质成分和浓度的置换液输入体内，以纠正患者水、电解质、酸碱失衡。

（二）影响血液滤过效果的因素

血液滤过清除溶质的有效性取决于水和溶质转运速率，而转运速率又取决于血流量、滤过器面积、滤过膜筛选系数、超滤系数和每次治疗时的置换液总量，与患者的血细胞压积、血清白蛋白浓度也有关。血液滤过清除溶质的原理与血液透析不同，血液透析时小分子物质（如肌酐、尿素氮）的清除依靠扩散，通过半透膜扩散的量取决于物质的浓度梯度及物质转运面积系数（mass transfer area coefficient，MTAC）。因此血液透析比血液滤过有更高的小分子物质清除率，而血液滤过对中分子物质的清除率高于血液透析。血液透析滤过（hemodiafiltration，HDF）是将透析与滤过合二为一，弥补两者之不足，实现了一次治疗中既通过弥散高效清除小分子物质，又通过对流高效清除中分子物质，治疗的效果更加理想。这是近年来临床上对维持性血液透析患者推荐的高效短时的血液净化治疗模式。

（三）血液滤过装置

1. 血液滤过器　血液滤过器的膜性能是决定 HF、HDF 治疗效果的关键部分，血液滤过膜应有大孔径、高通量，具有很高的超滤系数和通透性。现在临床使用的材质多为高分子合成膜，呈不对称结构，有支持层和滤过层，前者保持膜的机械稳定性，后者保证其良好的通透性，既有利于对流又能进行弥散。然而，用于 HF 或 HDF 的血液滤过器的超滤系数（KUF）必须达到≥ 50mL/（h · mmHg）的标准，并具有以下特点：①生物相容性好，无毒性。②理化性质稳定。③截留分子量通常 $<60\times10^3$，能截留血清蛋白。④具有清除并吸附中分子毒素的能力。⑤能截留内毒素。

2. 血液滤过机　血液滤过机除了与血液透析机具有相同的动脉压、静脉压、跨膜压、漏血、空气监测等监护装置外，还增设了置换液泵和液体平衡加温装置。新型的血液滤过机均可根据需要选择血液滤过或血液透析滤过的治疗模式。这两种治疗运作时的最大区别在于前者不用透析液，后者则需应用透析液。两者在治疗时都要超滤大量液体并同时补充相应量的置换液，故对液体平衡要求特别高，倘若在治疗时液体置换过量或不足，均可快速导致危及患者生命的容量性循环衰竭，因此确保滤出液与置换液进出平衡是安全治疗的重要环节。

血液滤过机的液体平衡系统有两种类型：一种是重量平衡，另一种是容量平衡。重量平衡法一般使用电子称重系统（置换液为挂袋式），保证输入置换液的重量等于滤出液重量（超滤量另外设定）。容量平衡法采用平衡腔原理，平衡腔是控制液体进出平衡的系统，它是一个容积固定的空腔，由一隔膜将室内的置换液和滤出液分隔在两个互不交通的腔室内，当隔膜移向置换液一侧时，置换液腔室的容积被压缩，迫使一定量的置换液进入患者体内；与此同时，滤出液腔室的容积等量增加，迫使等量的滤出液从滤过器进入该侧的腔室以保持隔膜两边的容量平衡，同时从患者体内超滤出的液体流经测量室以累加超滤量，如此往复运动，在平衡中达到预设的超滤目标。现大多数血液滤过、血液透析滤过的机器以容量平衡取代了重量平衡。以重量平衡法控制液体平衡的机器，通常用于连续性肾脏替代治疗（CCRT）的床旁机。

3. 置换液　血液滤过和血液透析滤过时，由于大量血浆中的溶质和水被滤出，因此必须补充相当量的与正常细胞外液相似的置换液。血液滤过中通常的超滤量为 70~200mL/ 分，置换液补充量每次约需 16~50L。由于输入速度极快，因而对溶液的质量要求很高，必须保证其无菌、无致热原、浓度可以变化、无有机物，且价格低廉。置换液质量是提高血液滤过疗效、减少并发症、改善患者长期预后的重要环节。在早年，血液滤过或血液透析滤过均使用商业生产的袋装灌注液，价格昂贵、操作烦琐、体积大，最大的不足是缓冲液为乳酸盐或醋酸盐，无碳酸氢盐置换液，患者对其耐受差。为提高置换液质量，减少操作中的污染，现今临床上应用较为普遍的在线式（online）血液滤过机，已实现了可即时生成大量洁净无致热原、低成本且更符合生理的碳酸氢盐置换液，这一装置亦便于透析液及置换液处方的个体化。

在线生成置换液方法是指超纯水与成品浓缩液（A 液）和 B 粉（筒装）通过比例泵系统配制生成的液体，然后流经机器内置的双聚合膜、聚砜膜或聚酰胺膜的超净滤器（也称细菌滤过器），一部分作为透析液进入血液滤过器完成透析弥散功能，另一部分分流至机器内置的第二个超净滤器，使置换液在输入体内之前，经过双重滤过，滤除内毒素，生成灭菌置换液输入体内。机器内置的超净滤器可耐受每日消毒，以保证在线生成的置换液不被微生物侵袭，达到最大安全程度。机器内置超净滤器使用寿限应根据产品说明书提示，如超限使用，可能会导致因置换液不纯引起的感染。

三、血液滤过和血液透析滤过的方法

（一）血管通路

血液滤过、血液透析滤过的血管通路与血液透析相同，可以应用动静脉内瘘或中心静脉留置导管，但血流量要求较血液透析高，一般需 250~350mL/ 分的血流量才能达到理想的治疗效果。

（二）置换液补充

置换液可在血液滤过器前或滤过器后输入，不同的方法对可清除物质的清除率及置换液的需求量不一样。

1. 前稀释置换法　置换液于滤过器前的动脉端输入，其优点是血液在进入滤器前已被稀释，故血流阻力小，不易在滤过膜上形成蛋白覆盖层，可减少抗凝剂用量，但溶质清除率低于后稀释，要达到与后稀释相等的清除率需消耗更多的置换液。无抗凝剂或小剂量肝素抗凝治疗时，建议选择前稀释置换法。

2. 后稀释置换法　置换液于滤过器后静脉端输入。临床上最常用的是后稀释，其优点是清除率高，可减少置换液用量，节省治疗费用。有文献报道，后稀释 HDF 应用较高的置换量对中分子毒素清除率远胜于高流量透析，当置换液输入 100mL/ 分时，β_2 微球蛋白的清除率可以是高流量透析的 2 倍，对骨钙素（osteocalcin，分子量 5 800）和肌红蛋白（分子量 17 200）等中大分子也能充分清除，对磷的清除亦优于传统的血液透析，而尿素清除率则与高流量透析大致相当。后稀释的缺点是滤过器内水分大量被超滤后致血液浓缩，易在滤过器膜上形成覆盖物，因此后稀释时，总超滤与血流比应 <30%，肝素用量也较前稀释多。为提高每次治疗的清除效果，常规治疗患者通常可选择后稀释置换法。若为无抗凝剂或小剂量肝素治疗的患者或有高凝倾向的患者，不宜选择此法。

3. 混合稀释置换法　这是一种较完善的稀释方法。为了最大限度地发挥 HF、HDF 前稀释或后稀释的治疗优点，避免两者之缺点，欧洲一些血液净化中心提倡将置换液分别在前、后稀释的位置同步输入，这样既具有前稀释抗凝剂用量少的优点，又具有后稀释清除率高的优点，不失为一种优化稀释治疗方法。

（三）置换液补充计算方法

血液滤过和血液透析滤过清除溶质的效果还取决于置换液量。临床上应用后稀释血液滤过一次，置换液量一般在 20~30L。为达到尿素清除指数 >1.2 的标准，超滤量应为体重的 58%；也有研究发现，置换液量为体重的 45%~50% 是比较合适的。

也可根据尿素动力学计算，由于患者蛋白质摄入量的不同，产生尿素氮数量亦不同，其计算公式如下：

每周交换量（L）= 每日蛋白质摄入量（g）×0.12 ×7/0.7（g/L）

式中 0.12 为每克蛋白质代谢所产生的尿素氮的克数，7 为每周天数，0.7 为滤过液中平均尿素氮浓度。计算出的每周置换液量分 2~3 次在血液滤过治疗时给予。

按此公式计算时未计残余肾功能，若患者有一定的残余肾功能，则所需置换液量可相应减少，按 1mL 置换液等于 1mL 肾小球滤过液的尿素清除率计算，假如患者残余肾功能为 5mL/ 分，则一日清除率为 7.2L，故可减少 7.2L 的置换液。

对前稀释血液滤过量的估计尚无统一的方法。一般建议每次治疗的置换量不低于 40~50L，或者每次前稀释总滤液量与干体重的比值为 1.3 ：1 以上，此时能得到良好的清除效果，因此认为应用“前稀释总滤液量 / 干体重”这个指标可以更加方便地制定充分的治疗剂量。

（四）抗凝

血液滤过或血液透析滤过应用后稀释治疗时的抗凝剂用量可参照本章第六至八节。若应用前稀释法治疗，则抗凝剂用量可相对减少。

四、血液滤过和血液透析滤过的临床应用

血液滤过（HF）和血液透析滤过（HDF）与血液透析（HD）相比，至少有两方面的优点，即血流动力学稳定、能清除中大分子物质。

（一）血流动力学稳定

患者心血管系统对 HF 的耐受性优于 HD。HF 的脱水是等渗性脱水，水与溶质同时排出，体内渗透压变化小。HF 时血细胞比容等变化较小，不像 HD 时体内渗透压变化大、对血压影响也大。另外 HF 能选择性地保留 Na^+，HF 大量脱水时，血浆蛋白浓度相对提高，按照多南平衡选择性地保留 Na^+，使 Na^+ 在细胞外液中维持较高水平，细胞外液的高张状态使组织和细胞内水分移至细胞外，以保持渗透压的恒定，即使在全身水分明显减少的情况下，也能保持细胞外液的容量，从而使血压稳定。HF 治疗后血浆去甲肾上腺素明显增高，交感神经兴奋性增加，而 HD 治疗后即使发生低血压，血浆去甲肾上腺素也无变化。在 HD 中约 5% 的患者容易发生难治性高血压，即所谓肾素依赖型高血压，而用 HF 治疗时可降低其发生率。

（二）清除大中分子物质

HF 能有效地清除 HD 所不能清除的大中分子毒素，如甲状旁腺素、炎症介质、细胞因子、β_2 微球蛋白等。有研究显示，在两组血液透析患者分别接受 HDF 和低流量 HD 治疗 3 个月以后，HDF 组治疗前 β_2 微球蛋白的水平要比低通透量 HD 组有明显的下降，并在超过 2 年的研究期间，这种差异始终保持着。无论是前稀释还是后稀释 HDF，当置换液量 <60mL/ 分时，β_2 微球蛋白的下降率要比采用同样膜做 HD 的清除率高（HDF: 72.2%；HD: 49.7%）。

大量的临床资料及研究证明，HF、HDF 可改善心血管稳定性，改善神经系统症状，增进食欲，减少与透析相关的淀粉样变，清除甲状旁腺素，缓解继发性甲状旁腺功能亢进症，改善促红细胞生成素生成，纠正贫血。因此 HF 或 HDF 除了适用于急、慢性肾衰竭患者外，更适用于有下列情况的慢性维持性血液透析患者。

（1）高血压患者：无论是容量依赖型还是肾素依赖型高血压，血液滤过都能较好地控制之。对于前者，HF 较 HD 能清除更多的液体而不发生循环衰竭。对非容量依赖型高血压或对降压药物有抵抗的高血压，应用 HF 治疗更有利于血压的控制。

（2）低血压患者：血液透析中发生低血压的原因很多，老年患者对血液透析耐受性差，心肌病变、

自主神经功能紊乱、糖尿病等患者易发生低血压，HF 治疗能改善低血压症状。

（3）有明显的中分子毒素积聚而致神经病变、视力模糊、听力下降、皮肤瘙痒者。

（4）与透析相关的体腔内积液或腹腔积液，发生率为 5%~37%，原因可能是：①水钠潴留。②腹壁毛细血管通透性增加。③细菌、结核杆菌或真菌感染。④低蛋白血症、心包炎、充血性心力衰竭等。HD 很难使积液、腹腔积液吸收或消失，HF 则有助吸收。有学者所在医院有 1 例血液透析患者透析 1 年半后产生腹腔积液，给予加强透析与超滤未见好转，且腹部越来越大，改做 HF 治疗 2 个月后，患者腹腔积液逐渐吸收，在以后的几年透析中病情一直处于稳定状态。

（5）肝性脑病患者。

（6）药物中毒患者。

（7）高磷血症患者：HDF 对磷的清除远比 HD 有效，能比较好地控制高磷血症。

（8）多脏器功能障碍患者，特别是伴有急性呼吸窘迫综合征（ARDS）、低氧血症者等。

目前临床上为了在一次治疗中能够同时清除大、中、小分子毒素，已大多采用 HDF 治疗，但有学者在临床工作中观察到，有一些非容量依赖性高血压及对降压药物抵抗的高血压患者（约占高血压血液透析患者的 3%~6%），透析中血压经常居高不下，恶心、头痛难熬，痛苦不堪，应用 HDF 治疗后症状仍不见改善。患者自觉已无希望，但在转为 HF 治疗后，患者在开始 3 次的 HF 治疗中血压就有明显下降，症状也得到明显改善。持续治疗 3 个月后（每周 1 次 HF，2 次 HD），血压达到正常水平，患者再回到每周 3 次的维持性透析，此时应用降压药已能控制住血压，透析中情况良好。这一情况说明对于顽固性高血压及透析中有严重不良反应的患者更适合 HF 治疗。

五、血液滤过和血液透析滤过的并发症

血液透析中所有可能出现的并发症，稍有疏漏都有可能在血液滤过中发生。

（一）常见技术并发症

（1）低血流量。

（2）治疗中 TMP 快速升高。

（3）置换液成分错误。

（4）液体平衡误差。

（5）置换液被污染导致热源反应。

（6）凝血。

（7）破膜漏血。

（二）丢失综合征

HF 或 HDF 在超滤大量水分、清除中分子毒素的同时，也将一些分子量小但是有益的成分清除，如每次滤过可丢失氨基酸约 6g（分子量仅为 140）、蛋白质约 10g，患者应在饮食中补足。现在也有厂家通过对透析器膜孔进行技术改良，使透析器的膜孔分布更高、更均等，这种新型的透析器不仅提高了膜对中分子物质的清除效果，同时也能最大限度地减少蛋白质丢失，改善了治疗效果和预后。另有报道，在 HDF 中维生素 C 可下降 45% ± 14%，其中 25%~40% 是被对流所清除的；同时，HDF 过程中抗氧化剂的丢失与大量高度氧化的标记物同时出现，这将是一个潜在的问题。

（三）其他

HF 对小分子物质清除不理想，应与 HD 交替治疗。

六、血液滤过及血液透析滤过的护理

血液滤过和血液透析滤过是血液净化治疗中的一种特殊技术。随着这种技术的不断成熟和治疗成本的逐渐下降，HF、HDF 已成为维持性透析患者一种标准的常规治疗模式，在常规透析的同时通常每周或每两周进行一次 HF 或 HDF。因此，血液透析护士应充分了解它的治疗原理、适应证、不良反应及并发症，熟练掌握血液滤过、血液透析滤过的操作流程及机器的操作常规，有针对性地对患者进行密切监

测与护理。

（一）治疗前的准备

1. 患者准备及评估　对于首次接受血液滤过者，应向患者及家属解释治疗的目的与风险，签署血液透析医疗风险知情同意书。若复用滤过器，还应签署滤过器重复使用知情同意书。

2. 滤过器选择和技术参数设置　血液滤过和血液透析滤过清除溶质的效果取决于血流量、滤过器面积、滤过膜筛选系数、超滤率和每次治疗时的置换液总量，因此滤过器选择及技术参数的设置都必须评估和确认，以达到理想效果。

3. 滤过器预冲　预冲是否充分会影响滤过器的性能发挥，临床上我们经常遇到的一些问题都与预冲不充分相关，如：①在常规抗凝的前提下，HF、HDF 上机后 1~2 小时即出现跨膜压快速升高，对应的措施是一再地降低置换液输入量，导致一次治疗的置换液总量达不到目标值而影响治疗效果，甚至有时不得不将模式切换至 HD 才能继续治疗。②回血后残血量多。③患者首次使用综合征发生率高等。充分预冲则能改善和预防上述状况的发生。

需要强调的是，滤过器膜内排气流速控制在 80~100mL/ 分，先用生理盐水排净透析管路和滤过器皿室（膜内）的气体，再将泵速调至 200~300mL/ 分，连接透析液接头于滤过器旁路，排净滤过器透析液室（膜外）气体。若机器在线预冲的默认设置未按照这一原则，则会影响预冲效果，因此不建议在线预冲。另外，针对滤过器膜（通常为合成膜）的疏水特性和亚层的多孔性结构，建议加大预冲量，以保证有效清除气泡和不溶性微粒，并建议密闭循环时设置超滤量。将滤过器静脉端朝上，促进透析器膜内微小气泡清除干净，同时通过水的跨膜运动排除膜亚层中的空气，使滤过膜的纵向、横向都能够充分湿化。良好的湿化效果，能使滤过膜微孔的张力达到最大化，治疗时能降低水分、溶质通过半透膜的阻力，提高膜对水和溶质的通透性，在 HF、HDF 治疗中即使输入大剂量的置换液也不容易发生跨膜压快速上升的现象，有助于提高治疗效果。同时，良好的湿化能改变血液层流性质和切变力，降低血液流动阻力，防止血小板活化和补体激活，提高了滤过膜的抗凝效果，能有效地预防血膜反应。

4. 置换液总量设置　首先确定置换液输入方式，无论是前稀释还是后稀释，置换液总量的设置可按照前述的置换液补充的几种方式进行计算。

5. 超滤量设置　正确评估患者的干体重，根据其体重增长及水潴留情况设置超滤量。

6. 血流量设定　通常 HF 和 HDF 治疗时的血流量要 >250mL/ 分，因此内瘘穿刺技术要熟练。选择穿刺部位时，必须选择能保证有足够血流量的部位进行穿刺，以获得有效的血流量，否则将影响清除率。但血流量常受患者的血管通路与心血管系统状态的限制，若患者因内瘘狭窄、栓塞而导致血流量不足，应先解决内瘘通路问题，在保证具有足够血流量的前提下再考虑做 HF 或 HDF。如患者因心血管功能低下而不能耐受治疗要求的血流量，可先将血流量设置于能够耐受的流量，通过一段时间治疗后心功能状况得到改善，可再将血流量调节至要求范围。

（二）护理干预

1. 密切监视机器运转情况　治疗过程中密切监测动脉压、静脉压、跨膜压和血流量等的变化。HF、HDF 均需补充大量置换液，如果液体平衡有误，则会导致患者发生危及生命的容量性循环衰竭，因此上机前需仔细检查并确认置换液泵管与机器置换液出口端连接严密，没有渗漏，确保患者液体出入量的平衡和保障治疗安全。所有的治疗参数与临床情况应每小时详细记录一次。

2. 严密观察患者的意识和生命体征变化　生命体征的波动与变化往往是急性并发症的先兆，护士在巡视中要密切注意患者的主诉和临床反应，如有否恶心、呕吐、心慌、胸闷、寒战、出血倾向等。

3. 急性并发症的预防与护理　血液透析的所有并发症都有可能在 HF、HDF 中出现，最需要警惕的有：①液体平衡误差。②置换液成分错误。③置换液被污染导致热源反应。④低血流量。⑤凝血。护士在临床护理操作中要加强责任心，严格执行操作规范，做到操作前、操作中、操作后查对，及时发现隐患，积极预防并发症。如：置换液管与机器置换液出口端连接不紧密而致置换液渗漏，治疗中会出现置换液输入量少于患者体内被超滤的量，若不及时发现，会导致患者脱水过量，有效血容量下降而发生低血压、休克。只有严格查对才能防患于未然。

4. 饮食指导 血液滤过或血液透析滤过在大量清除液体的同时，会丢失大量蛋白质、氨基酸、维生素，患者在饮食中若得不到及时补充，就可能发生因血液滤过治疗而引起的丢失综合征。因此，患者饮食中应增加优质蛋白质的摄入并多食富含维生素的蔬菜。维持性血液透析患者每日每千克体重的蛋白质摄入（dietary protein intake，DPI）为 1.2~1.5g，而在进行 HF 或 HDF 治疗阶段蛋白质摄入量最好能达到每日每千克体重 1.5g，其中至少 50% –70% 是高生物价蛋白质，以补足从滤过液中丢失的营养物质。为保证患者达到这一摄入水平，必须加强对患者的饮食指导和宣教，使患者能充分认识并自觉做到合理饮食。

5. 反渗水监测与机器消毒 HF、HDF 治疗中大量的水是直接进入血液的，因此保证透析用水的高度洁净至关重要，哪怕是极低浓度的污染都会是致命的。反渗水必须定期做细菌培养和内毒素、水质的检测，使用在线式血液滤过机要注意置换液滤过器的有效期，严格按照厂家规定的寿限使用，以保证在线置换液的品质与安全。

在线式血液滤过机直接将自来水经过炭滤、软化、反渗等步骤制成净化水，再通过高精度的滤过器，使之成为无菌、无致热源的超纯水。超纯水与浓缩透析液经比例泵按一定的配比混合成置换液，再经过双重超净滤器滤过后输入体内。这一设计完善的净化系统最大的优点是方便，但同时浓缩透析液也必须保证高度的洁净，符合质控标准。有报道，在浓缩透析液污染较严重的情况下，第二级滤器后仍可发现细菌及热源物质。因此，在线 HDF 生成置换液时，特别要求使用成品 A 液和筒装 B 粉装置，以减少浓缩液方面的污染。

6. 机器清洗、消毒和日常维护 必须严格遵照厂家要求实施，包括消毒液品种和消毒液浓度都应根据厂家要求选用，以确保每一次消毒的有效性和治疗安全性。停机日需开机冲洗 20~30 分钟，使机器管道内的水静止不超过 24 小时，以避免微生物的生长。停机超过 3 日应重新清洗消毒后再使用。

7. 其他 使用挂袋式液体输入时，必须注意袋装置换液的有效期、颜色和透明度。更换置换液时应严格执行无菌操作。另外，在置换液输入体内之前建议装一个微粒滤过器，以杜绝致热源进入体内。

（三）血液滤过与血液透析滤过护理流程

见图 8-1。

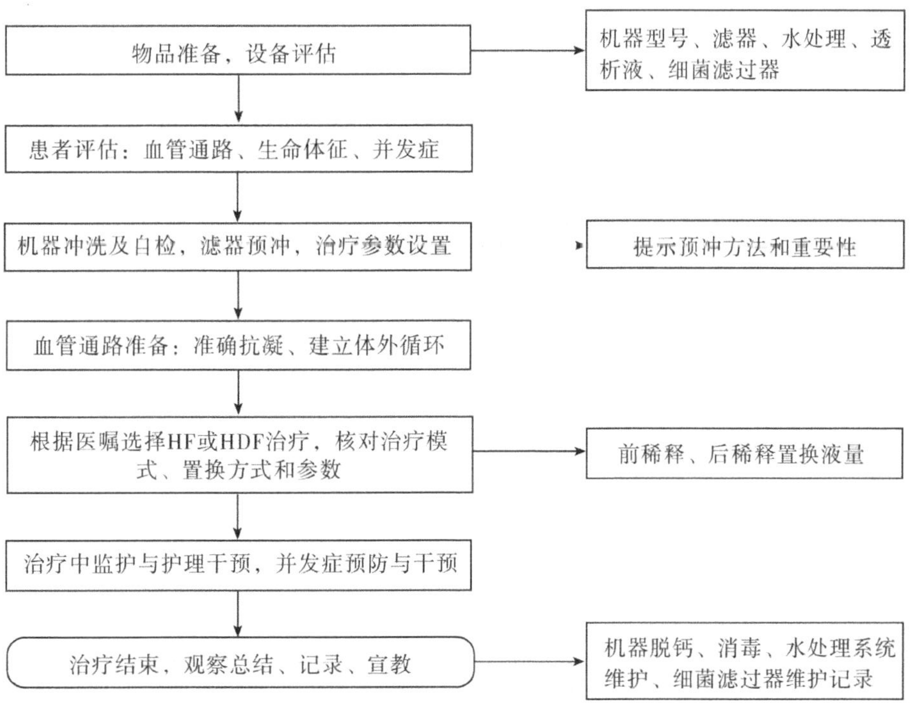

图 8-1 血液滤过与血液透析滤过护理流程

第九章

精神科护理

第一节　精神分裂患者的护理

精神分裂症患者临床症状复杂、病程迁徙、预后不佳，且患者自知力有不同程度的损害，部分生活不能处理，可能对自己或周围人群造成损害，影响社会秩序等。因此，做好精神分裂症患者的护理十分重要。

一、护理评估

对精神分裂症患者的护理评估重点包括健康史、一般情况、精神检查、心理社会方面等，主要通过交谈、观察、体格检查结合相应的辅助检查进行评估。由于精神分裂症患者对自身疾病缺乏自知力，很难正确反映病史，所以还要通过家属、朋友、同事或护送入收集资料，也可借助于一些心理、社会功能量表进行评估。

（一）健康史

1. 个人史　评估患者成长发育过程如何，包括母孕期健康状况、患者的智力发育、学习成绩、就业情况、婚姻状况等，女性患者还应评估月经史和生育史。

2. 现病史　评估此次发病的时间、表现、有无诱因、对学习工作的影响程度、就医经过、饮食、睡眠、是否服用安眠药等。

3. 既往史　评估有无躯体疾病或物质滥用引发精神病性症状或诱发精神分裂症的可能性，过去是否有过发病，第一次发病的时间和表现、治疗经过、效果如何、是否坚持服药、病后的社会交往能力等。

4. 家族史　评估两系三代有无精神障碍、精神异常和行为异常史，特别是精神病家族史。

（二）生理评估

1. 营养状况　患者的饮食、营养状况，评估有无营养失调。

2. 睡眠状况　患者的睡眠情况，有无入睡困难、早睡、多梦等情况。

3. 排泄状况　患者有无排尿困难、尿失禁、尿潴留、便秘、大便失禁等情况。

4. 自理状况　患者自我照顾及个人卫生情况，如衣服、头发、指甲是否整洁，有无体味难闻，能否自行如厕等。

（三）心理评估

1. 感知　患者有无幻觉、错觉，幻觉的表现形式和内容等。

2. 思维　患者有无思维联想障碍，如思维插入、思维中断、思维云集、思维松散、思维破裂等；有无思维逻辑障碍，如词语新作、逻辑倒错；有无思维内容障碍，如有无妄想，其种类、内容、性质、出现时间、涉及范围是否固定，发展动态有无泛化趋势，内容荒谬或接近现实。

3. 情感情绪　患者的情感反应，有无情感淡漠、情感迟钝、情感反应与周围环境是否相符等。

4. 意志行为　患者的意志是否减退，行为是否被动、退缩；患者的行为与周围环境是否适宜，有无意向倒错，有无违拗等。

5. 病前个性特点与人格　患者病前性格特点如何，是内向还是外向型；兴趣爱好有哪些，学习、工作、生活能力如何；患者有无人格改变、人格衰退、人格解体等表现。

6. 对疾病的认知　有无自知力，是否存在不承认自己有病。患者对住院、治疗的依从性如何，是否配合治疗和检查，对医护人员的态度如何。

（四）社会评估

1. 生活事件　患者在近期（半年内）有无重大生活事件发生，如至亲死亡、工作变化、失业、离婚等，患者有什么样的反应等。

2. 应对方式　患者是如何应对挫折和压力的，具体的应对方式有哪些，效果如何。

3. 社会交往能力　患者病前的社会交往能力如何，是否善于与人交往；患者病前对于社会活动是否积极、退缩、回避等。患者人际关系如何，有无特别亲密或异常的关系，包括与家人、男女朋友、同事和同学等。

4. 社会支持系统情况　患者的社会支持系统如何，患病后单位同事、同学、亲属与患者的关系有无改变，家庭成员对患者的关心程度、照顾方式、婚姻状况有无改变等。

5. 经济状况　患者自身的经济状况如何，对医疗费用支出的态度等。

二、护理诊断／护理问题

1. 有冲动、暴力行为的危险（对自己或对他人）　与幻觉、妄想、精神性兴奋、缺乏自知力等有关。

2. 思维过程改变　与思维内容障碍（妄想）、思维逻辑障碍、思维联想障碍等有关。

3. 不合作（特定的）　与幻觉、妄想、自知力缺乏、对药物的不良反应产生恐惧、违拗等有关。

4. 生活自理缺陷　与紧张性木僵，疾病急性期，精神症状丰富，极度焦虑和紧张，精神衰退、生活懒散，自伤、他伤而造成行为不便等因素有关。

5. 睡眠形态紊乱　与环境生疏、警觉性增强、精神病症状干扰等因素有关。

6. 个人对应对无效　与无能应对妄想的内容、对现实问题无奈、难以耐受的药物不良反应等因素有关。

7. 营养失调：低于机体需要　与幻觉、妄想、极度兴奋、躁动，消耗量过大及摄入量不足有关。

8. 医护合作问题　与药物不良反应，如急性肌张力障碍、体位性低血压等有关。

三、护理目标

（1）患者在住院期间能定时、定量进餐，能满足机体代谢的需要。

（2）患者身体清洁无异味，并最大限度地形成良好的生活自理模式。

（3）患者的睡眠质量得到改善，能按时入睡，睡眠质量有所提高。

（4）患者的精神病症状逐步得到控制，且日常生活不被精神病症状所困扰，表现出符合自身的社会角色特点，能最大限度地完成社会功能。

（5）患者能有效处理与控制情绪和行为，在住院期间不发生冲动伤人、毁物的现象，能控制攻击行为。

（6）患者对疾病有正确的认识，自知力部分或全部恢复，能主动服药，能描述不配合治疗的不良后果。

四、护理措施

（一）生活护理

1. 饮食护理　确保患者每天营养摄入量。以维持机体的新陈代谢，增强抵抗力和预防疾病。因被害妄想拒食的患者可让其自行选择食物，对有自罪妄想拒食的患者要耐心劝说其进食，并可将饭菜混合后让患者食用；有异食症的患者应在护士看护下进食，尽量限制患者的活动范围，随时观察患者的异常行为；对服用抗精神病药出现锥体外系反应患者，护士应协助进食并密切观察，防止因吞咽困难导致噎食；对于木僵患者在环境无刺激时可自行活动、进食、排便的特点，将饭菜放置于患者伸手可及之处，同时准备好便器，放置于患者视线范围之内，在不引起患者注意的情况下观察患者进食和排便情况。如果患者出现蜡样屈曲症状，护士要随时保证患者肢体处于功能位状态。

2. 睡眠护理　提供良好的睡眠条件，保持环境安静，温度适宜，避免强光刺激。对于新入院的患者因环境陌生而入睡困难，护士应在病房多陪伴，直至其入睡；合理安排患者作息制度，防止睡眠规律倒置，鼓励患者白天尽量多参加集体活动，保证夜间睡眠质量，指导患者睡前不喝浓茶、咖啡等饮料，或使用一些促进睡眠的方法，如深呼吸、放松术等；对严重的睡眠障碍的患者，经诱导无效，可遵医嘱运用镇静催眠药物辅助睡眠，用药后注意患者睡眠的改善情况并做好记录与交班。

3. 个人卫生护理　对于生活懒散、行为退缩的患者，护士需与患者一起制订生活计划，并督促检查其完成情况，必要时协助和指导其生活自理能力，如穿衣、叠被、洗脸、刷牙等。对于木僵或不能完全自理的患者，护士要定时为患者更衣、沐浴，做好口腔护理、皮肤护理、女性患者的经期护理、二便护理。

（二）安全护理

精神分裂症患者由于缺乏对自己行为控制的能力，在精神病症状的支配下，可能发生各种行为障碍。因此，加强患者的安全管理，采取有效的防范措施，防止意外事件的发生，一直都是护理工作的重要内容。

1. 合理安置患者　将妄想明显、症状活跃、情绪不稳等患者与木僵、痴呆等行为迟缓的患者分开安置；将易激惹与兴奋躁动的患者分开安置；有自伤、自杀、逃跑等行为者，应安置在重症病房，有专人看护，一旦有意外发生，应及时处理。

2. 有冲动行为的患者护理　预防患者冲动行为的发生是非常重要的。做好病房的安全管理工作，提供安静、舒适的环境，患者需在护士的视线下活动；一旦出现冲动行为，护士应保持冷静，沉着、敏捷地给予口头限制，并配合药物控制；如有伤人、毁物等暴力行为，给予保护性约束，病情缓解后及时解除约束；冲动结束后与患者共同评价冲动前后的感觉，并让其说出自己的感受，给予理解和帮助支持。

3. 妄想患者的护理　妄想是精神分裂症患者最常见的思维障碍，在妄想内容的影响下，患者出现自杀、伤人、毁物、拒食、拒服药等情况，应根据妄想的内容，有针对性地处理。如有被害妄想者，护士应耐心劝导，外出有人陪伴；如拒食，可采用集体进餐；如对同病房患者有被害嫌疑时，应及时将患者安置在不同病房；如护士也被牵连进其妄想内容，护士不要过多解释，注意安全，必要时进行调整。有关系妄想者，护士在接触时语言应谨慎，避免在患者看不到却听得到的地方低耳轻语、发出笑声或谈论其病情症状，以免加重其病情。对有自杀倾向的患者，要禁止其在危险场所逗留，禁止单独活动，外出时严格陪伴制度。

4. 不合作患者的护理　对于不合作患者，护士应主动关心、体贴、照顾患者，让其感到自己被重视、接纳；严格执行操作规程，发药到手，看服到口，服后检查口腔、水杯，确保药物到胃，但要注意采取适当的方式，需尊重患者的人格；对拒绝服药的患者，应耐心劝导，必要时采取注射或使用长效制剂。

（三）药物治疗的护理

药物治疗是治疗精神分裂症的主要方法。但药物在治疗精神病症状的同时，又会出现各种不良反应，从而导致患者服药依从性差。患者药物依从性差是疾病复发的重要原因。因此，对于服用抗精神病药物的患者应加强护理，从而提高患者的服药依从性，减少复发。

1. 确保患者服下药物　给药前要熟悉了解患者情况，包括他们的精神病症状和躯体状况等。发药时必须集中注意力，做到准确无误。有些患者往往不能清楚地叙述自己的姓名和床号，护士必须做好“三查八对”，认清患者姓名、床号、面貌后再发药，并看着患者确实将药物吞下后方可离开，防止患者弃药而得不到应有的治疗。此外，要警惕患者藏药累积后吞服自杀。对拒绝服药者，要耐心说服、劝导，尽量取得合作。对劝说无效者，应与医生协商，改用其他给药方式，如肌内注射长效针剂等。

2. 注意观察患者服药效果及不良反应　护理人员要知道给药的目的、药物疗效、常用剂量和可能发生的不良反应，细心观察疗效及药物不良反应，如发现患者有眩晕、心悸、面色苍白、皮疹、黄疸、吞咽困难、意识模糊等，视情况暂缓给药，并报告医生，作重点观察和详细交班。

（四）心理护理

1. 与患者建立良好的护患关系　精神分裂症患者意识清晰，智能良好，但无自知力，对住院常持敌视态度，对周围持有怀疑或抵抗态度，对医护人员警觉性高。因此，只有与患者建立良好的患护关系，取得患者信任，才能深入了解病情，顺利完成观察和护理工作。对于患者的精神病症状应予理解接纳，尊重其人格；态度和蔼、耐心、温和、冷静、坦诚，避免谈及敏感话题而激惹患者。

2. 正确运用沟通技巧　护士应掌握与患者接触的技巧，如耐心倾听患者的述说，鼓励其用语言表达内心感受而非冲动行为，并作出行为约定，承诺今后用其方式表达愤怒和激动情绪。与患者交谈时，态度亲切温和，语言具体、简单、明确，给他们足够时间回答问题，严禁训斥、责备及讽刺患者。不与患者争论有关妄想的内容，并且适当提出自己的不同感受，避免一再追问妄想内容的细节。对思维贫乏的患者，护士不要提出过多要求。

（五）社会支持

（1）鼓励患者参加集体活动，淡化不良刺激因素对其的影响，安排合理娱乐活动，转移注意力，缓解其恶劣情绪。

（2）当患者病情缓解后，可与其共同制订生活技能训练、社交技巧训练，以及工作康复训练计划，鼓励患者自理，并参加各项工作娱乐活动，促进患者的社会功能的康复。

（六）预防与健康教育

对恢复期患者及家属做好卫生知识的教育，主要包括以下几个方面。

（1）指导患者和家属掌握有关精神分裂症的基本知识，使其认识到疾病复发的危害，认识药物维持治疗、心理治疗对预防疾病复发防止疾病恶化的重要性。

（2）让患者及家属了解有关药物的知识，对药物的作用、不良反应，告诉患者服用药物应维持的年限及服用时的注意事项。教育患者按时复诊，并在医生的指导下服药，不擅自增药、减药或停药。使患者及家属能识别药物的不良反应，并能采取适当的应急措施。

（3）教育患者及家属识别疾病复发的早期征兆，如睡眠障碍、情绪不稳、生活不能自理、懒散、不能正常完成作业等现象，应及时到医院就诊。

（4）保持良好的生活习惯，避免精神刺激，以及与亲朋好友的交往；引导患者扩大接触面，克服自卑心理，进一步提高生活自理和工作技能，尽早回归社会。

五、护理评价

（1）患者最基本的生理需要是否得到满足。

（2）患者精神症状缓解的情况、自知力恢复的情况。

（3）患者有无意外事件和并发症的发生。

（4）患者基本生活自理能力和社会交往技巧的恢复情况。

（5）患者是否配合治疗、护理，并按时服药。

（6）患者对疾病的看法和对治疗的态度是否改变。

（7）患者及家属对疾病知识是否有所了解。

第二节　抑郁症护理

一、安全及基础护理

（1）提供安静舒适的住院环境，严格执行病区安全管理与检查制度。

（2）落实有效身份识别制度，按要求佩戴腕带。

（3）观察患者的饮食与睡眠，调理饮食并改善睡眠状态。

（4）观察患者排泄情况并记录。
（5）严重消极的患者应遵医嘱约束保护。

二、症状及心理护理

（1）严密观察患者的情绪变化。
（2）尊重患者，对待患者要具有同理心。
（3）评估患者的自杀、自伤风险。
（4）建立有效的护患沟通，恰当使用语言和非语言沟通技巧。
（5）协助患者认识负性认知，打断负性循环。
（6）训练患者学习新的心理应对方式。

三、药物及健康宣教

（1）严格执行操作规程，做好三查八对，防藏药。
（2）观察药物疗效和不良反应，及时处理。
（3）指导家属和患者学习疾病的相关知识及预防复发的知识。
（4）指导家属为出院患者创建良好的家庭环境和人际互动关系。
（5）指导家属帮助出院患者管理药物并监护患者按时服用。

第三节　躁狂症护理

一、安全及基础护理

（1）提供安全安静的住院环境，严格执行病区安全管理与检查制度。
（2）落实有效身份识别制度，按要求佩戴腕带。
（3）保证患者足够的饮食和饮水。
（4）鼓励患者自行料理个人卫生和衣着打扮。
（5）合理安排患者的活动时间，保证睡眠。
（6）严重冲动的患者应遵医嘱约束保护。

二、症状及心理护理

（1）建立良好的护患关系，鼓励患者表达内心想法。
（2）协助患者认识自己的疾病，学会应对方法。
（3）指导患者掌握复发的先兆，预防复发。
（4）评估患者暴力行为的风险，按照暴力行为的防范措施处理。
（5）严密观察患者的情绪变化。
（6）指导患者参与各类康复活动，转移过剩的精力。

三、药物及健康宣教

（1）严格执行操作规程，做好三查八对，防藏药。
（2）观察药物疗效和不良反应，及时处理。
（3）指导家属和患者学习疾病的相关知识及预防复发的知识。
（4）指导家属为出院患者创建良好的家庭环境，锻炼患者的生活和工作能力。
（5）指导家属帮助出院患者管理药物并监护患者按时服用。

第四节 儿童情绪障碍护理

一、安全及基础护理

（1）提供安全住院环境，严格执行病区安全管理与检查制度。

（2）落实有效身份识别制度，按要求佩戴腕带。

（3）密切观察患儿病情，加强巡视，做好交接班。

（4）做好日常生活护理，保证合理饮食与睡眠。

（5）观察患儿排泄情况并记录。

二、症状及心理护理

（一）建立良好护患关系

真诚、尊重患者，运用同理心，传达关怀。

（二）针对性护理

掌握病情，针对不同类型的情绪障碍给予相应的护理。

1. 儿童恐惧症

（1）鼓励参与各种形式的松弛训练。

（2）交给社交技能，增加社交活动量，培养良好的社交行为模式。

（3）鼓励患儿谈出自己的感受。

2. 焦虑

（1）鼓励患儿表达焦虑的感受。

（2）注意倾听患儿的主诉，鼓励患儿有适度的情绪宣泄，帮助患儿了解疾病、认识疾病的性质，消除疑虑。

（3）在患儿躯体不适时，教会患儿放松技术，与医生合作，进行生物反馈治疗。

3. 强迫

（1）注意患儿的仪式性动作与行为，对限制的行为加以控制。

（2）采用劝说及转移注意力的方法，让患儿多参与喜爱的娱乐活动。

（三）安排活动

为患儿安排简单、轻松的活动，要有趣味性，并能根据患儿的兴趣、爱好及症状的程度来调整活动内容。

（四）家长的心理干预

对个性有焦虑倾向的家长，进行心理干预。

三、药物及健康宣教

（1）严格执行操作规程，做好三查八对，防藏药。

（2）观察疗效及不良反应，发现异常及时处理。

（3）鼓励患儿参加文体活动等，保持良好的生活习惯，避免精神刺激。

（4）教会患儿和家属有关疾病的相关知识。

（5）向患儿及家属指导有关药物的知识，对药物的作用、不良反应有所了解。

（6）让家长正确认识患儿的康复与家庭支持密切相关。

第十章

老年病护理

第一节　老年高血压护理

（一）概述

高血压是老年人最常见的疾病之一，是导致冠心病、心力衰竭、脑卒中、肾衰竭等的重要危险因素。随着人口老龄化，高血压已成为影响老年人健康、生活质量的主要疾病。高血压分为原发性和继发性两类，老年人以原发性的为主，临床上称高血压病。据统计，高血压病的患病率，60 岁以上者可达 33%；65 岁以上者可达 65%，其中半数以上是收缩期高血压。

（二）护理评估

1. 病史评估　一般情况，患者的年龄、性别、职业、婚姻状况、营养状况等，尤其注意与现患疾病相关的病史和药物应用情况及过敏史、手术史、家族史、遗传病史和女性患者生育史等。

2. 身体评估　有受伤的危险，评估患者头痛的程度、持续时间，是否伴有头晕、眼花、耳鸣、恶心、呕吐等症状。

（三）护理要点及措施

治疗护理的主要目标是最大限度地降低心血管死亡和致残的总危险，提高老年高血压患者的生活质量。

1. 全面评估患者　头痛的程度、持续时间，是否伴有头晕、眼花、耳鸣、恶心、呕吐等症状。解释这些症状主要与血压升高有关，血压恢复正常且平稳后可减轻或消除。保持病室安静，光线柔和，尽量减少人员探视，保证充足的睡眠。操作宜相对集中，动作轻巧，防止过多干扰加重患者的不适感。待患者头痛缓解后，与患者一起讨论引起或加重头痛的因素，如劳累、缺乏睡眠、情绪激动、精神紧张、吸烟、酗酒、环境嘈杂、不规律服药等。告诉患者合理安排工作与休息，放慢生活节奏，坚持服药，戒烟酒，保持情绪平和，避免在嘈杂的环境中久留等。

2. 心理护理　当患者出现头痛时嘱其卧床休息，抬高床头，改变体位时动作要缓慢。护士要陪在患者身边，给患者心理上的支持，指导患者使用放松技术，如心理训练、音乐治疗、缓慢呼吸等。

3. 用药护理　遵医嘱予以降压药治疗，测量用药后的血压以判断疗效，并观察药物副作用。使用噻嗪类和襻利尿药时应注意补钾，防止低钾血症；用 β 受体阻滞药应注意其抑制心肌收缩力、心动过缓、房室传导时间延长、支气管痉挛、低血糖、血脂升高的副作用；钙通道阻滞药硝苯地平的副作用有头痛、面红、下肢水肿、心动过速，而地尔硫䓬可致负性肌力作用和心动过缓；血管紧张素转换酶抑制药可有头晕、乏力、咳嗽、肾功能损害等副作用，警惕服降压药后可能发生的急性低血压反应，服药后如有晕厥、恶心、乏力时，立即平卧，取头低足高位，以促进静脉回流，增加脑部血流；避免体位突然改变，服药后不要站立太久，因长时间站立会使腿部血管扩张，血流淤积于下肢，脑部血流量减少；避免用过热的水洗澡或蒸汽浴，防止周围血管扩张导致晕厥。

4. 异常生命体征的观察　如发现患者意识发生改变，应绝对卧床休息，床头抬高 15°～30°，做好口腔护理和皮肤护理，以避免口腔溃疡和压疮的发生。伴恶心、呕吐的患者，应将痰盂放在患者伸手可及处，呼叫器也应放在患者手边，防止取物时摔倒，必要时病床加用床档。

5. 生活护理　如患者有头晕、眼花、耳鸣等症状时应卧床休息，如厕或外出时有人陪伴，指导患者及家属识别并避免潜在的危险因素，如剧烈运动、迅速改变体位、活动场所光线暗、病室内有障碍物、地面滑、厕所无扶手等，若头晕严重，护士应协助患者在床上大小便并做好晨晚间护理，如刷牙、洗脸、泡脚等。

6. 饮食护理　注意改进饮食结构，减少钠、脂肪的摄入，多吃富含钾、钙的食物，并补充优质蛋白质。

7. 高血压急症的预防及护理　①向患者说明保持良好的心理状态和遵医嘱服药对于预防发生高血压急症的重要意义。②定期监测血压，严密观察病情变化，发现血压急剧升高、剧烈头痛、呕吐、大汗、视物模糊、面色及神志改变、肢体运动障碍等症状，立即通知医师。③一旦发生高血压急症，应绝对卧床休息，抬高床头，避免一切不良刺激和不必要的活动，协助生活护理。保持呼吸道通畅，吸氧。安定患者情绪，必要时用镇静药。连接好心电、血压、呼吸、氧饱和度监护。迅速建立静脉通道，遵医嘱尽早准确给药，如硝普钠静脉滴注过程中应避光，调整给药速度，严密监测血压，脱水药滴速宜快等。

（四）健康教育

（1）向患者及家属解释引起原发性高血压的生物、心理、社会因素及高血压对机体的危害，以引起患者足够的重视，坚持长期的饮食、运动、药物治疗，将血压控制在接近正常的水平，以减少对靶器官的进一步损害，避免突然改变体位，不用过热的水洗澡和蒸汽浴，禁止长时间站立。

（2）指导患者坚持低盐、低脂、低胆固醇饮食，限制动物脂肪、内脏、鱼子、软体动物、甲壳类食物，多吃新鲜蔬菜、水果，防止便秘。肥胖者控制体重，减少每日总热量摄入，养成良好的饮食习惯：细嚼慢咽，避免过饱，少吃零食等。

（3）嘱患者改变不良的生活方式：劝戒烟，限饮酒，劳逸结合，保证充分的睡眠。学会自我心理平衡调整，保持乐观情绪。家属也应该给患者以理解、宽容与支持。

（4）指导患者根据病情选择慢跑、骑车、健身操、太极拳等有氧运动。当运动中出现头晕、心悸、气短等症状时就地休息，避免竞技性运动和力量型运动如球类比赛、举重、俯卧撑等。适当运动有利于大脑皮质功能恢复，还能增加患者对生活的信心。

（5）告知患者及家属有关降压药的名称、剂量、用法与副作用，并提供书面材料。教育患者服药剂量必须遵医嘱执行，不可随意增减药量或突然撤药物。教会患者自测血压，每日定时、定位测量血压，定期复查，出现胸痛、水肿、鼻出血、血压突然升高、心悸、剧烈头痛、视物模糊、恶心呕吐、肢体麻木、偏瘫、嗜睡、昏迷等病情变化时立即就医。

第二节　老年急性冠脉综合征护理

急性冠脉综合征（acute coronary syndrome，ACS）是一组由急性心肌缺血引起的临床综合征，包括急性心肌梗死（AMI）及不稳定型心绞痛（UAP），其中 AMI 又分为 ST 段抬高的心肌梗死（STEMI）及非 ST 段抬高的心肌梗死（NSTEMI）。老年人 ACS 常为多支血管病变，病变复杂，症状不典型，无胸痛或胸痛程度较轻，常表现为气促、出汗、恶心、呕吐、晕厥等。老年人发生 ACS 后更容易失代偿，甚至导致多器官功能衰竭。

急性冠脉综合征是以冠状动脉粥样硬化斑块由稳定转为不稳定，继而破裂或糜烂，继发完全或不完全闭塞性血栓形成为病理基础的一组临床综合征。

（一）不稳定型心绞痛概述

不稳定型心绞痛的发病机制是冠脉内不稳定的粥样斑块继发病理改变，使局部心肌血流量明显下降，如斑块的出血、纤维帽出现裂隙，表面有血小板聚集及刺激冠状动脉痉挛，导致缺血加重。可因劳力负荷诱发，但负荷中止后胸痛并不缓解。这类心绞痛临床上存在不稳定性，有进展为心肌梗死的高度危险性。

（二）急性心肌梗死概述

急性心肌梗死是指因持久而严重的心肌缺血所致的部分心肌急性坏死。在临床上常表现为胸痛、急性循环功能障碍以及反映心肌损伤、缺血和坏死等一系列特征性的心电图改变。临床表现常有持久的胸骨后剧烈疼痛、急性循环功能障碍、心律失常、心功能衰竭、发热、白细胞计数和血清心肌损伤标记酶的升高以及心肌急性损伤与坏死的心电图进行性演变。

老年人急性心梗以心前区疼痛为主，但常以无痛型出现，表现为昏睡、呼吸困难、瘫痪、心律失常、休克、心力衰竭等。典型的胸痛性质与心绞痛相似，但更剧烈，时间长；不典型的常发生猝死，易发生在睡眠中、饱餐后或用力排便后，难以有效预防。老年患者病死率和再次心肌梗死发生率较高，应尽早开通梗死相关冠状动脉血管、达到有效的血液灌流，以降低心肌梗死病死率、缩小梗死范围。

当心肌缺血心电图上出现相应区域 ST 段抬高时，除变异性心绞痛外，表明相应的冠脉已经闭塞而导致心肌全层损伤，伴有心肌坏死标记物升高，临床上诊断为 ST 段抬高性心肌梗死；胸痛如不伴有 ST 段抬高，常提示相应的冠状动脉尚未完全闭塞，心肌缺血损伤尚未波及心肌全层，心电图可表现为 ST 段下移和（或）T 波倒置等，临床上列为非 ST 段抬高性心肌梗死，此类心肌梗死如果处置不当，可发展为 ST 段抬高性心肌梗死。

（三）护理要点及措施

1. 一般护理

（1）病情观察：老年急性冠状动脉综合征患者常常病情变化快，并发症多，应在 CCU 连续监护 3~5d，为抢救赢得时机。

①严密监测神志、心率、心律、呼吸、血压、瞳孔、尿量、电解质和动脉血气分析的变化。

②出现充血性心力衰竭、恶性心律失常、心源性休克，说明患者处于危险期中。

③监测心电图变化及心肌酶变化。必要时监测血流动力学参数，了解心功能变化。

④观察使用物后的作用和不良反应，如心绞痛是否缓解，用亚硝酸类药后是否出现头痛、头胀、面红、头晕等血管扩张作用的表现。对此药物敏感者易发生直立性低血压。

⑤观察心绞痛的程度、持续时间、有无面色苍白、大汗、恶心、呕吐，如疼痛性质发生变化或心绞痛发作频繁、加重，疼痛持续 15min 以上或服药不缓解，要警惕心肌梗死的发生。

（2）立即停止活动，绝对卧床休息，吸氧。

（3）合理膳食：给低热量、低脂、低胆固醇、高维生素、易消化的清淡饮食，少量多餐，不宜过饱，避免刺激性食物，禁烟、酒。

（4）保持大便通畅。

（5）了解患者心理状态，消除不良情绪，避免各种诱发因素。

2. 溶栓的护理　急性心肌梗死后早期用药溶栓（冠状动脉内或静脉）可挽救已受到损害但仍存活的心肌，达到限制心肌梗死的最终范围的目的，从而降低病死率。目前认为发病 6h 之内溶栓效果更好，若条件允许，可在发病现场就地溶栓。护士要意识到给药时间对患者的重要性，详细了解溶栓治疗的目的、常用药物的使用步骤、各种药物的特性及配伍、用药过程的注意事项及要求，并向病人及家属说明溶栓的重要性，以取得配合。要正确给药，详细记录输液速度、给药量、减量情况及停药时间。注意溶栓后可能发生的并发症，如休克、心力衰竭、心律失常、再梗死、出血，特别是颅内出血。

3. 制订康复训练计划　目前认为长期卧床可导致体力下降、肌肉萎缩、肺部感染、血栓形成、开始坐立时头晕、眼花或直立性低血压，而早期活动则可增加患者的体力活动量，改善精神及社会功能，减轻症状，降低再梗死的发生率，早日恢复病前的生活方式和社会活动。一般认为老年人以 4 周程序为妥，活动应从被动到主动，从半卧位到坐位，逐渐增加每日活动的次数或延长每次活动的时间，循序渐进。活动中注意监护，询问自觉症状，避免负荷过度。运动时注意：不发生胸痛、气急、疲劳、眩晕等心肌缺血的症状，心衰 <120/ 分，ST 段移位 <1mm，不出现严重心律失常，收缩压升高不超过 30mmHg 或下降不超过 20mmg，上述任何一种表现发生，则应停止活动，待次日再试，无危险者，再进行下一阶段练习。

4. 保持良好心理　减少不良心理刺激，调整患者的心理状态，使患者尽可能正确认识疾病，对治疗护理充满信心。老年急性冠状动脉综合征患者面对突然而来的疾病打击，面对 CCU 的环境以及高额的医疗费用常常不知所措，表现为易怒、焦虑、紧张、恐惧、忧郁、情绪紊乱等，这些不良的心理反应影响着预后。护士要理解患者当得知自己生命受到威胁时的发怒、指责，耐心细致照料病人，满足患者的需求，与患者一起讨论他的病情、治疗、护理，使患者理解治疗的意义，稳定情绪，积极配合，与家属一起通过暗示、说服、示范、诱导等方法让患者学会放松自己，变消极为积极，唤起患者心理正性反馈，保持心理平衡。

（四）健康教育

（1）合理安排患者的休息与活动，保证充足的睡眠，每日 6~8h，午休 30~60min，高龄老人可在早餐后休息 30min，限制会客，防止过度疲劳，避免加重心脏负担。

（2）认识劳累、情绪激动、饱餐、用力排便、寒冷刺激均是心绞痛的诱发因素，应尽量避免。

（3）饮食指导：低脂肪（占总热量的 30% 以下）、低胆固醇（每日摄取 300mg）、高纤维素食品对患者有益，尽量少摄取含有丰富饱和脂肪酸的食品，如猪肉、牛肉、奶油、奶酪，多吃水果、蔬菜、谷类、豆类和鱼。劝阻患者少饮酒，不饮酒，不吸烟，少摄取兴奋性或刺激性饮料，如咖啡、浓茶，以免刺激心脏，增加心脏负担。注意餐后休息。

（4）积极治疗糖尿病、高血压，控制体重。

（5）病情稳定后经医师同意可恢复工作及性生活。

（6）用药指导：由于老年患者健忘，常常误服、漏服药物，将服药的剂量、名称、时间混淆。护士要给患者标明药名、形状、作用、服用方法、顺序，告诉患者可能发生的不良反应与简易处理方法。不能擅自停药，提醒患者外出携带保健盒。若患者不能自理，家属要学会服药方法。

（7）患者及照顾者要掌握急救方法：当发生心绞痛时，立即停止原有活动，舌下含服硝酸甘油 0.6mg，若 5min 不缓解，则口含第二片硝酸甘油，可含 3 次。如疼痛仍不缓解，需及时就医。照顾者要学会心肺复苏术，以备心跳骤停时，紧急施救。

（8）按时复查。

第三节　老年稳定型心绞痛护理

（一）概述

稳定型心绞痛（stable angina pectoris，UAP）亦称稳定型劳力性心绞痛，是在冠状动脉固定性严重狭窄的基础上，由于心肌负荷的增加引起心肌急剧的、暂时的缺血与缺氧的临床综合征。

（二）护理评估

（1）一般情况：患者的年龄、性别、职业、婚姻状况、营养状况等，尤其注意与现患疾病相关的病史和药物应用情况及过敏史、手术史、家族史、遗传病史和女性患者生育史等。

（2）相关因素：男性患者是否吸烟，女性患者是否有饮咖啡的习惯等。

（3）身体状况。

（4）辅助检查：包括特殊检查及有关手术耐受性检查的结果。

（三）护理要点及措施

1. 全面评估患者　包括健康史及其相关因素、身体状况、生命体征，以及神志、精神状态、行动能力、既往发病特点。

2. 做好饮食护理　指导患者多进食富有营养、易消化、口味清淡的膳食，不可过饱，减轻心脏的负担。

3. 协助患者做好术前相关检查工作　如影像学检查、心电图检查、胸部 X 线片、血液检查、尿便检查等。

4. 发作时护理措施　①限制活动，卧床休息，遵医嘱予硝酸酯类药物。②根据病情给予吸氧，氧流量 2~3L/min。③经常巡视患者，询问疼痛情况。④避免情绪激动、过度劳累，避免寒冷刺激，避免暴饮暴食。

（四）健康教育

（1）指导患者遵医嘱服药。

（2）嘱患者注意避免各种诱因：情绪激动、过度劳累，避免寒冷刺激，避免暴饮暴食。调整日常生活与工作量，减轻精神负担，保持适当的体力活动，但以不致发生疼痛症状为度，一般不需卧床休息。在初次发作（初发型）或发作加多、加重（恶化型）或卧位型、变异型、中间综合征、梗死后心绞痛等，疑为心肌梗死前奏的患者，应予休息一段时间。注意饮食，应少吃富含脂肪、胆固醇的食物，尽量控制糖的摄入，多食水果蔬菜，多吃鱼，可喝牛奶，每天的盐摄入量控制在6g以下。多吃有利改善血管状态的食物：大蒜、洋葱、山楂、黑木耳、大枣、豆芽、鲤鱼等食物，避免吃刺激性食物和胀气食物如浓茶、咖啡、辣椒、咖喱等。戒烟，坚持适当的体育锻炼，保持良好的心情和心态，有身体不适症状及时就医。

（3）向患者介绍该病的危险性：由于无症状的患者可能突然转为心绞痛或心肌梗死，也可能逐渐演变为心肌纤维化出现心脏增大，发生心力衰竭或心律失常，个别患者也可能猝死。嘱患者外出时需有人陪同并携带药物，并定期复查。

第十一章

慢性病康复护理

第一节　脑卒中的康复护理

一、概述

脑卒中（stroke）又称脑血管意外（cerebral vascular accident，CVA），由于急性脑血管破裂或闭塞，导致局部或全脑神经功能障碍所引起的神经功能缺损综合征，持续时间 >24h 或死亡。脑卒中后一周的患者 73%~86% 有偏瘫，71%~77% 有行动困难，47% 不能独坐，75% 左右不同程度地丧失劳动能力，40% 重度致残。在我国目前需要和正在进行康复的患者中，脑卒中患者占有相当大的比例。随着科学技术和医疗服务水平的不断提高，脑卒中的致死率呈现逐渐下降的趋势，同时，由于发病率的逐年增高，导致脑卒中的致残率亦呈现逐年增高的趋势，这样造成了大量的需要进行康复的残疾人。脑卒中的康复开展最早，也是目前研究最多的领域，早期康复介入已成为共识。

早期康复的意义：早期康复运动功能恢复 1 个月可提高 92.11%，2 个月可提高 56.67%，3 个月可提高 18.18%，3 个月后 96% 手功能恢复可能性较小。

（一）流行病学

脑血管疾病的发病率、死亡率和致残率很高，它与恶性肿瘤、心脏疾病是导致全球人口死亡的三大疾病。根据新近的流行病学资料，我国脑血管疾病在人口死因中第二位，仅次于恶性肿瘤，在不少城市中已占首位。我国脑卒中年发病率为 120/10 万 ~180/10 万，局部地区有逐渐上升的趋势，死亡率为 60/10 万 ~120/10 万，据此估计我国脑卒中新发病例 150 万 / 年，死亡约 100 万 / 年，病后存活的 600 万患者中，残障率高达 75%。发病率、患病率和死亡率随年龄增长，45 岁后增长明显，65 岁以上人群增长更显著，75 岁以上发病率是 45~54 岁组的 5~8 倍。此外，脑卒中发病率与环境、饮食习惯和气候（纬度）等因素有关，我国脑卒中总体分布呈北高南低、西高东低，纬度每增高 5 度，脑卒中发病率增加 6.4/10 万，死亡率增加 6.6/10 万。

（二）病因

1. 血管病变　动脉粥样硬化和高血压性动脉硬化最常见，其次为结核性、梅毒性、结缔组织病和钩端螺旋体等所致的动脉炎，先天性脑血管病如动脉瘤、血管畸形和先天性血管狭窄、外伤、颅脑手术、插入导管和穿刺所致的血管损伤，以及药物、毒物和恶性肿瘤等导致的血管病损。

2. 心脏病和血流动力学改变　如高血压、低血压或血压急骤波动，心功能障碍、传导阻滞、风湿性或非风湿性瓣膜病、心肌病等，以及心律失常特别是心房纤颤。

3. 血液成分和血液流变学改变　如高黏血症（见于脱水、红细胞增多症、高纤维蛋白血症和白血病等），凝血机制异常（应用抗凝剂、口服避孕药和弥散性血管内凝血等），血液病及血液流变学异常可导致血黏度增加和血栓前状态（prethrombotic state）。

4. 其他病因　包括空气、脂肪、癌细胞和寄生虫等栓塞，脑血管痉挛，受压和外伤等。部分脑卒中原因不明。

（三）促发因素

1. 血流动力学因素

（1）血压过高或过低：瞬时高血压是出血性脑卒中重要诱发因素，一过性低血压可诱发缺血性脑卒中。

（2）血容量改变：血容量不足，血液浓缩可诱发缺血性脑血管病。

（3）心脏病：心功能不全，心律失常可诱发脑梗死。

2. 血液成分异常

（1）血黏度改变：红细胞增多症、异常球蛋白血症等引起异常高血黏度，可诱发脑梗死。

（2）血小板数量或功能异常：血小板减少常引起出血性脑卒中；增多时可引起脑梗死，但是由于此时血小板功能低下，也可致出血性脑卒中。

（3）凝血或纤溶系统功能障碍：如血友病、白血病可引起出血性或缺血性脑卒中。

（四）危险因素

危险因素是当前脑血管病研究的一个重大课题。脑卒中的危险因素可分为可干预和不可干预两类，其中可干预的有高血压、糖尿病、高脂血症、心脏病（冠心病）、高同型半胱氨酸血症、短暂性脑缺血性发作（TIA）或有脑卒中史、肥胖、无症状性颈动脉狭窄、酗酒、吸烟、抗凝治疗、脑动脉炎等；不可干预的有年龄、性别、遗传、种族等因素。其中高血压是各类型脑卒中最重要的独立危险因素。

（五）分类

脑卒中分为三大类：蛛网膜下隙出血、脑出血和脑梗死。其中脑梗死又分为7类：动脉粥样硬化性血栓性脑梗死、脑栓塞、腔隙性梗死、出血性梗死、无症状性梗死、其他梗死和原因未明的脑梗死。

二、临床表现

（一）主要症状和体征

1. 起病突然　立即出现相应的症状和体征，是脑卒中的主要特点。

2. 全脑症状　头痛、恶心、呕吐和不同程度的意识障碍。这些症状可轻重不等或不出现，主要与脑卒中类型和严重程度有关。

3. 局灶症状和体征　根据损害的部位不同而异。

（1）颈内动脉系统损害表现：主要由大脑半球深部或额、颞、顶叶病变所致。可表现为：①病灶对侧中枢性面、舌下神经瘫痪和肢体瘫痪；②对侧偏身感觉障碍；③优势半球损害时可有失语；④对侧同向偏盲。

（2）椎－基底动脉系统损害表现：主要由脑干、小脑或枕叶病变所致。可表现为：①眩晕伴恶心、呕吐；②复视；③构音、吞咽困难；④交叉性瘫痪或感觉障碍；⑤小脑共济失调；⑥皮质盲。

（3）脑膜刺激征：颅内压增高或病变波及脑膜时发生。表现为颈项强直、Kernig征和Brudzinski征阳性。

（二）常见并发症

压疮、关节挛缩、肩关节半脱位、肩－手综合征、失用综合征、误用综合征、骨折、肺炎等。

三、主要功能障碍

由于病变性质、部位、病变严重程度等的不同，患者可能单独发生某一种障碍或同时发生几种障碍。其中以运动功能和感觉功能障碍最为常见。

（一）运动功能障碍

运动功能障碍是最常见的功能障碍之一，多表现为一侧肢体瘫痪，即偏瘫。脑卒中患者运动功能的恢复，一般经过弛缓期、痉挛期和恢复期3个阶段。

（二）感觉功能障碍

偏瘫侧感觉受损但很少缺失。据报道，65% 的脑卒中患者有不同程度和不同类型的感觉障碍。主要表现为痛觉、温度觉、触觉、本体觉和视觉的减退或丧失。44% 的脑卒中患者有明显的本体感觉障碍，并可影响整体残疾水平。

（三）共济障碍

共济障碍是指四肢协调动作和行走时的身体平衡发生障碍，又称共济失调。脑卒中患者常见的共济失调障碍有大脑性共济障碍、小脑性共济障碍。肢体或躯干的共济失调在小脑损害的患者中较常见。常因小脑、基底核、反射异常、本体感觉丧失或运动无力、反射异常、肌张力过高、视野缺损等所致。

（四）言语障碍

脑卒中患者常发生言语障碍，发生率高达 40%~50%，包括失语症和构音障碍。失语症是由于大脑半球优势侧（通常为左半球）语言区损伤所致，表现为听、说、读、写的能力障碍。构音障碍是由于脑损害引起发音器官的肌力减退、协调性不良或肌张力改变而导致语音形成的障碍。

（五）认知障碍

认知障碍主要包括意识障碍、智力障碍、失认症和失用症等高级神经功能障碍。

1. 意识障碍　意识障碍是指大脑皮质的意识功能处于抑制状态，认识活动的完整性降低。脑卒中患者的意识障碍的发生率约 40%。

2. 智力障碍　智力是个人行动有目的、思维合理、应付环境有效聚集的较全面的才能。思维能力（包括推理、分析、综合、比较、抽象、概括等），特别是创造性思维是智力的核心。脑卒中可引起记忆力、计算力、定向力、注意力、思维能力等障碍。

3. 失认症（agnosia）　常因非优势侧半球（通常为右半球）损害，尤其是顶叶损害而导致的认知障碍。其病变部位多位于顶叶、枕叶、颞叶交界区，如视觉失认、听觉失认、触觉失认、躯体忽略、体像障碍等。

4. 失用症（apraxia）　失用症是指在没有感觉和运动损害的情况下不能进行以前所学过的、有目的的运动。脑卒中常见的失用症有意念性失用、结构性失用、意念运动性失用、步行失用等。

（六）ADL 能力障碍

日常生活活动是指一个人为独立生活每天必须反复进行的、最基本的、一系列的身体动作或活动，即衣、食、住、行、个人卫生等基本动作和技巧。脑卒中患者，由于运动功能、感觉功能、认知功能等多种功能障碍并存，导致 ADL 能力障碍。

（七）继发性功能障碍

1. 心理障碍　心理障碍是指人的内心、思想、精神和感情等心理活动发生障碍。患者的行为也可因认知障碍而受影响，表现为易怒、顽固、挑剔、不耐心、冲动、任性、淡漠或过于依赖他人。这种行为使患者的社会适应性较差，甚至环境也可增加其孤独感和压力。

2. 膀胱与直肠功能障碍　表现为尿失禁、二便潴留等。

3. 肩部功能障碍　多因肩痛、半脱位和肩手综合征所致。肩关节疼痛多在脑卒中很长时间后发生，发生率约为 72%；肩关节半脱位在偏瘫患者中很常见，发生率为 81%。肩手综合征在脑卒中发病后 1~3 个月很常见，表现为肩痛、手肿、皮肤温度上升、关节畸形。

4. 关节活动障碍　因运动丧失与制动导致关节活动度降低、痉挛与变形，相关组织弹性消失，肌肉失用性萎缩进而导致关节活动障碍。

5. 面神经功能障碍　主要表现为额纹消失、口角歪斜及鼻唇沟变浅等表情肌运动障碍。核上性面瘫表现为眼裂以下表情肌运动障碍，可影响发音和饮食。

6. 疼痛　丘脑腹后外侧核受损的患者最初可表现为对侧偏身感觉丧失，数周或数月后感觉丧失将可能被一种严重的烧灼样疼痛所代替，称为丘脑综合征，疼痛可因刺激或触摸肢体而加重。疼痛的后果常使患者功能降低，注意力难以集中，发生抑郁并影响康复疗效。

7. 骨质疏松　脑卒中后继发性骨质疏松是影响患者运动功能恢复和日常生活能力的一个重要因素。

8. 失用综合征　长期卧床，活动量明显不足，可引起压疮、肺感染、尿路感染、直立性低血压、心肺功能下降、异位骨化等失用综合征。

9. 误用综合征　病后治疗或护理方法不当可引起关节肌肉损伤、骨折、肩髋疼痛、痉挛加重、异常痉挛模式和异常步态、足内翻等。

10. 吞咽功能障碍　吞咽困难是脑卒中后的常见并发症，脑卒中患者为 29.0%~60.4% 伴有吞咽功能障碍。临床表现为进食呛咳、食物摄取困难、哽咽、喘鸣、食物通过受阻而鼻腔反流，体征为口臭、流涎、声嘶、吸入性肺炎、营养不良、脱水和面部表情肌的不对称等。部分患者可能需要长期通过鼻饲管进食。

11. 深静脉血栓形成　主要症状包括小腿疼痛或触痛、肿胀和变色。约 50% 的患者可不出现典型的临床症状，但可通过静脉造影或其他一些非侵入性技术进行诊断。

四、康复评定

（一）脑损伤严重程度的评定

1. 格拉斯哥昏迷量表（Glasgow coma scale，GCS）　GCS 是根据睁眼情况（1~4 分）、肢体运动（1~6 分）和语言表达（1~5 分）来判定患者脑损伤的严重程度。GCS ≤ 8 分为重度脑损伤，呈昏迷状态；9~12 分为中度脑损伤；13~15 分为轻度脑损伤。

2. 脑卒中患者临床神经功能缺损程度评分标准　评分为 0~45 分。0~15 分为轻度神经功能缺损，16~30 分为中度神经功能缺损，31~45 分为重度神经功能缺损。

3. 美国卫生研究院脑卒中评分表（NIH stroke scale，NIHSS）（表 11-1）　NIHSS 是国际上使用频率最高的脑卒中评分量表，有 11 项检测内容，得分低说明神经功能损害程度轻，得分高说明程度重。

表 11-1　美国卫生研究院脑卒中评分表

1. 意识与定向力		完全偏盲	2
（1）意识水平		双侧偏盲	3
清醒	0	4. 面瘫	
嗜睡	1	正常	0
昏睡	2	轻度瘫痪	1
昏迷	3	部分瘫痪	2
（2）定向力问题（现在的月份和患者的年龄。回答必须正确，接近的答案不给分）		完全性瘫痪	3
两个问题都回答正确	0	5. 上肢的运动（如果坐位，上肢前屈至 90°，手掌向下；如果卧位，前屈 45°，观察上肢是否在 10s 内跌落）	
一个问题回答正确	1	保持 10s	0
两个问题都回答不正确	2	不到 10s	1
（3）定向力命令（睁眼闭眼，健侧手握拳与张开）		不能抗重力	2
两个任务执行均正确	0	直接跌落	3
一个任务执行正确	1	截肢或关节融合	9
两个任务执行均不正确	2	6. 下肢的运动（下肢抬高 30°，常常在卧位检测下肢是否在 5s 内跌落）	
2. 凝视（只测水平凝视功能）		保持 5s	0
正常	0	不到 5s	1
部分凝视麻痹	1	不能抗重力	2

续　表

完全性凝视麻痹	2	直接跌落	3
3. 视野		截肢或关节融合	9
没有视野缺失	0	7. 肢体共济失调（指鼻试验和足跟膝胫实验）	
部分偏盲	1	无共济失调	0
上肢或下肢共济失调	1	重度失语	2
上下肢体均共济失调	2	完全性失语	3
截肢或关节融合	9	10. 构音障碍	
8. 感觉		正常	0
正常	0	轻度至中度障碍	1
部分缺失	1	重度障碍	2
明显缺失	2	11. 忽视	
9. 语言		没有忽视	0
没有失语	0	存在一种类型的忽视	1
轻中度失语	1	存在一种以上类型的忽视	2

（二）运动功能的评定

脑卒中后运动功能障碍多表现为偏侧肢体瘫痪，是致残的重要原因。评定常采 Bobath，上田敏、Fugl-Meyer 评定等方法。运动功能评估主要是对运动模式、肌张力、肌肉协调能力进行评估。肢体的运动功能障碍按照脑卒中后各期（软瘫期、痉挛期、相对恢复和后遗症期）的状况，采用 Brunnstrom 6 阶段评价法（表 11-2），可以简单分为：Ⅰ期——迟缓阶段；Ⅱ期——出现痉挛和联合反应阶段；Ⅲ期——连带运动达到高峰阶段；Ⅳ期——异常运动模式阶段；Ⅴ期——出现分离运动阶段；Ⅵ期——正常运动状态。

表 11-2　Brunnstrom 6 阶段评价法

阶段	特点	上肢	手	下肢
Ⅰ	无随意运动	无任何运动	无任何运动	无任何运动
Ⅱ	引出联合反应、共同运动	仅出现协同运动模式	仅有极细微的屈曲	仅有极少的随意运动
Ⅲ	随意出现的共同运动	可随意发起协同运动	可有勾状抓握，但不能伸指	坐位和站立位上，有髋、膝、踝的协同性屈曲
Ⅳ	共同运动模式打破，开始出现分离运动	出现脱离协同运动的活动：肩 0°，肘屈 90 的条件下，前臂可旋前、旋后，在肘伸直的情况下，肩可前屈 90°；手臂可触及腰骶部	能侧捏及松开拇指，手指有半随意的小范围伸展	在坐位上，可屈膝 90° 以上，足可向后滑动。在足跟不离地的情况下踝能背屈

续 表

阶段	特点	上肢	手	下肢
Ⅴ	肌张力逐渐恢复，有分离精细运动	出现相对独立于协同运动的活动：肘伸直时肩可外展 90°；肘伸直，肩前屈 30°～90° 时，前臂可旋前旋后；肘伸直，前臂中立位，上肢可举过头	可作球状和圆柱状抓握，手指同时伸展	不能单独伸展健腿站立，病腿可先屈膝，后伸髋；伸膝下，踝可背屈
Ⅵ	运动接近正常水平	运动协调近于正常，指指鼻无明显辨手距不良，但速度比健侧慢（≤ 5s）	所有抓握均能完成，但速度和准确性比健侧差	在站立位可使髋外展到抬起该侧骨盆所能达到的范围；坐位下，伸直膝可内外旋下肢，合并足内外翻

（三）感觉功能评估

感觉功能评估包括浅感觉、深感觉和复合感觉。评估患者的痛温觉、触觉、运动觉、位置觉、实体觉和图形觉是否减退或丧失。脑卒中感觉功能评定的目的在于了解感觉障碍的程度和部位。指导患者正确选用辅助用具及避免在日常生活活动中发生伤害事故。

（四）平衡功能评定

1. 三级平衡检测法　三级平衡检测法在临床上经常使用。

Ⅰ级平衡是指在静态下不借助外力，患者可以保持坐位或站立位平衡；Ⅱ级平衡是指在支撑面不动（坐位或站立位）身体某个或几个部位运动时可以保持平衡；Ⅲ级平衡是指患者在外力作用或外来干扰下仍可以保持坐位或站立平衡。

2. Berg 平衡评定量表（Berg balance scale test）　是脑卒中康复临床与研究中最常用的量表，一共 14 项检测内容，包括：坐→站；无支撑站立；足着地，无支撑坐位；站→坐；床→椅转移；无支撑闭眼站立；双足并拢，无支撑站立；上肢向前伸；从地面拾物；转身向后看；转体 360°；用足交替踏台阶；双足前后位，无支撑站立；单腿站立。每项评分 0~4 分，满分 56 分，得分高表明平衡功能好，得分低表明平衡功能差。

（五）认知功能评估

评估患者对事物的注意、识别、记忆、理解和思维有无障碍。例如：

（1）意识障碍是对外界环境刺激缺乏反应的一种精神状态。根据临床表现可分为嗜睡、昏睡、浅昏迷、深昏迷 4 个程度。临床上通过患者的语音反应，对针刺的痛觉反射、瞳孔对光反射、吞咽反射、角膜反射等来判断意识障碍的程度。

（2）智力障碍主要表现为定向力、计算力、观察力等思维能力的减退。

（3）记忆障碍可表现为短期记忆障碍或长期记忆障碍。

（4）失用症常见的有结构性失用、意念运动性失用、运动性失用和步行失用。

（5）失认症可表现为视觉失认、听觉失认、触觉失认、躯体忽略和体像障碍。

（六）言语功能评估

评估患者的发音情况及各种语言形式的表达能力，包括说、听、读、写和手势表达。脑卒中患者常有以下言语障碍表现。

1. 构音障碍　构音障碍是由于中枢神经系统损害引起言语运动控制障碍（无力、缓慢或不协调），主要表现为发音含糊不清，语调及速率、节奏异常，鼻音过重等言语听觉特性的改变。

2. 失语症　失语症是由于大脑皮质与语言功能有关的区域受损害所致，是优势大脑半球损害的重要症状之一。常见的失语类型有运动型失语、感觉性失语、传导性失语、命名性失语、经皮质运动性失语、经皮质感觉性失语、完全性失语等。

（七）摄食和吞咽功能评估

1. 临床评估　对患者吞咽障碍的描述：吞咽障碍发生的时间、频率；在吞咽过程发生的阶段；症状加重的因素（食物的性状，一口量等）；吞咽时的伴随症状（梗阻感、咽喉痛、鼻腔、反流、误吸等）。

2. 实验室评定　视频荧光造影检查（video-fluorography，VFG）即吞钡试验，它可以精确地显示吞咽速度和误吸的存在，以了解吞咽过程中是否存在食物残留或误吸，并找出与误吸有关的潜在危险因素，帮助设计治疗饮食，确定安全进食体位。

3. 咽部敏感试验　用柔软纤维导管中的空气流刺激喉上神经支配区的黏膜，根据感受到的气流压力来确定感觉障碍的阈值和程度。脑卒中患者咽部感觉障碍程度与误吸有关。

（八）日常生活活动能力（ADL）评估

脑卒中患者由于运动功能、认知功能、感觉功能、言语功能等多种功能障碍并存，常导致衣、食、住、行、个人卫生等基本动作和技巧能力的下降或丧失。常采用改良 Barthel 指数或功能独立性评估法（FIM）。

（九）心理评估

评估患者的心理状态，人际关系与环境适应能力，了解有无抑郁、焦虑、恐惧等心理障碍，评估患者的社会支持系统是否健全有效。

（十）社会活动参与能力评估

采用社会活动与参与量表评定。该量表分为理解与交流、身体移动、生活自理、与人相处、生活活动、社会参与六个方面，共 30 个问题，每个问题的功能障碍程度分为“无、轻、中、重、极重度”，相应分值为 1，2，3，4，5 分。

五、康复治疗

（一）康复目标

采用一切有效的措施，预防脑卒中后可能发生的残疾和并发症（如压疮、坠积性肺炎或吸入性肺炎、泌尿系感染、深静脉血栓形成等）改善受损的功能（如感觉、运动、语言、认知和心理等），提高患者的日常生活活动能力和适应社会生活的能力，即提高脑卒中患者的生活质量，重返家庭和工作岗位，最终成为独立的社会的人。

（二）康复治疗

脑卒中的康复应从急性期开始，只要不妨碍治疗，康复训练开始的越早，功能恢复的可能性越大，预后越好。一般认为康复治疗开始的时间应为患者生命体征稳定，神经病学症状不再发展后 48h 可开始，应尽可能地减轻失用（包括健侧）。脑卒中康复治疗包括偏瘫肢体综合训练、平衡功能训练、手功能训练、言语功能训练、吞咽功能训练、作业治疗、理疗等。

（三）康复训练的原则

（1）选择合适的早期康复时机。

（2）康复治疗计划是建立在康复评定的基础上，由康复治疗小组共同制订，并在治疗方案实施过程中逐步加以修正和完善。

（3）康复治疗始终贯穿于脑卒中治疗的全过程，做到循序渐进。

（4）康复治疗要有患者的主动参与和家属的积极配合，并与日常生活和健康教育相结合。

（5）采用综合康复治疗，包括物理治疗、作业治疗、言语治疗、心理治疗、传统康复治疗和康复工程等方法。

（四）软瘫期的康复训练

软瘫期是指发病 1~3 周内（脑出血 2~3 周，脑梗死 1 周左右），患者意识清楚或有轻度意识障碍，生命体征平稳，但患肢肌力、肌张力均很低，腱反射也低。康复护理措施应早期介入，以不影响临床抢救，不造成病情恶化为前提。目的是预防并发症以及继发性损害，同时为下一步功能训练做准备。一般每天 2h 更换一次体位，保持抗痉挛体位，以预防压疮、肺部感染及痉挛模式的发生。

1. 体位训练　卧床期各种体位训练。

2. 桥式运动　在床上进行翻身训练的同时，必须加强患侧伸髋屈膝肌的练习，这对避免患者今后行走时出现偏瘫步态十分重要。

（1）双侧桥式运动：帮助患者将两腿屈曲，双足在臀下平踏床面，让患者伸髋将臀抬离床面。如患髋外旋外展不能支持，则帮助将患膝稳定。

（2）单侧桥式运动：当患者能完成双侧桥式运动后，可让患者伸展健腿，患腿完成屈膝、伸髋、抬臀的动作（图 11-1）。

（3）动态桥式运动：为了获得下肢内收、外展的控制能力，患者仰卧屈膝，双足踏住床面，双膝平行并拢，健腿保持不动，患腿做交替的幅度较小的内收和外展动作，并学会控制动作的幅度和速度，然后患腿保持中立位，健腿做内收、外展练习。

3. 软瘫期的被动活动　如病情较稳定，从病后第 3~4d 起患肢所有的关节都应做全范围的关节被动活动，以防关节挛缩。每日 2~3 次，活动顺序从大关节到小关节循序渐进，缓慢进行，切忌粗暴。直到主动运动恢复。

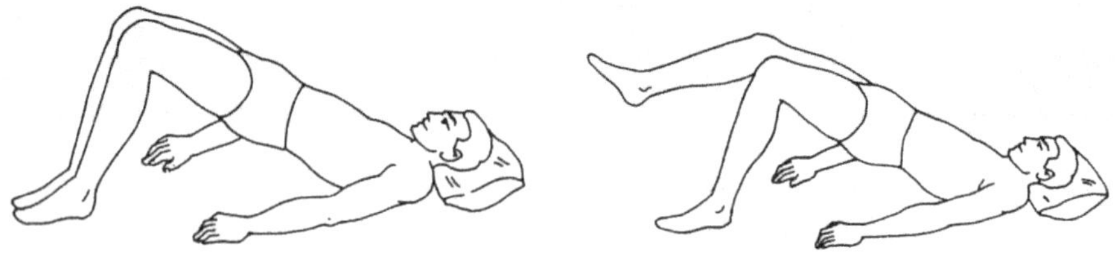

A.双桥式运动　　B.单桥式运动

图 11-1　桥式运动

（1）软瘫期的按摩：对患肢进行按摩可促进血液、淋巴回流，防止和减轻水肿，同时又是一种运动感觉刺激，有利于运动功能恢复。按摩要轻柔、缓慢、有节律的进行，不可用强刺激性手法。对肌张力高的肌群用安抚性质的推摩，对肌张力低的肌群则予以摩擦和揉捏。

（2）软瘫期的主动活动：软瘫期的所有主动训练都是在床上进行的。主要原则是利用躯干肌的活动以及各种手段，促使肩胛带和骨盆带的功能恢复。

（3）翻身训练：尽早使患者学会向两侧翻身，以免长期固定于一种姿势，出现继发压疮及肺部感染等并发症。

1）向健侧翻身：患者仰卧位，双手交叉，患侧拇指置于健侧拇指之上（Bobath 式握手）屈膝，健腿插入患腿下方。交叉的双手伸直举向上方，做左右侧方摆动，借助摆动的惯性，让双上肢和躯干一起翻向健侧。康复护理人员可协助或帮助其转动骨盆或肩胛。

2）向患侧翻身：患者仰卧位，双手呈 Bobath 式握手，向上伸展上肢，健侧下肢屈曲。双上肢左右侧方摆动，当摆向患侧时，顺势将身体翻向患侧。

（五）痉挛期的康复训练

一般在软瘫期 2~3 周，肢体开始出现痉挛并逐渐加重。这是疾病发展的规律，一般持续 3 个月左右。此期的康复目标是通过抗痉挛的姿势体位来预防痉挛模式和控制异常的运动模式，促进分离运动的出现。

1. 抗痉挛训练　大部分患者患侧上肢以屈肌痉挛占优势，下肢以伸肌痉挛占优势。表现为肩胛骨后缩，肩带下垂，肩内收、内旋，肘屈曲，前臂旋前，腕屈曲伴一定的尺侧偏，手指屈曲内收；骨盆旋后并上提，髋伸、内收、内旋，膝伸，足趾屈内翻。

（1）卧位抗痉挛训练：采用 Bobath 式握手上举上肢，使患侧肩胛骨向前，患肘伸直。仰卧位时双腿屈曲，Bobath 式握手抱住双膝，将头抬起，前后摆动使下肢更加屈曲。此外，还可以进行桥式运动，也有利于抑制下肢伸肌痉挛。

（2）被动活动肩关节和肩胛带：患者仰卧，以 Bobath 式握手用健手带动患手上举，伸直和加压患臂。

可帮助上肢运动功能的恢复，也可预防肩痛和肩关节挛缩（图 11–2）。

（3）下肢控制能力训练：卧床期间进行下肢训练可以改善下肢控制能力，为以后行走训练做准备。

1）髋、膝屈曲训练：患者仰卧位，护士用手握住其患足，使之背屈旋外，腿屈曲，并保持髋关节不外展、外旋，待对此动作阻力消失后再指导患者缓慢地伸展下肢，伸腿时应防止内收、内旋。在下肢完全伸展的过程中，患足始终不离开床面，保持屈膝而髋关节适度微屈。以后可将患肢摆放成屈髋、屈膝、足支撑在床上，并让患者保持这一体位。随着控制能力的改善，指导患者将患肢从健侧膝旁移开，并保持稳定。

2）踝背屈训练：当患者可以控制一定角度的屈膝动作后，以脚踏住支撑面，进行踝背屈训练。护士握住患者的踝部，自足跟向下加压，另一只手抬起脚趾使之背屈且保持足外翻位，当被动踝背屈抵抗逐渐消失后，要求患者主动保持该姿势。随后指导患者进行主动踝背屈练习。

3）下肢内收、外展控制训练：方法见动态桥式运动。

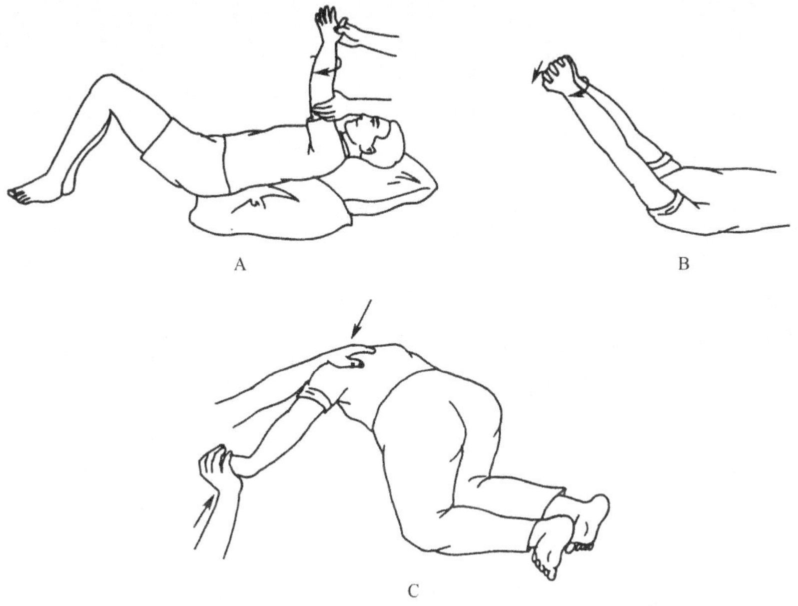

图 11–2　被动活动肩关节和肩胛带

2. 坐位及坐位平衡训练　尽早让患者坐起，能防止肺部感染、静脉血栓形成、压疮等并发症，开阔视野，减少不良情绪。

（1）坐位耐力训练：对部分长期卧床患者为避免其突然坐起引起直立性低血压，首先应进行坐位耐力训练。先从半坐位（约 30°）开始，如患者能坚持 30min 并且无明显直立性低血压，则可逐渐增大角度（45°、60°、90°）、延长时间和增加次数。如患者能在 90° 坐位坐 30min，则可进行从床边坐起训练。

（2）卧位到从床边坐起训练：患者先侧移至床边，将健腿插入患腿下，用健腿将患腿移于床边外，患膝自然屈曲。然后头向上抬，躯干向患侧旋转，健手横过身体，在患侧用手推床，把自己推至坐位，同时摆动健腿下床。必要时护士可以一手放在患者健侧肩部，另一手放于其臀部帮助坐起，注意千万不能拉患肩（图 11–3）。

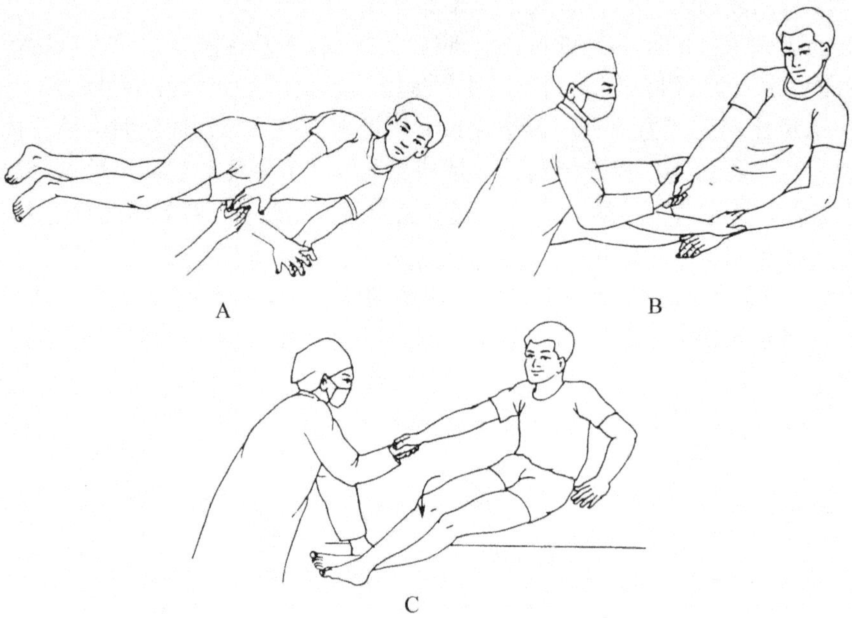

图 11-3　床边坐起训练

（六）恢复期康复训练

恢复期早期患侧肢体和躯干肌还没有足够的平衡能力，因此，坐起后常不能保持良好的稳定状态。帮助患者坐稳的关键是先进行坐位耐力训练。

1. 平衡训练　静态平衡为一级平衡；自动动态平衡为二级平衡；他动动态平衡为三级平衡。平衡训练包括左右和前后平衡训练。一般静态平衡完成后，进行自动动态平衡训练，即要求患者的躯干能做前后、左右、上下各方向不同摆幅的摆动运动。最后进行他动动态平衡训练，即在他人一定的外力推动下仍能保持平衡。

（1）坐位左右平衡训练：让患者取坐位，治疗师坐于其患侧，嘱其头部保持正直，将重心移向患侧，再逐渐将掌心移向健侧，反复进行。

（2）坐位前后平衡训练：患者在护士的协助下身体向前或后倾斜，然后慢慢恢复中立位，反复训练。静态平衡（一级平衡）完成后，进行自动动态平衡（二级平衡）训练，即要求患者的躯干能做前后、左右、上下各方向不同摆幅的摆动运动。最后进行他动动态平衡（三级平衡）训练，即在他人一定的外力推动下仍能保持平衡（图 11-4）。

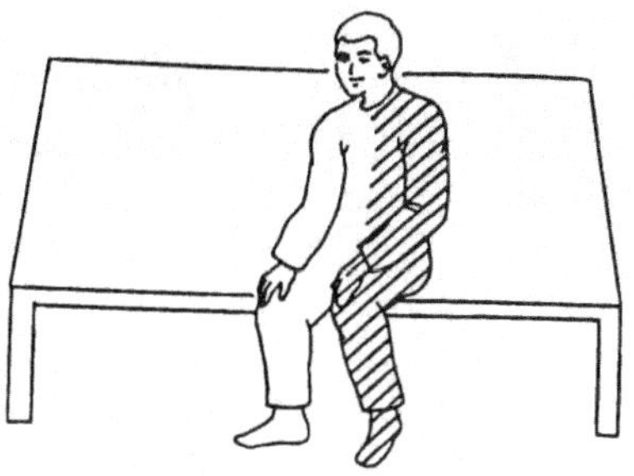

A.坐位Ⅰ级平衡训练

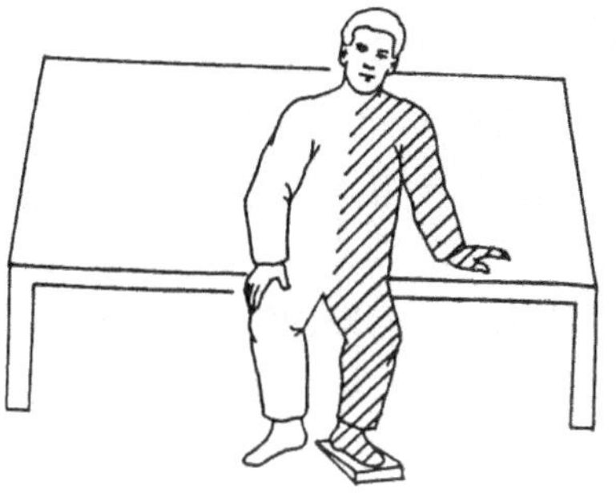

B.Bobath反射抑制肢位

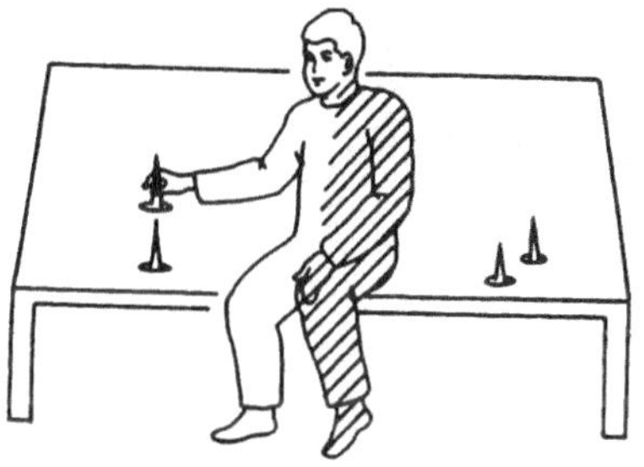

C.坐位Ⅲ级平衡训练

图 11-4　坐位平衡训练

（3）坐到站起平衡训练：指导患者双手交叉，让患者屈髋、身体前倾，重心移至双腿，然后做抬臀站起动作。患者负重能力加强后，可让患者独立做双手交叉、屈髋、身体前倾，然后自行站立。

（4）站立平衡训练：完成坐到站起动作后，可对患者依次进行扶站、平衡杠内站立、独自站立以及单足交替站立的三级平衡训练。尤其做好迈步向前向后和向左向右的重心转移的平衡训练。

2. 步行训练　学习平行杠内患腿向前迈步时，要求患者躯干伸直，用健手扶栏杆，重心移至健腿，膝关节轻度屈曲。护士扶住其骨盆，帮助患侧骨盆向前下方运动，防止患腿在迈步时外旋。当健腿向前迈步时，患者躯干伸直，健手扶栏杆，重心前移，护士站在患者侧后方，一手放置于患腿膝部，防止患者健腿迈步时膝关节突然屈曲以及发生膝反张；另一手放置于患侧骨盆部，以防其后缩。健腿开始只迈至与患腿平齐位，随着患腿负重能力的提高，健腿可适当超过患腿。指导患者利用助行器和手杖等帮助练习。

3. 上下楼梯训练　原则为上楼时健足先上，患足后上；下楼时患足先下，健足后下。上楼时，健足先放在上级台阶，伸直健腿，把患腿抬到同一台阶；下楼时，患足先下到下一级台阶，然后健足迈下到同一级台阶。在进行训练前应给予充分的说明和示范，以消除患者的恐惧感。步态逐渐稳定后，指导患者用双手扶楼梯栏杆独自上下楼梯。

4. 上肢控制能力训练　包括臂、肘、腕、手的训练。

（1）前臂的旋前、旋后训练：指导患者坐于桌前，用患手翻动桌上的扑克牌；亦可在任何体位让患者转动手中的一件小物（图 11-5）。

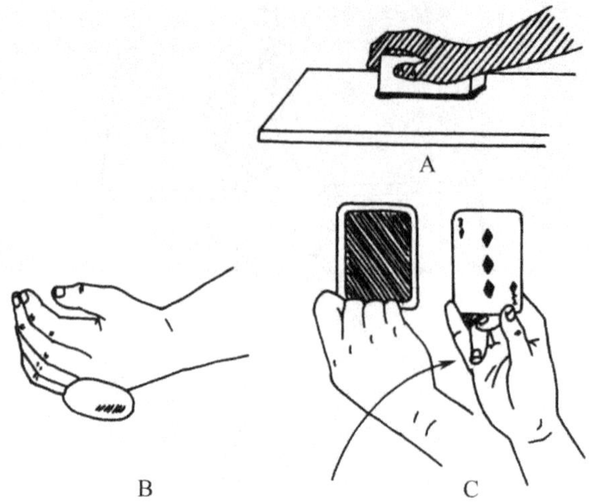

图 11-5　前臂的旋前、旋后训练

（2）肘的控制训练：重点在于再伸展动作上。患者仰卧，患臂上举，尽量伸直肘关节，然后缓慢屈肘，用手触摸自己的口、对侧耳和肩。

（3）腕指伸展训练：双手交叉，手掌朝前，手背朝胸，然后伸肘，举手过头，掌面向上，返回胸前，再向左、右各方向伸肘。

5. 改善手功能训练　患手反复进行放开、抓物和取物品训练。纠正错误运动模式。

（1）作业性手功能训练：通过编织、绘画、陶瓷工艺、橡皮泥塑等训练两手协同操作能力。

（2）手的精细动作训练：通过打字、搭积木、拧螺丝、拾小钢珠等以及进行与日常生活动作有关的训练，加强和提高患者手的综合能力（图 11-6）。

（七）认知功能障碍的康复训练

（1）认知功能障碍常常给患者的生活和治疗带来许多困难，所以认知训练对患者的全面康复起着极其重要的作用。训练要与患者的功能活动和解决实际问题的能力紧密配合。

（2）认知行为干预：根据认知过程影响情绪和行为的理论，通过改变认知和行为来改变患者不良认知和功能失调性态度。首先评估患者认知能力及其与自我放松技巧的关系以及接受新事物的能力，鼓励患者练习自我活动技巧，增加成就感；模仿正面形象，自我校正错误行为，提高患者对现实的认知能力（图 11-7）。

1）放松技巧：康复护理人员根据“代偿”和“升华”心理防御机制，符合患者心理的赞赏、鼓励和美好的语言劝导，巧妙地转移患者不良心境。教会其自我行为疗法，如转移注意力、想象、重构、自我鼓励、放松训练等减压技巧，有助于减轻患者抑郁程度。

2）音乐疗法：对脑卒中后抑郁患者有较好的疗效，其中感受式音乐疗法因其简便易行而常被作为首选方法。通过欣赏旋律优美、节奏舒适的轻音乐可引起患者的注意和兴趣，达到心理上的自我调整。

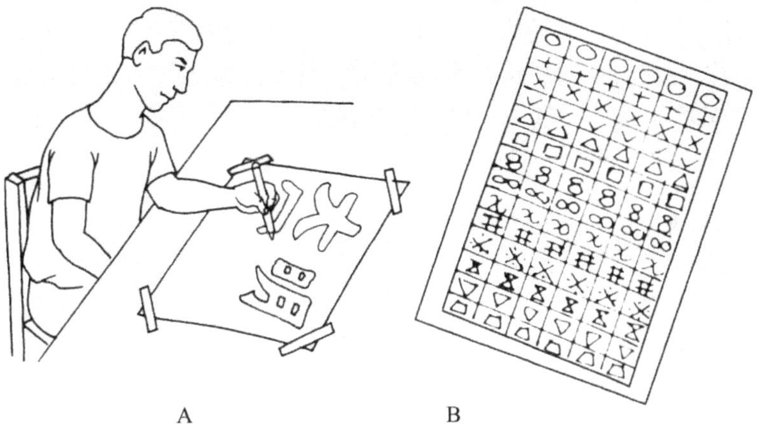

A　　B

图 11-6　手功能训练

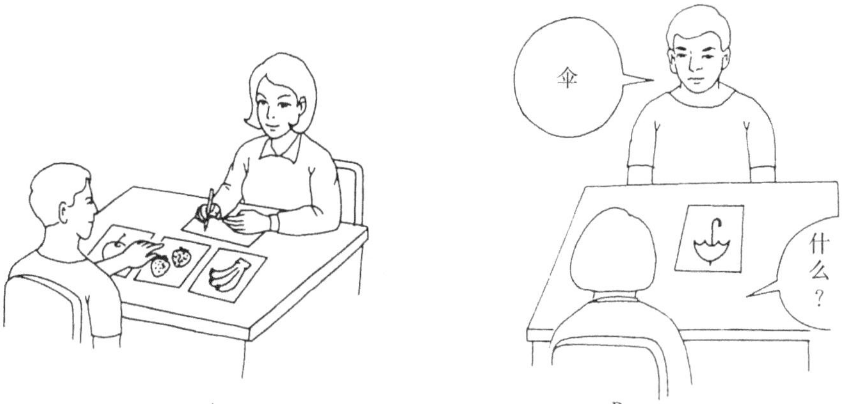

A　　B

图 11-7　认知行为干预

六、康复护理

早期康复护理能够显著改善脑卒中患者的神经功能和日常生活活动能力，有利于提高患者生活质量。早期康复护理是脑卒中早期康复治疗的重要组成部分。早期康复是指脑卒中患者生命体征平稳、神经系统症状不再发展后即可开始康复治疗。只要不影响治疗，早期康复护理介入越早越好，早期康复护理可促进大脑的可塑性，调动脑组织内残余细胞发挥其代偿作用，促进损伤区域组织的重构和细胞的再生，有效地预防脑神经萎缩，从而使患者各种功能尽早恢复和改善，降低致残率。

（一）康复护理目标

（1）改善患侧肢体的运动、感觉功能，改善患者的平衡功能，最大限度发挥患者的残余功能。

（2）改善患者言语功能障碍，调整心态、建立有效沟通方式。

（3）预防潜在并发症及护理不良事件的发生。

（4）提高患者的 ADL 能力，学习使用辅助器具，指导家庭生活自理。

（5）提高患者生活质量以及社会参与的能力。

（6）实施教育学习的原则。强调残疾者和家属掌握康复知识、技能。

（二）康复护理

1. 软瘫期抗痉挛体位的摆放　是早期抗痉挛治疗的重要措施之一。抗痉挛体位能预防和减轻上肢屈肌、下肢伸肌的典型痉挛模式，是预防预后出现病理性运动模式思维的方法之一。

（1）健侧卧位：患侧下肢髋、膝关节自然屈曲向前，放在身体前面另一枕上。健侧肢体自然放置。

（2）患侧卧位：患侧卧位可增加对患侧的知觉刺激输入，并使整个患侧被拉长，从而减少痉挛。

（3）仰卧位：该体位易引起压疮及增强异常反射活动，应尽量少用。

2. 恢复期康复护理　日常生活活动能力（ADL）训练：早期即可开始，通过持之以恒的 ADL 训练，争取患者能自理生活，从而提高生活质量。训练内容包括进食方法、个人卫生、穿脱衣裤鞋袜、床椅转移、洗澡等。为完成 ADL 训练，可选用一些适用的装置，如便于进食饲喂的特殊器皿、改装的牙刷、各种形式的器具及便于穿脱的衣服（图 11–8）。

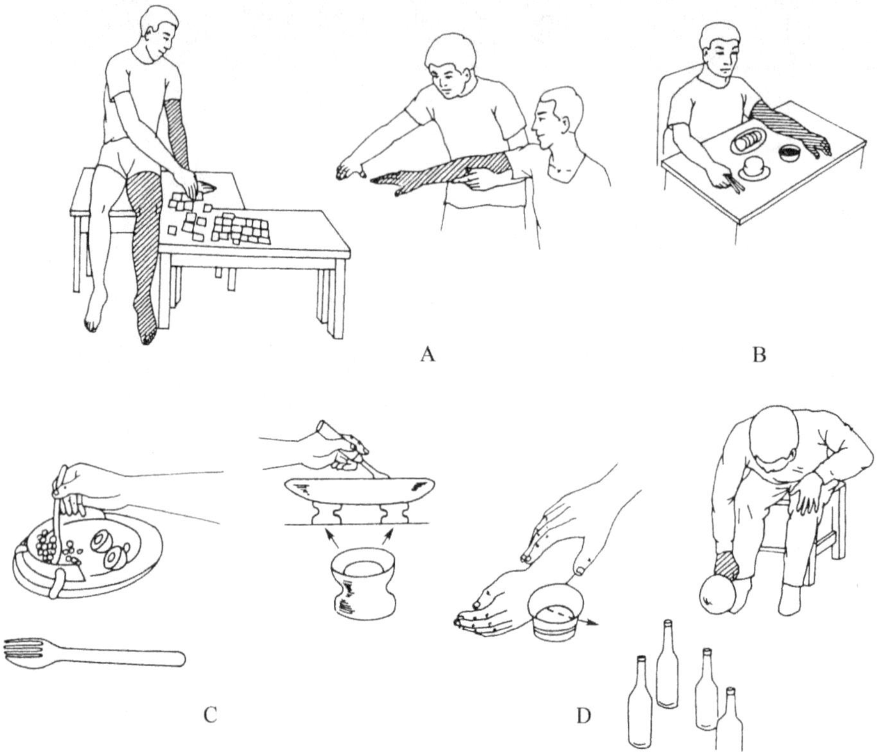

图 11–8　ADL 训练

3. 后遗症期的康复护理　一般病程经过大约 1 年左右，患者经过治疗或未经积极康复，患者可以留有不同程度的后遗症，主要表现为肢体痉挛、关节挛缩变形、运动姿势异常等。此期康复护理目的是指导患者继续训练和利用残余功能。此外，训练患者使用健侧肢体代偿部分患侧的功能，同时指导家属尽可能改善患者的周围环境，以便于争取最大限度的生活自理。

（1）进行维持功能的各项训练。

（2）加强健侧的训练，以增强其代偿能力。

（3）指导正确使用辅助器，如手杖、步行器、轮椅、支具，以补偿患者的功能。

（4）改善步态训练，主要是加强站立平衡、屈膝和踝背屈训练，同时进一步完善下肢的负重能力，提高步行效率。

（5）对家庭环境做必要的改造，如门槛和台阶改成斜坡，蹲式便器改成坐式便器，厕所、浴室、走廊加扶手等。

4. 言语功能障碍的康复护理　为了交流与沟通，发病后应尽早开始语音训练。虽然失语，但仍需与患者进行言语或非语言交流，通过交谈和观察，全面评价语言障碍的程度，并列举语言功能恢复良好者进行实例宣教，同时还应注意心理疏导，增强其语言训练的信心。

5. 摄食和吞咽功能障碍的康复护理　吞咽障碍是急性脑卒中常见的症状，患者可因舌和喉头等运动控制障碍导致吞咽障碍；患者引起误吸、误咽和窒息，甚至引起坠积性肺炎和呼吸困难等；也可因进食困难而引起营养物质摄入不足，水、电解质及酸碱平衡失调等，从而影响患者整体康复。

6. 心理和情感障碍的康复护理　心理和情感障碍产生的原因下如。

（1）对疾病的认识异常：患者往往在脑卒中早期表现出对疾病的否认和不理解，尤其是在患者有半身忽略障碍时，患者自觉四肢仍能活动，完全否认有偏瘫。在护理肢体障碍和半身忽略患者时，要不断给予言语信息，口头述说患侧是患者的一部分，同时以各种方式提醒患者，不能操之过急，以免使患者产生抑郁、失望等严重心理障碍。

（2）抑郁状态：脑卒中急性期过后，由于躯体残疾的挫折，对其后果的担心，不甘成为残疾者和依赖他人，工作和地位的丧失等都可造成患者的抑郁反应，表现为对异性兴趣减退，容易哭泣，经常责怪自己，感到孤独，前途无望等。对抑郁患者应利用各种方式促使患者倾诉及宣泄，具体的帮助患者解决实际问题，如争取家人探望、协调关系，多安排一些他们愿意做的事情，充分发挥他们的生活能力，如安排看电视、报纸、听音乐等，摆脱疾病带来的困扰，帮助他们从心理上树立战胜疾病的信心。

（3）情感失控：由于感觉输入的异常和大部分皮质功能紊乱，伴有假性延髓性麻痹的脑卒中患者，情绪释放不受高级神经系统控制，造成患者情感失控，容易产生强制性哭笑。应在此基础上进行上述各种功能障碍的康复护理。

（4）心理康复护理：要鼓励患者积极治疗，对功能障碍要早期康复，防止误用综合征；还要教育患者认识到后遗症的康复是一个长期的过程，需进行维持性训练以防功能退步。对长期卧床的患者，要教会家属正确的护理方法，以防压疮、感染等并发症及失用综合征。

①疾病早期表现出对疾病的不理解和否认的患者，在护理中我们处处给予尊重和照顾，先将治疗的目的、意义、疗效和注意事项等告诉患者，并征求其意见，尊重和保护他们的自尊心，取得合作。使患者感受到在医院有安全感，有信心，避免使患者产生忧郁、失望等严重问题。

②对性情急躁，情绪易波动的患者要积极的引导。这类患者情绪易受客观因素的影响，易产生波动，急躁不利于控制病情。讲解脑血管病的发病机制，哪些人易于发病，危险因子是什么，应如何预防等知识告诉患者，用科学的方法保护好自己的身体，引导其扩大自己的爱好面，陶冶情操，增添乐趣；消除心理压抑和急躁情绪，避免诱发本病的影响因素。

③对于缺乏信心，疑虑重重的患者，应给予真诚的安慰和鼓励。这类患者对自己的病情缺乏了解，信心不足，又怕病后残疾无人照料，过度焦虑，破坏了心理平衡，使病情多次出现反复。通过康复健康教育，帮助患者认识和了解疾病发生、发展的因素，消除其紧张、焦虑情绪，运用医学知识，启发和指导其主动配合康复治疗。

④对于抑郁型患者，应主动、热情地与他们接近，每天增加与患者的沟通时间。耐心地倾听他们讲述自己的生活挫折和精神创伤，并给予必要的安慰、开导和照顾，使患者感受到大家庭的温暖。

⑤注意患者在不同时期的心理变化，有针对性地做好心理护理。偏瘫患者在发病初期由于偏瘫突然发生，坚持否认病情，情绪激动，急躁阶段康复的欲望极为强烈，对此期间的患者要给予安慰疏导，消除其急躁情绪，使其正视病情，积极配合训练。面对较长时间的康复治疗，肢体功能障碍仍未得到完全恢复，患者常感到悲观、失望、情绪低落，对预后缺乏信心，甚至不愿进行康复训练，对此期患者要因势利导，并让康复成功者现身说教，促使患者变悲观失望为主观努力. 树立战胜疾病的信心和勇气。

（三）常见并发症的康复护理

1. 肩关节半脱位　治疗上应注意矫正肩胛骨的姿势，早期良好的体位摆放，同时鼓励患者经常用健手帮助患臂做充分的上举活动。在活动中禁忌牵拉息肩，肩关节及周围结构不应有任何疼痛，如有疼痛表明某些结构受到累及，必须立即改变治疗方法或手法强度。

（1）预防：坐位时，患侧上肢可放在轮椅的扶手或支撑台上，或采取其他良好的肢位；站立时可用肩托（Bobath 肩托），防止重力作用对肩部的不利影响。

（2）手法纠正肩胛骨位置：护理人员站在患者前方，向前抬起患侧上肢，然后用手掌沿患肢到手掌方向快速反复地加压，并要求患者保持掌心向前，不使肩关节后缩。

（3）物理因子治疗：用冰快速按摩有关肌肉，可刺激肌肉的活动，对三角肌及冈上肌进行功能性电刺激或肌电生物反馈疗。

（4）针灸、电针：可能对肌张力提高有一定作用。

（5）被动活动：在不损伤肩关节及周围组织的情况下，维持全关节无痛性被动活动，应避免牵拉患肢，而引起肩痛和半脱位。

2. 肩－手综合征　多见于脑卒中发病后 1~2 个月内，偏瘫性肩痛是成年脑卒中患者最常见的并发症之一。表现为突然发生的手部肿痛，下垂时更明显，皮温增高，掌指关节、腕关节活动受限等症状。肩手综合征分期标准见表 11-3。

表 11-3　肩手综合征分期标准

Ⅰ期	肩痛，活动受限，同侧手腕、手指肿胀，出现发红、皮温上升等血管运动性反应。X 线下可见手与肩部骨骼有脱钙表现。手指多呈伸直位，屈曲受限，被动屈曲可引起剧痛。此期可持续 3~6 个月，以后或治愈或进入第Ⅱ期
Ⅱ期	肩、手肿胀和自发痛消失，皮肤和手的小肌肉有日益显著的萎缩。有时可引起 Dupuytren 挛缩样掌腱膜肥厚，手指关节活动度日益受限。此期可持续 3~6 个月，如治疗不当将进入第Ⅲ期
Ⅲ期	手部皮肤肌肉萎缩显著，手指完全挛缩，X 线上有广泛的骨腐蚀，已无恢复希望

肩－手综合征应以预防为主，早发现，早治疗，特别是发病的前 3 个月内是治疗的最佳时期。

（1）预防措施：避免上肢手外伤（即使是小损伤）、疼痛、过度牵张、长时间垂悬，已有水肿者应尽量避免患手静脉输液。对严重的肩痛，应停止肩部和患侧上肢的运动治疗，适当选用一些理疗，如高频电疗、光疗等。

（2）正确的肢体摆放：早期应保持正确的坐卧姿势，避免长时间手下垂。卧位时患肢抬高，坐位时把患侧上肢放在前面的小桌上或扶手椅的扶手上。在没有上述支撑物时，则应在患者双腿上放一枕头，将患侧上肢置于枕头上。

（3）患侧手水肿：护理人员可采用手指或末梢向心加压缠绕：用 1~2mm 的长线，从远端到近端，先拇指，后其他四指，最后手掌手背，直至腕关节上。此方法简单，安全，有效。

（4）冷疗：用湿润的毛巾包绕整个肩、肩胛和手指的掌面，每次 10~15min，每天 2 次；也可以用 9.4~11.1℃的冷水浸泡患手 30min，每天 1 次，有解痉、消肿的效果。

（5）主、被动运动：加强患臂被动和主动运动，以免发生手的挛缩和功能丧失。早期在上肢上举的情况下进行适度的关节活动；在软瘫期，护理人员可对患者做无痛范围内的肩关节被动运动。

（6）药物治疗：星状神经节阻滞对早期肩手综合征有效，但对后期患者效果欠佳。可口服或肩关节腔及手部腱鞘注射类固醇制剂，对肩痛、手痛有较好的效果。对水肿明显者可短时间口服利尿剂。消炎镇痛药物多无效。

（7）手术：对其他治疗无效的剧烈手痛患者可行掌指关节、掌侧的腱鞘切开或切除术，有利于缓解手指痛和肩关节痛。

3. 压疮的预防及康复护理　防止压疮或减少其加重，对压疮易发生部位积极采取以下措施：

（1）让患者躺在气垫床上，同时保持床单干燥、无皱褶，避免擦伤皮肤。

（2）保护骨头凸起部、脚跟、臀部等易发生压疮的部位，避免受压。

（3）麻痹的一侧不要压在下面，经常更换体位。

（4）对身体不能活动的老人，每 2h 要变换体位，搬动时要把其身体完全抬起来。

（5）早期进行下肢、足踝部被动运动，预防下肢深静脉血栓形成。过去对长期卧床的脑卒中患者，凡受压部位变红，都采用按摩方法来防止压疮的发生。近年来认为此法不可取，因软组织受压变化是正常的保护反应，称反应性充血，由于氧供应不足引起。解除压力后即可在 30~40min 内褪色，不会使软组织损伤形成压疮，所以不需按摩。如果持续发红，则提示组织损失，此时按摩将更致严重的创伤。

4. 失用综合征和误用综合征

（1）“失用综合征”：在急性期时担心早期活动有危险而长期卧床，限制主动性活动的结果。限制活动使肌肉萎缩、骨质疏松、神经肌肉的反应性降低、心肺功能减退等，加之各种并发症的存在和反复，时间一久，形成严重的“失用状态”。正确的康复护理和训练，应尽早应用各种方法促进患侧肢体功能的恢复，利用健侧肢体带动患侧肢体进行自我康复训练，可防止或减缓健侧失用性肌萎缩的发生，还能促进患侧肢体康复。随着病情的改善，逐渐增大活动量，同时加强营养，可使肌萎缩逐渐减轻。

（2）“误用综合征”：相当多的患者虽然认识到应该较早的进行主动性训练，但由于缺乏正确的康复知识，一味地进行上肢的拉力、握力和下肢的直腿抬高训练，早早地架着患者下地“行走”，或进行踏车训练下肢肌力，结果是加重了抗重力肌的痉挛，严重地影响了主动性运动向随意运动的发展，而使联合反应、共同运动、痉挛的运动模式强化和固定下来，于是形成了“误用状态”，它是一种不正确的训练和护理所造成的医源性综合征。从脑卒中运动功能的恢复来看，康复训练应该循序渐进，以纠正错误的预防模式为主导。早期应以抗痉挛体位及抗痉挛模式进行康复护理和训练，促进分离运动（即支配能力）的恢复，而不是盲目的进行肌力增强训练，才能早期预防误用综合征。

（四）护理不良事件的预防

1. 跌倒的预防　进行跌倒的危险因素评估，高危患者提前与患者及家属沟通。

（1）对意识不清、躁动不安的患者应使用约束带进行保护性约束，并向家属强调保护性约束的重要性。不可私自解开约束带，约束肢体应处于功能位，定时轮流松放。做好交接班，加强巡视，观察约束肢体的血液循环并记录。

（2）向患者及家属强调24h留陪伴的重要性，强调患者不能单独活动和如厕。指导患者服用降压药、安眠药或感头晕时，应暂时卧床休息，避免下床活动致跌倒。

（3）改变体位动作应缓慢；告知患者穿防滑鞋，切勿打赤脚、穿硬底鞋，慎穿拖鞋。

2. 环境安全

（1）病房大小要考虑到轮椅活动的空间，不设门槛，地面防滑；浴室应有洗澡凳，墙上安置扶手，淋浴旁安装单手拧毛巾器；便器以坐式为宜，坐便器周围或坐便器上有扶手以方便和保护患者。

（2）病床应低于普通病床，并使用活动床栏，防止患者坠床。

（3）房间的布置应尽可能使患者能接受更多的刺激。床档位置要便于使所有活动（如护理、医生查房、探视等）都发生在患侧；重视患侧功能恢复，床头柜、电视机等应安置在患侧。

3. 走失的预防　对于意识障碍、认知功能障碍的患者要提前与家属做好沟通，强调24h留陪伴的重要性，患者不能离开陪伴的视线。外出检查时应专人陪同，尽量避免去到人员杂乱的地方，快去快回。

（五）脑卒中患者饮食指导

饮食治疗是一个长久的过程，许多患者及家属对饮食治疗的重要性缺乏正确的认识，要做到合理的控制饮食，改变长久形成的饮食习惯对患者来说并不容易，只有通过专业人员对患者及家属进行健康教育，帮助患者制订个性化的饮食治疗方案，让他们认识到饮食治疗的重要性，才能有效地提高饮食控制的依从性。通过有效的健康教育可以使患者学会自我管理，纠正生活中的误区，树立战胜疾病的信心。

指导患者戒烟戒酒。因为酒精不含任何营养素，只提供热量，直接干扰机体的能量代谢，长期饮酒对肝脏不利，易引起血清三酰甘油的升高。吸烟有百害而无一利，可诱发血糖升高，导致周围血管收缩，促使动脉粥样硬化形成和心脑血管疾病发生。

（六）康复健康教育

（1）教育患者主动参与康复训练，并持之以恒。

（2）积极配合治疗原发疾病，如高血压、糖尿病、高脂血症、心血管疾病等。

（3）指导有规律的生活，合理饮食，睡眠充足，适当运动，劳逸结合，保持大便通畅，鼓励患者日常生活活动自理。

（4）指导患者修身养性，保持情绪稳定，避免不良情绪的刺激。学会辨别和调节自身不良习惯，培养兴趣爱好，如下棋、写字、绘画、晨晚锻炼、打太极拳等，唤起他们对生活的乐趣。增强个体耐受、应付和摆脱紧张处境的能力，有助于整体水平的提高。

（5）争取获得有效的社会支持系统，包括家庭、朋友、同事、单位等社会支持。通过健康教育，使患者对疾病康复有进一步认识，增强康复治疗信心，调动患者及家属的积极性，使患者在良好的精神状态下积极、主动接受治疗，并指导患者将 ADL 贯穿生活中，使替代护理转为自我护理，提高患者的运动功能及 ADL 日常生活能力。使患者最大限度地恢复生活自理能力，降低致残率和复发率，提高生活质量，最大限度地回归家庭，重返社会。

七、社区家庭康复指导

社区康复护理常用的方法有：观察与沟通；纠正残疾者的姿势；帮助患者和家属学习和掌握相关康复技术和训练要点；长期协助患者进行日常生活能力训练以及职业技能的训练。

（一）指导自我护理技术

贯穿“代替护理”为“自我护理”的理念，训练患者和家属自我护理技术和能力；按时吃药，坚持训练，定期到医院检查，让其获得最大的康复机会和效果。

（二）ADL 训练指导

指导教会患者家属能协助患者进行生活自理能力的训练（ADL），并将 ADL 训练贯穿到日常生活中，鼓励患者独立完成穿脱衣服、洗脸、刷牙、进食、体位变换及手功能训练等，教会患者如何利用残存功能学会翻身、起床、从床移到轮椅、从轮椅到厕所的移动动作。将替代护理变为自我护理。

（三）家庭环境改造

理想的环境有利于实现康复目标。必要时协助患者家属进行家庭环境的评估，帮助进行家庭环境的康复功能型改造，尽量做到无障碍，减低家庭意外损伤的发生概率。

（四）定期随访

深入家庭指导与家属建立良好的联络体系，随时关注患者的心理及情绪情况，要做到有问题随时解决，将患者的不良心理情绪消灭在萌芽中。协助家属为患者营造一个宽松、自由、温暖的家庭气氛，使患者全身心地投入到康复训练及自我重建当中去。

第二节　髋部骨折患者的康复护理

一、概述

股骨颈骨折和股骨粗隆间骨折，其发病年龄及病因相似，骨折部位亦相近，因此流行病学研究将这两类骨折合称为髋部骨折。老年人髋部骨折发病率约为 1/1 000，95% 以上的髋部骨折发生在 65 岁以上的老年人身上，女性多于男性。主要原因是脑卒中、偏瘫、帕金森病等平衡障碍和神经系统失常疾病；跌倒等外力因素也可导致髋部骨折；随着年龄的增加，老年人骨矿物质密度下降和骨量的不断减少与髋部骨折发生率持续增加有关。髋部骨折按解剖位置分髋臼骨折、股骨转子间骨折和股骨颈骨折。骨折有移位者均表现为髋部疼痛，不能站立行走，患肢功能活动受限，动则疼痛，脚尖往往向外即患肢外旋，患肢短缩，髋关节前方有按压痛，叩击髋部及足跟时均可有疼痛加重，这种嵌插骨折或无移位骨折，在没有及时固定的情况下，随时都可发生移位，门诊上经常可以看到原始无移位的髋部骨折患者，因没有及时就医，造成骨折端严重移位，给骨折的预后造成不良影响，有些是无法挽回的，事实上若仔细检查这类患者可发现髋关节活动范围减小，被动活动时出现防御性肌肉痉挛，因此对老年人伤后主诉髋部疼痛且活动受限者均要想到有髋部骨折的可能，一旦怀疑髋部发生骨折，均应要求患者平卧，患肢不能负重，肢体中立位外展，在搬动患者时，对患肢要有一定牵引力量，以避免骨折的移位加重，增加患者痛苦和治疗难度。

临床表现分为全身表现和局部反应。

（一）全身表现

1. 休克　患者有广泛的软组织损伤、大量出血、剧烈疼痛，或并发内脏损伤，可引起休克。

2. 体温增高　严重损伤如股骨骨折、骨盆骨折有大量内出血，血肿吸收时，体温略有升高，开放性骨折者体温升高应考虑感染。

（二）局部反应

1. 畸形　患肢多有轻度屈髋、屈膝及外旋畸形。

2. 疼痛与压痛　髋部除有自发性疼痛外，活动患肢时疼痛明显。在患肢足跟部或大粗隆处叩击时，髋部也感疼痛。在腹股沟韧带中点的下方常有压痛。

3. 肿胀　股骨颈骨折多系囊内骨折，骨折后出血不多，又有关节囊和丰厚肌群的包围，因此，外观上不易看到肿胀。

4. 功能障碍　移位骨折患者在伤后就不能坐起或站立。但也有一些无移位的线状骨折或嵌插骨折患者，在伤后仍能走路或骑自行车。对这些患者要特别注意，不要因遗漏诊断而使无移位的稳定型骨折变为移位的不稳定型骨折。

5. 患肢短缩　移位骨折时远端受肌群牵引而向上移位，因而患肢变短，股骨大转子顶端在 Nelaton 线之上。患侧大粗隆升高，表现为大粗隆在髂－坐骨结节连线之上，大粗隆与髂前上棘间的水平距离缩短，短于健侧。X线片能明确诊断。特别是髋关节正、侧位片，可确定骨折类型、部位、移位情况以及治疗方法。

二、治疗进展

老年人髋部骨折的治疗主要分为非手术治疗与手术治疗。治疗方案的选择取决于患者的年龄、全身状态、合并疾病的情况、受伤以前患者下肢的功能状态以及骨折的形态等。

（一）非手术治疗

非手术治疗主要适合全身状态较差的、患有心肺等主要器官疾病不能耐受手术者，或者受伤以前已经不能站立、行走乃至生活不能自理的老年人。方法包括卧床休息、患肢持续皮牵引或骨牵引、穿丁字鞋等，同时针对并发症和伴随的疾病进行治疗，应积极治疗骨质疏松，加强护理与康复。定期拍片复查骨折愈合情况，以决定何时终止牵引和下床活动。非手术治疗适用于外展型和中间型骨折，一般多采用手法复位后患肢行持续皮牵引或骨牵引 6~8 周。老年患者应鼓励取半卧位，股四头肌做舒缩运动，踝关节和足趾做屈伸运动。3 个月后可考虑扶拐杖下地行走。骨折愈合后，一般在 6 个月后可脱离拐杖行走。患肢穿丁字鞋固定 8~12 周，防止患肢外旋和内收。

（二）手术治疗

手术治疗的方法有内固定同时植骨、人工关节置换等。凡无手术禁忌证的髋部骨折患者首选手术治疗。80% 以上患者经手术治疗，恢复功能满意，因此髋部骨折患者应首选早期手术治疗，通过手术复位、固定、置换，术后早期离床做功能锻炼，可有效地预防并发症的发生，减少病死率，提高老年人的康复水平和患者生活质量，减轻因卧床带来的护理困难，尽快地恢复患者的负重功能。虽然手术治疗有一定的风险，但大量临床资料统计显示，非手术治疗有更高的病死率。手术治疗的目的是缩短卧床时间，尽早恢复患肢活动，降低死亡率及其他并发症的发生。对于 80 岁以上的老年人来讲，股骨颈骨折一般以全髋关节置换（THA）和半髋关节置换为主；而对于股骨转子间骨折的外科治疗只有骨折内固定。内固定的方式目前有两种情况：第一种是钢板多螺钉固定系统，其中包括锁定钢板；第二种是动力髋系统，即 DHS（dynamic hip screw）。

1. 髋臼骨折治疗　行手术切开复位，有脱位者，复位后，给予 2~3 周持续皮牵引。足部穿矫正鞋。

2. 股骨头骨折治疗股骨头下骨折　显移位或旋转者，发生股骨头缺血性坏死的机会较多，容易引起骨折不愈合，也不能耐受长期的卧床治疗。如全身情况许可，可做人工股骨头置换术。3 周后即可扶拐下地部分负重，但易发生假体松动或股骨头陷入髋臼，故应慎重使用。对年龄过大、体力较差、不宜做内固定或人工股骨头置换术者，可做皮牵引，保持下肢于中立位，患者取半卧位。3 个月后，骨折虽未愈合，但仍能扶腋杖下地活动。

3. 股骨颈骨折治疗　因股骨颈骨折属囊内骨折，且受累部位松质骨较少，骨膜薄甚至没有，尽管远端血液循环丰富，但近端血液循环受损，甚至没有血液循环，故骨折后易发生股骨头缺血性坏死和晚期的股骨头塌陷，发生率为 20%~40%。再者由于股骨颈骨折部位常承受较大的剪切应力，影响骨折及骨折复位的稳定性，从而影响固定的效果。儿童和青少年的股骨颈骨折，多需手术复位做内固定，且不宜负重过早。老年人骨折，可行全髋关节置换术，可早期下地活动。优点：人工髋关节置换术 20 年的生存率已达 90%。缺点：有感染、假体松动、脱位的风险。

三、康复护理

（一）分阶段康复护理

1. 术前护理　如下所述。

（1）饮食指导：髋部骨折的老年人大多合并骨质疏松，骨折后骨量丢失会更多，因此一定要注意补充钙和活性维生素 D。60 岁以上的老年患者常因牙齿松动咀嚼困难，加之胃肠功能减退而导致营养状况较差。因此，改善营养状况，提高手术的耐受力，是术前准备的重要内容，应给予高蛋白质、高热量、高维生素、高纤维素的易消化饮食，制作时注意细、碎、软、烂，以利于营养成分的吸收。多食含钙食品，如牛奶、豆浆、豆腐脑、小虾米、排骨汤等，以补充钙质促进骨折愈合。嘱患者多饮水，预防泌尿系统感染和结石。

（2）心理指导：护理人员应做到以下几点。①护士应同情患者，给予其心理安慰，争取家人的配合，在经济、精神方面给予患者支持。②护士要学会掌握语言的入乡随俗，对老年患者给予亲切的称谓，如“大娘…大爷”等，使患者感到亲切。③护士应给患者积极的暗示，使患者消除紧张和担忧，对疾病有正确的认识，坚定信心积极配合治疗护理工作。

（3）大小便指导：由于患者需要长期卧床，需保持床铺清洁干燥，患者入院后应首先教会患者及陪护如何使用便器，放便盆时臀部抬起足够高度将便盆放入，接触体表处垫以软垫保护皮肤，不可使用脱瓷的便盆，防止擦伤皮肤。避免患肢的外旋及内收动作，女性患者使用特制的尿壶。

（4）术前各种体位及功能锻炼方法训练：患者患肢肿胀期不宜手术，采用皮牵引或骨牵引，稳定骨折端，避免加重错位，减轻疼痛。①牵引患者的指导：保证有效牵引。②功能锻炼指导：指导患者用健侧下肢屈膝支撑于床面，双手吊住拉环（无拉环时，让患者两肘支撑于床面），使臀部离床，停顿 5~10s 后放下，也可双手垫在臀下并按摩骶尾部，这样可防止骶尾部压疮。③指导患者做健肢及患肢的足趾和踝关节充分运动，以防止失用性萎缩。教会患者掌握深呼吸训练的方法，做 10 次深呼吸后，再于吸气末屏气 3~5s，能增加肺的潮气量及肺顺应性，每天 3~4 次。④教会患者有效地咳嗽咳痰，防止坠积性肺炎。⑤指导患者进行患侧肢体的跖屈背伸运动及肌肉的等长收缩运动，即在关节不动的前提下，肌肉做有节奏的收缩和放松，因为肌肉收缩能促进局部血运，防止失用性肌肉萎缩。运用牵引床上缘的吊环抬起上身，防止肺部感染，预防压疮，同时增强体能，使其在较好状态下耐受手术。⑥手术当天：告知患者及陪护，术后要去枕平卧 6h 的原因，并于 6h 后进食进水。保持患肢外展中立位，足尖向上，为防止内收及内旋两腿间可放外展架或厚枕头，必要时准备合适的防旋鞋。

2. 术后康复训练　术后早期介入康复治疗是促进骨折愈合，恢复关节功能的有力措施。术后康复训练应以循序渐进为原则，活动度由小到大，次数由少到多，强度由弱到强，以不加重骨折部位疼痛为宜。

（1）早期康复训练（术后 1~3 天）

1）术后第 1 天：在患侧肢体的腘窝处置一软枕，将患肢抬高并置于外展中立位，穿矫正鞋（丁字鞋），防止患肢内外旋，预防关节脱位和保持膝关节的生理弯曲，防止僵硬。指导患者活动脚趾，做股四头肌的等长收缩运动，即有意识地绷紧或放松小腿肌肉，每个动作保持 10s，每次做 20~30 个，开始 10 次、20 次、30 次逐步增加。指导患者踝关节的屈曲和背伸运动，以及屈膝运动，屈膝运动角度不超过 90°，避免髋关节内旋、内收。关节运动能牵伸关节囊及韧带，防止其缩短，并能促进关节内滑液的分泌与循环，预防关节僵硬。术后早期进行功能锻炼可以促进局部血液循环，是预防下肢深静脉血栓的最佳措施。

2）术后第 2 天：开始髋、膝关节的被动活动，在继续做患肢踝泵运动和足背的跖屈背伸活动的基础上，逐渐增加屈膝练习，角度不可过大（以小于 45° 为宜），以免疼痛，让患者足跟沿床垫向臀部滑动，保持大腿不向内或向外偏斜，保持 1~2min，再帮患者将膝关节伸直，每次做 15~20 个，每天 2~3 次。继续进行健侧下肢及双上肢锻炼。翻身时应进行左或右 45° 侧翻，两腿间应加软枕，防止患肢内收内旋位。床上继续做腿部肌肉的收缩练习，目的是减轻患者疼痛，防止肌肉萎缩，改善关节活动范围，增强股四头肌和腘绳肌肌力。

3）术后第 3 天：拔出负压引流管后，先扶患者在床边坐起，用棉被靠在背部，防止摔倒，患肢外展不超过 45°，无其他不适，可下床活动。由家属或护士保护患者，搀扶患者逐渐离床，在助行器的帮助下练习步行，行走时先迈健肢，患肢随后跟进，进行不负重行走，每天多次练习，行走时保持患肢外展 30° 左右，练习时间逐渐延长。2~3 天后撤掉助行器，在不负重情况下，扶双拐练习正常行走。

（2）中期康复训练（术后 6~15 天）

1）股四头肌收缩运动：逐渐由被动活动转为主动活动，加强股四头肌和腘绳肌肌力训练，指导患者直腿抬高运动和抬腿屈膝运动。指导患者直腿抬高运动练习方法：双手放于身体两侧，稳定髋部，将足尖绷紧，缓缓抬高患肢，注意抬高角度不超过 30°，保持 3~5s，3 次 / 天，开始每次 10~20 下，逐渐增加次数。

2）仰卧屈髋运动：屈髋活动以不增加髋部疼痛为宜，屈髋角度小于或等于 90°。所有运动均在患肢外展中立位的状态下进行，防止关节脱位。

3）抬腿屈膝的动作练习：取仰卧位，将股部肌肉用力收缩，膝盖下压，接着用大腿带动小腿进行膝关节屈曲，然后放松，伸直下肢，停留 10s。此动作有促进下肢血液循环、增加肌张力、预防股部肌肉萎缩和膝关节粘连强直的作用。

（3）置换术后期康复训练（术后 15 天以后）

1）术后 2 周一般可以出院，出院后让患者定制一个多级木阶梯，木阶梯高度为 120cm，一般以 4~5 个台阶为宜，最低台阶高度为 80cm，台阶间距为 10cm。嘱患者回家后将患足置于台阶上，于屈髋、屈膝位进行压腿练习，并根据自己的实际情况，逐渐升高台阶级数。

2）让患者坐在椅子上，伸直健侧下肢，在双上肢的帮助下，屈膝、屈髋将患肢小腿置于正常肢体膝上前侧，一手握住患肢足底，一手放于患膝内侧轻轻向下按压，并逐渐屈曲健侧肢体膝关节，这个动作同时包含了髋关节的屈曲、内收和外旋。

3）日常生活指导：鼓励患者在床上进行力所能及的自理活动如洗脸、梳头、更衣、进食等，穿衣时先穿患侧，后穿健侧，穿袜时伸髋屈膝。

4）上下床指导：行全髋关节置换术的患者，可让患者先坐在床边，适应后再扶床站立。下床方法：从健侧下床，协助患者先坐起，移至健侧，健肢先离床着地，患肢外展屈髋小于 45°，他人协助患者使患肢离床着地，再扶床站立；上床时先上患肢，再上健肢。鼓励患者早期下床活动，对恢复患者的行走功能、提高生活质量能起到积极的促进作用。

5）指导使用拐杖：开始使用双拐时要小心，练习时要有人在旁边扶住，防止摔倒，行走时患肢保持外展 30°，活动量由小到大，上楼时健肢先上，下楼时拐先下，再患肢，健肢最后。术后 3 个月患肢可逐渐负重，由双拐到单拐再弃拐行走。弃拐后的老年人外出时，最好使用手杖，既可减轻下肢负重，还可提示其他行人及车辆“本人行动不便，请让行”。

（二）术后患者康复护理的注意事项

（1）功能锻炼必须在医务人员指导下进行。

（2）功能锻炼应根据骨折的稳定程度，从轻微活动开始逐渐增加活动量。

（3）功能锻炼是为了加速骨折愈合与恢复患肢功能，所以对骨折有利的活动应鼓励患者坚持锻炼，对骨折愈合不利的活动要严加防止。

（三）出院指导

（1）全髋关节置换的患者，术后 3 个月内避免侧卧，6 个月内避免患肢的内收及内旋动作，不盘腿，不跷二郎腿，不坐矮凳子，不负重。

（2）继续坚持练习在院期间的锻炼方法。

（3）以后走路要小心，特别是下雨、下雪及晚上尽量不外出，防止再次摔伤。

（4）出院后定期复查，一般 1 个月、3 个月、6 个月到门诊复查，以后每半年复查 1 次，有意外情况随时复诊。术后定期复查时，医生会告诉患者何时能站立和行走，在拐杖、助行器的帮助下，患者还需要一定的康复训练来恢复活动能力。

（5）患者与家属应该记住的是，行走是功能锻炼的结果，而不是靠行走来获得良好的功能，因此不能急于求成。

第十二章

中医内科疾病护理

第一节　心悸护理

心悸是指气血阴阳亏虚，或痰饮瘀血阻滞，致心失所养，心脉不畅，心神不宁，以自觉心中悸动，惊惕不安，甚则不能自主为主要临床表现的一种病症。心悸包括惊悸和怔忡。惊悸是因惊恐而诱发的自觉心跳不安的病证，怔忡是不因惊恐而自发的自觉心中悸动，惊惕不安，甚至不能自主的一种病证。心悸一般多呈阵发性，每因情绪悸动或过度劳累而诱发，发作时常伴有气短、胸闷，甚至眩晕、喘促、晕厥，脉象或数或迟，或节律不齐。

《黄帝内经》虽无心悸或惊悸、怔忡之病名，但已有心悸类似证候的描述，如《素问・至真要大论》篇“心澹澹大动”，《素问・痹论》篇“心下鼓”及《灵枢经・本神》篇“心怵惕”。并认识到心悸的病因有宗气外泄，心脉不通，突受惊恐，复感外邪等。汉代张仲景在《金匮要略・惊悸吐衄下血胸满瘀血病脉证治》中以惊悸、心动悸为病证命名。

西医学中各种原因引起的心律失常，如心动过速、心动过缓、期前收缩、心房颤动或扑动，及心功能不全、神经症等，凡具有心悸临床表现的，均可参照本节辨证施护。

一、病因病机

1. 体质虚弱　禀赋不足，素体亏虚，或脾胃虚弱，化源不足，或久病失养，劳欲过度，皆可使气血不足，心失所养，发为心悸。

2. 饮食劳倦　嗜食膏梁厚味、煎炸之品，蕴热化火生痰，痰火扰心，发为心悸。或饮食不节，损伤脾胃，运化失施，水液输布失常，滋生痰浊，痰阻心气，而致心悸。

3. 情志所伤　平素心虚胆怯，暴受惊恐，易使心气不敛，心神动摇，而心慌不能自主，惊悸不已，渐次加剧，直至稍遇惊恐，即作心悸，甚或外无所惊，时发怔忡。思虑过度，劳伤心脾，不仅暗耗阴血，又能影响脾胃功能，致生化之源不足，气血两虚，心失所养，发生心悸。长期抑郁，肝气郁结，气滞血瘀，心脉不畅，心神失养，引发心悸。大怒伤肝，肝火上炎，气血逆乱，且可夹痰，上扰于心，而出现心神不宁，心脉紊乱。

4. 感受外邪　心气素虚，风湿热邪，合而为痹，痹病日久，内舍于心，痹阻心脉，心血瘀阻，发为心悸。或风寒湿热之邪，耗伤心气心阴，亦可引起心悸。温病、疫毒均可灼伤营阴，心失所养，或邪毒内扰心神，如春温、风温、暑湿、白喉、梅毒等病，往往伴见心悸。

5. 药食不当　嗜食膏梁厚味，煎烤炙焃，蕴热化火生痰，痰火扰心，发为心悸。饮食不节，损伤脾胃，运化失司，水液输布失常，滋生痰浊，痰阻心气；或因用药不当，药毒损及于心而致心悸。常见药物如中药附子、乌头、雄黄、蟾蜍、麻黄等，西药奎尼丁、肾上腺素、洋地黄、锑剂等。补液过多、过快时，也可发生心悸。

心悸的病位主要在心，但其发病与脾、肾、肺、肝四脏功能失调相关。心悸有虚实之分，但以虚证为多见，多因气血阴阳亏虚，心神失养所致；实证者常见痰浊、瘀血、水饮、气滞等邪气痹阻血脉、扰动心神；临床可见虚实夹杂或转化。

二、诊断与鉴别诊断

（一）诊断依据

（1）自觉心搏异常，或快速，或缓慢，或时而感觉心跳过重，或忽跳忽止，呈阵发性或持续不解，不能自主。

（2）常伴有胸闷不适、易激动、心烦寐差、颤抖乏力、头晕等症。或伴有心胸疼痛，甚则喘促，汗出肢冷，或见晕厥。

（3）听诊示心搏或快速，或缓慢，忽跳忽止，或伴有心音强弱不等，脉象可有速、促、结、代、沉、迟等变化。面色及舌象变化可以帮助诊断。

（4）常由情志刺激、劳倦过度、外感邪气或饮酒饱食等因素而诱发。

（5）实验室检查、心电图、动态心电图监测及超声心动图，CT 等检查，有助明确诊断。

（二）病证鉴别

心悸与胸痹的鉴别：胸痹常与心悸合并出现，但胸痹除见心慌不安、脉结或代外，必以心痛为主症，多呈心前区或胸骨后刺痛、闷痛，常因劳累、感寒、饱餐或情绪波动而诱发，多呈短暂发作，但甚者心痛剧烈不止，唇甲发绀或手足青冷至节，呼吸急促，大汗淋漓，直至晕厥，病情危笃。

三、辨证施护

（一）辨证要点

1. 分清虚实程度　心悸证候特点多为虚实相兼，故当首辨虚实，虚指脏腑气血阴阳的亏虚，实指痰饮、瘀血、火邪上扰。其次，当分清虚实之程度，在正虚方面，即一脏虚损者轻，多脏虚损者重。在邪实方面，一般来说，单见一种夹杂者轻，多种合并夹杂者重。临床以虚实夹杂者为多，但总属虚多实少。

2. 辨脉象变化　脉搏的节律异常为本病的特异征象，故辨脉象可以帮助判定心悸的寒热虚实属性。一般认为，数脉主热，迟脉主寒，脉有力为实，无力为虚。阳盛则促，阴盛则结。数滑有力为痰火，涩脉多提示有瘀血，迟而无力为虚寒，脉象迟、结、代无力者，一般多属虚寒，结脉多提示气血凝滞，代脉常见元气虚衰、脏气衰微。若脉虽数、促而沉细、微细，伴有面浮肢肿，动则气短，形寒肢冷，舌淡者，为虚寒之象。其中凡久病体虚而脉象弦滑搏指者为逆，病情重笃而脉象散乱模糊者为病危之象。

3. 辨心悸的轻重　从引起心悸的病因、发作的频率、病程的长短及伴随症状区分心悸的轻重。如因惊恐而发，时发时止，伴有痰热内扰，胆气不舒者较轻；心悸频发，病程已久，脏气虚损，痰瘀阻滞心脉者较重。即惊悸较轻，怔忡较重，发作急骤，伴有亡阳者多危重。

（二）证候分型

1. 心虚胆怯

证候表现：心悸不宁，善惊易恐，稍惊即发，劳则加重，兼有胸闷气短，自汗，坐卧不安，恶闻声响，少寐多梦而易惊醒。舌淡红，苔薄白，脉数，或细弦。

护治法则：镇惊定志，养心安神。（治疗代表方：安神定志丸加减）。

2. 心脾两虚

证候表现：心悸气短，失眠多梦，思虑劳心则甚，兼有神疲乏力，眩晕健忘，面色无华，口唇色淡，纳少腹胀，大便溏薄。舌淡苔薄白，脉细弱。

护治法则：补血养心，益气安神。（治疗代表方：归脾汤）。

3. 肝肾阴亏

证候表现：心悸失眠，眩晕耳鸣，兼有形体消瘦，五心烦热，潮热盗汗，腰膝酸软，视物昏花，两目干涩，咽干口燥，筋脉拘急，肢体麻木，急躁易怒。舌红少津，苔少或无，脉细数。

护治法则：滋补肝肾，养心安神。（治疗代表方：一贯煎加减）。

4. 心阳不振

证候表现：心悸不安，动则尤甚，形寒肢冷，兼有胸闷气短，面色苍白，自汗，畏寒喜温，或伴心痛。舌质淡，苔白，脉虚弱，或沉细无力。

护治法则：温补心阳。（治疗代表方：桂枝甘草龙骨牡蛎汤）。

5. 水饮凌心

证候表现：心悸眩晕，肢面浮肿，下肢为甚，甚者咳喘，不能平卧，兼有胸脘痞满，纳呆食少，渴不欲饮，恶心呕吐，形寒肢冷，小便不利。舌质淡胖，苔滑，脉弦滑，或沉细而滑。

护治法则：振奋心阳，化气利水。（治疗代表方：苓桂术甘汤）。

6. 血瘀气滞

证候表现：心悸，心胸憋闷，心痛时作，兼有两胁胀痛，善太息，形寒肢冷，面唇紫黯，爪甲青紫。舌质紫黯，或有瘀点、瘀斑，脉涩，或结，或代。

护治法则：活血化瘀，理气通络。（治疗代表方：桃仁红花煎）。

7. 痰浊阻滞

证候表现：心悸气短，胸闷胀满。兼有食少腹胀，恶心呕吐，或伴烦躁失眠，口干口苦，纳呆，小便黄赤，大便秘结。舌苔白腻或黄腻，脉弦滑。

护治法则：理气化痰，宁心安神。（治疗代表方：导痰汤）。

（三）护理措施

1. 生活起居护理　保持病室环境安静整洁，空气新鲜，温湿度适宜，注意四时气候变化，防寒保暖，以免外邪侵袭诱发或加重心悸。避免噪音及恐慌刺激。起居有节，劳逸适度。心悸发作时宜卧床休息，有胸闷、头晕、喘息等不适时应高枕卧位或半卧位，吸氧。水饮凌心、痰阻心脉等重症应绝对卧床。年老体弱、长期卧床、活动无耐力的患者，做好皮肤护理，预防压疮。养成良好的生活习惯，进餐不宜过饱，保持大便通畅，睡前放松身心。

2. 病情观察　观察心悸发作的规律、持续时间及诱发因素，以及心率、心律、血压、脉象等变化，给予心电监护进行监测，做好记录。若见脉结代、呼吸不畅、面色苍白等心气衰微表现，立即予以吸氧。心率持续在每分钟 120 次以上或 40 次以下或频发期前收缩，及时报告医生，予以处理。心阳不振，心力衰竭者，应注意观察其有无呼吸困难、喘促、咳吐粉红色泡沫痰的情况，可给予氧气吸入，必要时加 20%~30% 酒精湿化后吸入，协助患者采取半卧位、坐位或垂足坐位。若患者出现胸中绞痛，喘促大汗、面色苍白、四肢厥冷等心阳暴脱危象，应及时配合医生进行抢救。

3. 饮食护理　饮食宜低脂、低盐，进食营养丰富而易消化吸收的食物，忌过饥、过饱，避免烈酒、浓茶、咖啡等刺激性饮品。心阳不振者，饮食宜温补，可选羊肉、海参等，可用桂皮、葱、姜、蒜等调味，忌过食生冷；气血亏虚者，以补益气血之品为宜，如鸡肉、鸽肉、莲子、银耳、红枣、山药等，以及含铁丰富的食物；阴虚火旺者，以滋阴降火，清心安神之品为宜，如梨、百合、小麦、鸭肉等，忌辛辣炙煿；心虚胆怯者，以养心安神之品为宜，如桑椹、荔枝、猪心、蛋类、五味子等；心血瘀阻者，以活血化瘀之品为宜，如玫瑰花、山楂、红糖等；痰火扰心者，忌食膏粱厚味，煎炸炙煿之品；水饮凌心者，以健脾养胃，温阳化饮之品，应限制钠盐和水的摄入。

4. 情志护理　心悸因情志刺激诱发，故应加强疏导，关心体贴患者，避免不良情绪刺激。多和患者进行沟通，选择说理、劝解、安慰、鼓励等方法疏导患者，使其保持心情愉快，精神乐观，情绪稳定。对心虚胆怯及痰火扰心、阴虚火旺等引起的心悸，应避免惊恐刺激及忧思恼怒等。进行各种治疗和检查前，向患者做好解释。

5. 用药护理　遵医嘱使用各种抗心律失常药，注意观察药物的不良反应。心阳不振者中药汤剂应趁热服，补益药宜早晚温服，利水药宜空腹或饭前服用，安神药宜睡前服用。阴虚火旺者，中药汤剂宜浓煎，少量频服，睡前凉服，服药期间忌饮浓茶、咖啡，平时可用莲子心沸水泡后代茶饮，有清心除烦的功效。静脉输注抗心律失常药物和血管扩张物时，应严格遵医嘱控制剂量和滴速，密切观察心率、心律、血压情况。使用附子或洋地黄类药物，应密切观察心率变化及中毒反应，服用前测心率低于每分钟

60 次时应停药，若出现恶心、呕吐、脉结代等症状应立即报告医生处理。使用利尿剂的患者，要准确记录出入量。

6. 适宜技术　心悸发作时，可行耳穴埋豆，取心、神门、脑、肝、肾、交感、皮质下等耳穴。心阳不足者，可灸心俞穴，或针刺神门、内关等穴，以安神定惊；心虚胆怯者，可按揉心俞、内关、神门、胆俞等穴。失眠者可取神门、交感、心等耳穴进行按压，或睡前用热水泡脚及按摩脚心以宁心安神。阵发性心悸脉搏明显加速而并无结代者，可用屏气法，深吸气后屏气几秒钟，再用力作呼气动作以止悸；或用压迫眼球法，患者轻闭双眼下视，用拇指压迫一侧眼球上部，逐渐增加压力，感到轻微疼痛，心悸减轻为止；或用压迫颈动脉窦法，以拇指轻压一侧颈动脉窦 10~20s，若不缓解可再重复一次，两侧可交替进行。注意切不可两侧同时压迫，或在一侧压迫时间过长，以免发生意外。

四、健康教育

（1）生活起居有常，保持充足的睡眠和休息，适寒温，预防外邪的侵袭，避免剧烈活动。对水饮凌心、心血瘀阻等重症心悸，应嘱其卧床休息，生活有规律。养成良好的排便习惯，临厕切忌努责。

（2）重视自我调节情志，保持乐观开朗的情绪，避免不良情绪刺激。丰富生活内容，怡情悦志，使气血条达，心气和顺。

（3）饮食有节，进食营养丰富而易消化吸收的食物，忌过饥、过饱、烟酒、浓茶，宜低脂、低盐饮食。平时应多吃新鲜蔬菜、水果，适当进食麻油、蜂蜜，以保持大便通畅。

（4）积极治疗原发病，在医生指导下合理应用药物。随身携带急救药品，如硝酸甘油片等，心慌伴有胸闷、胸痛时，可及时舌下含服。如出现心悸频发且重，伴有胸闷、心痛，尿量减少，下肢浮肿，呼吸气短或喘促等时，应及时就医。

第二节　不寐护理

不寐是指脏腑机能紊乱，气血亏虚，阴阳失调所致，以不能获得正常睡眠为主要临床表现的病证。表现为睡眠时间、深度的不足，不能消除疲劳以及恢复体力与精力。轻者入睡困难，寐而易醒，或时寐时醒，或醒后不能再寐；重者彻夜不能入睡，严重影响正常的生活、工作、学习和身心健康。以中老年人为多见。

不寐一词虽首见于《难经》，但《黄帝内经》中即有“目不瞑”、“不得眠”、“不得卧”等提法，《灵枢经·邪客》有“阴虚故目不瞑”的记载，认为“阴虚”是不寐的主要病机。《素问·逆调论》中提到“胃不和则卧不安”，认为胃气不和，气血衰少也可导致失眠。东汉张仲景从外感与内伤论述了失眠的病因病机，其在《伤寒杂病论》中论及有因太阳病汗下后致胃中干，而烦躁不得眠；有因汗吐下虚烦不得眠；有邪入少阴，热化伤阴所致的失眠，并提出用黄连阿胶汤和酸枣仁汤治疗失眠。《医学心语·不得卧》提出了“脾胃不和”、“心血空虚”、“风寒热邪”、“惊恐不安”、“痰湿壅遏”为本病之病因。

西医学中的神经官能症、更年期综合征等，当出现以不寐为主要表现时，可参照本节辨证施护。

一、病因病机

1. 情志失调　喜怒忧思悲恐惊过极均可导致脏腑功能失调而发生失眠病证。或由情志不遂，肝气郁结，肝郁化火，邪火扰动心神，神不安而不寐。或由心火内炽，心神扰动而不寐。或由思虑太过，损伤心脾，心血暗耗，神不守舍，脾失健运，营血亏虚，不能奉养心神。

2. 饮食不节　暴饮暴食，伤及脾胃，宿食停滞，酿生痰热，壅遏于中，胃气失和，胃脉通心，胃气上逆扰动心神而卧寐不安。久之，脾胃受损，脾失健运，气血亏虚，心神失养而不得安卧。此外，浓茶、咖啡、酒之类饮料也是造成不寐的因素。

3. 久病体虚　由于先天不足、后天失养，或年老体弱及病久耗伤正气，营血不足，心失所养，心神不安而不寐。如素体阴虚，肾阴不能上奉于心，水火不济，心火独亢，心肾不交而神志不宁。肝肾阴虚，肝阳上亢，火盛神动而不寐。年迈体虚，心血不足，阴阳亏虚，心失所养，心神不安导致失眠。

4. 劳逸失调　劳倦太过则伤脾，过逸少动亦致脾虚气弱，运化不健，气血生化乏源，不能上奉于心，心神失养而不安，神不守舍而失眠。或素体阴虚，兼因房劳过度，肾阴耗伤，心肾不交而神志不宁。

失眠的病位在心，与肝、脾、肾密切相关。因心主神明，神安则寐，神不安则不寐。心主火，肾主水，在正常情况下，水火相济而相安，一旦心火亢奋，下汲肾水，肾水匮乏，不能上济于心，而致心肾不交，神不安宅。脾之营血不足，无以奉心，心失其养，则神无所附而致不寐。肝体阴而用阳，若肝之阴血不足，相火偏盛，上扰于心，神魂不安，亦能失眠；或因肝胆气虚以致怯而难眠。本病的病机主要是阳盛阴衰，阴阳失交，一为阴虚不能纳阳，一为阳盛不得入于阴。其病理性质有虚实之分，总属虚多实少。

二、诊断与鉴别诊断

（一）诊断依据

（1）以不寐为主症，轻者入寐困难或睡而易醒，醒后不寐连续 3 周以上，重者彻夜难眠。

（2）常伴有头昏、心悸、健忘、神疲乏力、心神不宁、多梦等症。

（3）有饮食不节、情志刺激、思虑过度、劳逸太过、素体亏虚的病史。

（二）病证鉴别

不寐应与一时性失眠、生理性少寐、因他病痛苦而失眠相区别。若因情志影响或生活环境改变引起的暂时性失眠不属于病态。老年人少寐，早睡、早醒，寐时易醒，亦多属于生理性少寐。因痛苦而失眠，则在缓解痛苦后睡眠得以改善。

三、辨证施护

（一）辨证要点

1. 辨虚实　失眠虚证，多属阴血不足，心失所养，阴阳失调，虚火扰神，心神不宁致失眠。临床特点为体质瘦弱，面色无华，或颧红、潮热，神疲懒言，或五心烦热，心悸健忘，多梦。常见阴虚火旺、心脾两虚、心胆气虚等证。实证多因肝郁化火，痰热内扰，食滞胃脘，胃气上逆扰动心神，心神不安所致。临床特点为心烦易怒，口苦咽干，便秘溲赤，舌红，苔腻，脉滑数有力。多见于肝火扰心、痰热扰心等证。

2. 辨脏腑　不寐的主要病位在心，由于心神失养或不安，神不守舍而失眠，且与肝、脾、胆、胃、肾的阴阳气血失调有关。如急躁易怒为肝火内扰；脘腹胀满、苔腻而失眠，多为胃腑宿食，痰浊内盛；心烦心悸，头晕健忘而失眠，多为阴虚火旺，心肾不交；面色少华，肢倦神疲而失眠，多为脾虚不运，心神失养等。因惊悸而失眠，病位多在心胆。

（二）证候分型

1. 实证　如下所述。

（1）肝火扰心。

证候表现：不寐多梦，甚则彻夜不寐，心烦，急躁易怒，伴头晕、头胀痛，面红目赤，耳鸣耳聋，胁肋胀痛，口干口苦，小便黄赤，大便秘结，舌红，苔黄，脉弦数有力。

护治法则：疏肝泻热，清心安神。（治疗代表方：龙胆泻肝汤）。

（2）痰热内扰。

证候表现：心烦不寐，胸闷脘痞，恶食嗳气，吞酸恶心，心烦口苦，头重目眩，苔腻而黄，脉滑数。

护治法则：化痰清热，和中安神。（治疗代表方：黄连温胆汤）。

2. 虚证　如下所述。

（1）阴虚火旺。

证候表现：失眠，多梦，健忘，心悸，五心烦热，口干，盗汗，思虑劳心则症状加重，头晕目眩，舌红少津，苔少或无，脉细数。

护治法则：滋阴降火，养心安神。（治疗代表方：黄连阿胶汤）。

（2）心脾两虚。

证候表现：多梦易醒，醒后难于入睡，健忘，头晕目眩，心悸，饮食无味，食少，腹胀，便溏，肢倦神疲，面色少华，舌淡，脉细无力。

护治法则：补益心脾，养心安神。（治疗代表方：归脾汤）。

（3）心胆气虚。

证候表现：虚烦不眠，胆怯易惊，惕惕然不可终日，心悸，善太息，伴面色无华，气短乏力，舌淡，脉弦细或脉虚。

护治法则：益气镇惊，安神定志。（治疗代表方：安神定志丸合酸枣仁汤）。

（三）护理措施

1. 生活起居护理　居室安静舒适，光线柔和，温湿度适宜，远离强光、噪音、异味刺激，为患者创造良好的睡眠环境。床单位舒适整洁，枕头高度适宜。指导患者养成良好的生活习惯，建立有规律的作息时间，按时就寝。睡前避免情绪过度激动、兴奋，忌饮浓茶、咖啡、可乐等，晚餐不宜过饱，睡前少饮水。阴虚烦热者，衣被不宜过厚，汗出后及时更换，干爽舒适。指导患者讲究睡眠卫生，适当参加体力活动，促进睡眠。

2. 病情观察　注意观察患者睡眠时间、睡眠形态和睡眠习惯，有无头晕、头痛、心悸等伴随症状。因病痛而引发不寐者，及时祛除相关病因，如呼吸困难，喘息等，给予半卧位，氧气吸入；身有痛处造成不寐，应根据不同情况采取措施，如按摩、针刺、拔罐、冷敷、热敷等方法，缓解疼痛，使患者舒适入睡；因食滞胃脘而不得安卧者，遵医嘱可给予消食导滞药，或以探吐法，使其吐出胃中积滞食物；咳嗽者可酌情给予镇咳治疗。

3. 饮食护理　饮食宜清淡，少食肥甘厚味，忌食辛辣刺激食物。心脾两虚、心虚胆怯者，应多食补益气血，益气安神之品，如山药、莲子、薏米仁、大枣、龙眼肉等；阴虚火旺者，应多食养阴降火之品，如百合、莲子、海参、西洋参、牡蛎、淡菜等，忌食辛燥动火食物；肝火扰心，脾胃不和者，宜多食柑橘、金橘等理气之品，或多食消食导滞，和中安神之品，如荸荠、萝卜、山楂等。

4. 情志护理　忧思、郁怒等不良情绪可造成脏腑功能失调，可加重失眠，指导患者放松情绪，避免思虑过度，做好情志疏导，解除其恼怒。鼓励患者进行自我情志调节，做到喜怒有节，控制情绪，以豁达乐观平和的态度，为人处事，正确对待失眠，树立信心。

5. 用药护理　中药汤剂宜温服，安神药应在睡前服用，严格按照医嘱服药，避免长期依赖安眠药物。

6. 适宜技术　用耳穴压贴法，取心、肝、肾、神门、枕等耳穴，每日自行按压，以宁心安神，适用于各种证型之不寐。梅花针叩刺督脉经线和足太阳膀胱经第一侧线，适用于各种证型之不寐。以推拿手法，按揉头面部及背部经络穴位，取印堂、神庭、风池、肩井、背俞、心俞、肾俞、关元等穴，以补益气血，滋养肝肾，疏肝解郁；或按揉脾俞、心俞、神门、内关穴；心脾两虚者，睡前可按摩背部夹脊穴，或以中药煎汤泡足，以促进睡眠。

四、健康教育

（1）重视精神调摄，避免过度紧张、兴奋、焦虑、抑郁、惊恐、愤怒等不良情绪刺激。鼓励多参加社会活动，加强交流，保持愉悦的心情。

（2）家居环境应保持静谧、舒适，养成合理作息、规律睡眠的习惯，睡前精神放松，避免从事紧张、兴奋的活动，可用温水或中药煎汤泡脚。

（3）饮食有节，晚餐不宜过饱，忌浓茶、咖啡、醇酒。根据不同证型，选择补益气血或滋阴化痰等功效的食物，如山药莲子粥、红枣莲子粥、银耳羹等。

（4）病后要注意调养，劳逸结合，适当从事体力劳动和体育运动，增强体质。脑力劳动者，应坚持每日适当进行体育锻炼。慎用安眠药。

第三节　眩晕护理

眩晕由风阳上扰、痰瘀内阻等导致脑窍失养，脑髓不充，以头晕目眩，视物运转为主要临床表现的病证。眩指目眩，即视物昏花，模糊不清，或眼前发黑；晕为头晕，即感觉自身或周围景物旋转不定。两者常同时出现，一般统称为“眩晕”。轻者闭目可止，重者如坐车船，旋转不定，不能站立，或伴有恶心、呕吐、出汗、面色苍白等症状，严重者可突然仆倒。眩晕是临床常见的一种病证，发病者多为中老年人，亦见于青年人。本病可反复发作，妨碍正常的工作和生活，严重者可发展为中风或厥证、脱证而危及生命。

眩晕的记载最早见于《黄帝内经》。《素问·至真要大论》曰：“诸风掉眩，皆属于肝。”《丹溪心法·头眩》提出“无痰不作眩”，认为“头眩，多挟气虚并火，治痰为主，挟补气药及降火药。无痰则不作眩，痰因火动”。《景岳全书·杂证谟·眩晕》认为“眩晕一证，虚者居其八九，而兼火兼痰者，不过十中一二耳”，提出“无虚不能作眩”。陈修园在风、痰、虚之外，又加上火，将眩晕的病因病机概括为风、火、痰、虚四字。这些理论从不同的角度阐明了眩晕的病因病机，指导着临床实践。

西医学中耳源性眩晕、脑性眩晕、眼源性眩晕、中毒性眩晕等各种病证，以眩晕为主要表现时，均可参照本节辨证施护。

一、病因病机

1. 肝肾阴虚　久病伤肾，或禀赋不足，或年老肾亏，或房劳过度，或过服温燥劫阴之品，皆可致肾阴亏虚。肾为先天之本，藏精生髓，而脑为髓之海，肾阴不足，脑海失充，上下俱虚，则发眩晕。

2. 风阳上扰　素体阳盛，或恼怒焦虑，气郁化火，灼伤肝阴，阴不制阳，阴亏于下，阳亢于上；或肾阴素亏，水不涵木，肝阳上亢，肝风内动，上扰清空，发为眩晕。

3. 气血亏虚　久病不愈，耗伤气血，或失血之后，虚而不复，或脾胃虚损，不能健运水谷，生化气血，以致气血两虚，气虚则清阳不展，血虚则脑失所养，皆能发生眩晕。

4. 痰浊中阻　脾主运化水谷，又为生痰之源。嗜酒肥甘，饥饱劳倦，伤于脾胃，健运失司，以致水谷不化精微，聚湿生痰，痰浊中阻，则清阳不升，浊阴不降，引起眩晕。

5. 瘀血阻窍　跌仆损伤，或颅脑外伤或气滞血瘀导致脑络闭阻，气血不能荣养头目，脑失所养而发作眩晕。

本病病位在清窍，由脑髓空虚，清窍失养，或痰火上逆，风邪外犯，扰动清窍，或瘀血痹阻脑络引起，且与肝、脾、肾三脏关系密切。眩晕的病性以虚者居多，如肝肾阴虚，虚风内动；气血亏虚，清窍失养；肾精亏虚，脑髓失充。眩晕实证多见痰浊阻遏，升降失常；痰火气逆，风邪外犯，上犯清窍；瘀血闭窍。眩晕的发病过程中，各种病因病机可以相互影响，相互转化，形成虚实夹杂。

二、诊断与鉴别诊断

（一）诊断依据

（1）头晕目眩，视物旋转，轻者闭目即止，重者如坐车船，甚则仆倒。

（2）严重者可伴有头痛、恶心呕吐、眼球震颤、耳鸣耳聋、汗出、面色苍白等症。

（3）慢性起病，逐渐加重，或反复发作。男女老幼皆可发病，成年人多见，一般为阵发。多有情志不遂、饮食不节、劳倦过度、年迈体虚、跌仆损伤等病史。

（二）病证鉴别

1. 眩晕与中风　中风是以猝然昏仆、不省人事、口眼歪斜、语言謇涩、半身不遂等为主症的一种疾病，或不经昏仆而仅见口眼歪斜、语言謇涩、半身不遂。而眩晕之甚者亦可仆倒，与中风昏仆相似，但眩晕无不省人事、口眼歪斜、语言謇涩、半身不遂等症，与中风迥异。但中年以上患者，肝阳上亢之眩晕，极易化为肝风，眩晕成为中风之先兆，可以演变为中风。

2. 眩晕与厥证　厥证以突然昏仆、不省人事或伴有四肢逆冷为主，患者一般短时间内逐渐苏醒，醒后无偏瘫等后遗症，但也有一蹶不复而死亡者。眩晕则以头晕目眩，甚则如坐舟车，站立不稳，晕眩欲仆或晕眩仆倒现象，与厥证十分相似，但无昏迷及不省人事的表现，可资鉴别。

三、辨证施护

（一）辨证要点

1. 辨脏腑　眩晕虽病在清窍，但与肝、脾、肾三脏功能失调关系密切。肝阴不足，肝郁化火，均可导致肝阳上亢，其眩晕兼见头胀痛、面红等症状；脾虚气血生化之源不足，眩晕兼有纳呆、乏力、面色无华等；脾失健运，痰湿中阻，眩晕兼见纳呆、呕恶、耳鸣等；肾精不足之眩晕，多兼有腰酸腿软，耳鸣如蝉等。

2. 辨虚实　眩晕以虚证居多，夹痰夹火兼有之。一般新病多实，久病多虚；体壮者多实，体弱者多虚；呕恶、面赤、头胀痛者多实；体倦乏力、耳鸣如蝉者多虚；面白形肥为气虚多痰，面黑而瘦为血虚有火。病久常虚中夹实，虚实夹杂。

3. 辨标本　眩晕以肝肾阴虚、气血不足为本，风、火、痰、瘀为标。其中阴虚多见咽干口燥，五心烦热，潮热盗汗，舌红少苔，脉弦细数；气血不足则见神疲倦怠，面色不华，爪甲不荣，纳差食少，舌淡嫩，脉细弱。标实又有风性主动，火性上炎，痰性黏滞，瘀性留著之不同，要注意辨别。

（二）证候分型

1. 肝阳上亢

证候表现：眩晕耳鸣，头胀头痛，每因烦劳或恼怒而头晕、头痛加剧，面色潮红，急躁易怒，少寐多梦，口干口苦，腰膝酸软，头重足飘，舌质红，苔黄，脉弦细数。

护治法则：平肝潜阳，清火息风。（治疗代表方：天麻钩藤饮）。

2. 痰浊中阻

证候表现：眩晕，头重如裹，胸闷恶心而时吐痰涎，食少多寐，舌淡胖，苔白厚腻，脉滑或弦滑，或濡缓。

护治法则：燥湿化痰，健脾和胃。（治疗代表方：半夏白术天麻汤）。

3. 气血亏虚

证候表现：头晕目眩，劳累则甚，气短声低，神疲懒言，面色淡白，唇甲不华，发色不泽，心悸少寐，饮食减少，舌淡胖嫩，且边有齿印，苔少或薄白，脉细弱。

护治法则：补益气血，健运脾胃。（治疗代表方：归脾汤）。

4. 肾精不足

证候表现：头晕而空，健忘耳鸣，腰酸遗精，齿摇发脱。偏于阴虚者，少寐多梦，颧红咽干，烦热形瘦，舌嫩红，苔少或光剥，脉细数；偏于阳虚者，精神萎靡，四肢不温，形寒肢冷，舌质淡，脉沉细无力。

护治法则：补肾养精，充养脑髓。（治疗代表方：左归丸）。

5. 瘀血阻窍

证候表现：眩晕时作，反复不愈，头痛，唇甲紫黯，舌有瘀点、瘀斑，伴有善忘，夜寐不安，心悸，精神不振及肌肤甲错等，脉弦涩。

护治法则：祛瘀生新，活血通窍。（治疗代表方：通窍活血汤）。

（三）护理措施

1. 生活起居护理　病室环境应安静，光线柔和，温湿度适宜，避免强光和噪音刺激。眩晕发作时卧床休息，轻症者可闭目养神，减少头部的转侧活动。指导患者变换体位或蹲起、站立时应动作缓慢，避免头部过度动作。床铺平稳，避免他人碰撞摇动，下床活动时要陪护在旁。病情缓解后可适当活动，劳逸结合。肝阳上亢、肾精不足者居处宜凉爽；气血亏虚、瘀血阻窍者居处室温稍偏高，做好保暖工作，预防外感；痰浊中阻居处宜干燥、温暖。保证充足睡眠。外出不宜乘坐高速车、船，避免登高或高空作业。

2. 病情观察　注意观察眩晕发作的时间、程度、规律、诱发因素和伴随症状；监测血压、脉象变化，如出现剧烈头痛、呕吐、视物模糊、言语謇涩、肢体麻木、血压持续上升或胸闷、胸痛、冷汗等，应考虑中风、厥脱之危象，应立即卧床，迅速报告医生，及时救治。

3. 饮食护理　饮食宜清淡、低脂、低盐，防止暴食暴饮，忌过食肥甘，提倡戒烟酒。肝阳风动者宜食清淡，如山楂、紫菜、海带、香菇等，禁食辛辣、油腻、黏滑及过咸之品；痰浊中阻者宜多食薏苡仁、红小豆等清热利湿之物，禁忌甜黏、生冷、肥腻饮食；气血亏虚者宜食富含营养、易于消化的食物为佳，如蛋类、奶类等，亦可配合黄芪粥、党参粥等食疗粥；肾精不足者宜多食补益类食物，如黑芝麻、胡桃肉、红枣、山药等。

4. 情志护理　指导患者自我调控情志的方法，避免引发烦恼、易怒的环境。加强与患者的交流，鼓励其抒发心中的郁闷和不快，缓解、改善不良情绪。肝阳上亢者，情绪易激动，应指导患者移情怡性，减轻患者的精神压力；肾虚者，避免不必要的惊恐。

5. 用药护理　中药汤剂宜早晚温服，观察用药后反应。眩晕发作时暂停服用中药汤剂。呕吐严重者，可将药液浓缩，少量多次频服，或以姜汁数滴滴舌后以止呕。肝阳上亢者汤药宜凉服；气血亏虚者宜温服；补益药宜早晚温服。

6. 适宜技术　眩晕发作时，可按揉风池、风府、太阳、百会等穴；或用耳穴贴压法，取内耳、额、枕、神门、肝、脾点等耳穴。气血亏虚者可针刺足三里、血海、百会、脾俞、三阴交等穴，也可用艾条灸百会穴；痰浊中阻者可针刺中脘、丰隆、内关、风池穴；肝阳上亢者可针刺风池、太冲、合谷、曲池、少海穴，眩晕严重，不省人事者，加针人中穴；也可用三棱针点刺头维、太阳、耳尖放血。伴有头痛者，可用皮肤针于太阳、印堂、阿是穴重叩出血，加拔罐，以缓解症状；伴恶心呕吐者可按压内关、合谷等穴。

四、健康教育

（1）注意劳逸结合，适当锻炼，增强体质。避免从事繁重的脑力和体力劳动，不宜从事高空作业的工作。因颈椎病引起的眩晕，不宜伏案过久，不宜睡卧高枕。平素避免做头部旋转动作，外出时不宜乘坐高速车、船。

（2）学会自我调节情绪，切忌忧思恼怒，以免诱发或加重眩晕症状。重视原发病的治疗，严格遵医嘱服药，不得擅自增减药量。

（3）饮食宜清淡，忌暴饮暴食或肥甘厚腻之品，戒烟酒。肝阳上亢者，可常食芹菜粥，或直接以芹菜凉拌佐食；气血亏虚者，可服食黄芪粥、莲子红枣粥等；痰浊中阻者，可用荷叶粥，以升清降浊。

（4）眩晕伴有恶心呕吐、出冷汗，头痛、肢体发麻、语言不利，胸闷、胸痛、心悸、全身乏力等症状时，应及时就诊，以防并发症或中风、厥脱等危重症。

参考文献

[1] 潘瑞红. 专科护理技术操作规范. 武汉：华中科技大学出版社，2016.
[2] 屈红，秦爱玲，杜明娟. 专科护理常规. 北京：科学出版社，2016.
[3] 黄素梅，张燕京. 外科护理学. 北京：中国医药科技出版社，2013.
[4] 尤黎明，吴瑛. 内科护理学. 北京：人民卫生出版社，2006.
[5] 李建民，孙玉倩. 外科护理学. 第 2 版. 北京：清华大学出版社，2013.
[6] 陈朔晖，徐红贞. 儿科护理技术操作及风险防范. 杭州：浙江大学出版社，2014.
[7] 史良俊，朱鹏云. 儿科护理学. 第 2 版. 西安：第四军医大学出版社，2012.
[8] 王卫平. 儿科学. 第 8 版. 北京：人民卫生出版社，2013.
[9] 党世民. 外科护理学. 北京：人民卫生出版社，2011.
[10] 司丽云，张忠霞，王作艳，等. 实用临床医学护理学 . 北京：知识产权出版社，2013.
[11] 叶文琴，王筱慧，张玲娟. 现代临床内科护理学 . 北京：人民军医出版社，2009.
[12] 彭蓓，周海荣. 老年护理. 上海：上海第二军医大学出版社，2016.
[13] 胡秀英，宁宁 . 老年护理手册. 北京：科学出版社，2016.
[14] 刘哲宁，杨芳宇. 精神科护理学. 北京：人民卫生出版社，2017.
[15] 钟华，江乙. 内科护理. 第 3 版 . 北京：科学出版社，2015.
[16] 陈月琴. 外科护理学. 北京：人民军医出版社，2012.
[17] 郭爱敏. 成人护理. 北京：人民卫生出版社，2012.
[18] 孟共林，李兵，金立军. 内科护理学. 北京：北京大学医学出版社，2016.
[19] 翁素贞，叶志霞，皮红英. 外科护理 . 上海：复旦大学出版社，2016.
[20] 李淑迦，应岚. 临床护理常规. 北京：中国医药科技出版社，2013.
[21] 陶红. 儿科护理查房. 上海：上海科学技术出版社，2011.
[22] 马宁生. 儿科护理学（第 2 版）. 上海：同济大学出版社，2012.
[23] 申文江，朱广迎 . 临床医疗护理常规 . 北京：中国医药科技出版社，2013.
[24] 陆一春，刘海燕. 内科护理学 . 北京：科学出版社，2016.